U&S Psychologie

Ulrike Petermann · Training mit sozial unsicheren Kindern

Training mit sozial unsicheren Kindern

Einzeltraining, Kindergruppen Elternberatung

Ulrike Petermann

2., ergänzte Auflage

mit 21 Abbildungen

Psychologie Verlags Union
Urban & Schwarzenberg · München-Weinheim 1986

Anschrift der Autorin

Dr. Ulrike Petermann
Bröltalstr. 5
5202 Hennef

Anschriften der Herausgeber der Bände
„Materialien für die psychosoziale Praxis"

Prof. Dr. Franz Petermann
Psychologisches Institut der Universität Bonn
Römerstr. 164, 5300 Bonn 1

Dr. Martin Hautzinger
Universität Konstanz
sozialwissenschaftliche Fakultät
Universitätsstr. 10, 7750 Konstanz 1

Lektorat
Dr. H. Jürgen Kagelmann

CIP-Kurztitelaufnahme der Deutschen Bibliothek

Petermann, Ulrike:
Training mit sozial unsicheren Kindern :
Einzeltraining, Kindergruppen, Elternberatung /
Ulrike Petermann. – 2., erg. Aufl. – München ;
Weinheim : Psychologie-Verlags-Union Urban u.
Schwarzenberg, 1986.
ISBN 3-621-27004-3

Umschlagentwurf: Atelier Warminski, Frankfurt, Druck und Bindung: Wagner, Nördlingen
Printed in Germany.

ISBN 3-621-27004-3

Inhalt

Vorwort zur zweiten Auflage

Ich bin sehr froh darüber, daß dieses Buch nach knapp drei Jahren in einer neuen erweiterten Auflage erscheinen kann. Gegenüber der ersten Auflage wurden in den Kapiteln 1 bis 5 nur geringe Veränderungen vorgenommen; dafür wurden alle Erweiterungen geschlossen in einem neuverfaßten Kapitel (6) zusammengestellt. Die Erweiterungen beziehen sich auf Handlungsrichtlinien für den Umgang mit kritischen Therapiesituationen, Materialien für die Arbeit mit Vorschulkindern und neue empirische Befunde aus der Anwendung des Trainings mit sozial unsicheren Kindern. Keine Erweiterung hat das Kapitel über die Elternberatung erfahren - was allerdings viele Kollegen für ihre praktische Arbeit wünschten. Ich möchte alle diese Kollegen auf das von mir mitverfaßte, in der zweiten Auflage völlig bearbeitete "Training mit aggressiven Kindern" verweisen (Petermann & Petermann 1984), das in Kapitel 7 eine sehr ausführliche Beschreibung unseres familienbezogenen Vorgehens enthält. Das dort vorgetragene Vorgehen und die meisten Inhalte besitzen auch für das vorliegende Buch Gültigkeit.

In den letzten drei Jahren wurden auch einige Lehrfilme über das Training mit sozial unsicheren Kindern erstellt, die mein Vorgehen nachvollziehbar machen. Es sind dies: "Unsichere Kinder: Ursachen und Interventionen", "Kritische Situationen in der Kinderpsychotherapie" und "Autogenes Training mit Kindern". Der erste dieser Filme enthält die wichtigsten Schritte des Trainings mit dem Kind und der Kindergruppe; er zeigt dem therapeutisch Tätigen den Umgang mit den Materialien dieses Buches. Alle Filme sind beim Institut für den wissenschaftlichen Film auszuleihen.

Eine Neuauflage eines Buches ist die passende Gelegenheit, den Lesern zu danken, die mich durch Fragen und Anregungen zur Erweiterung des Buches ermunterten. Es wäre schön, wenn mich auch zukünftig solche Rückmeldungen erreichen würden.
Abschließend möchte ich noch Frau Dipl.-Psych. Ingeborg Iommelli (Berlin) dafür danken, daß sie mir die Fotomaterialien des Trainings für die Vorschulkinder überließ. Dem Verlag Urban & Schwarzenberg, besonders Herrn Dr. Jürgen Kagelmann, danke ich für die beständige und gute Zusammenarbeit.

Ulrike Petermann, Hennef, Dezember 1985

Vorwort

Sozial unsicheres Verhalten bei Kindern - ein Verhaltensdefizit, eine Wohlstandsproblematik, eine emotionale Verarmung oder ... ? Das vorliegende Buch geht der Ursachenklärung des Phänomens nach und stellt Symptomkonstellationen im sozialen und familiären Bezugssystem dar. Die Grundannahme des therapeutischen Vorgehens beruht auf der Überlegung, daß Sozialverhalten durch Interventionen auf verschiedenen Ebenen (beim Einzelkind, bei der Arbeit mit der Kindergruppe und mit den Eltern) beeinflußt werden kann. Das Buch bietet für diese kombinierte Interventionsstrategie Praxisanleitungen (Instruktionen) und Materialien an, die theoretisch und empirisch abgesichert sind.

In dieses Buch geht die Erfahrung unserer therapeutischen Arbeit der letzten acht Jahre ein; aus dieser Perspektive betrachtet ist diese Veröffentlichung eine Fortführung des 1978 erschienenen Buches "Training mit aggressiven Kindern" (München: Verlag Urban & Schwarzenberg) - allerdings mit einer anderen Problematik und dementsprechend neuen Materialien. Einige theoretische Grundideen zu diesem Buch und die komplette Effektprüfung basieren auf meiner Dissertation im Fach Psychologie, die ich im Frühjahr 1982 an der Technischen Universität Berlin beendete. Für die vorliegende Publikation wurde eine vollkommene Neukonzipierung vorgenommen, die sich an der Rahmenkonzeption der "Materialien für die Praxis" orientiert. In diesem Zusammenhang danke ich den Herausgebern der Reihe und den Lektoren des Verlages Urban & Schwarzenberg (Dr. Kagelmann, Dr. Weidenmann), die das Buch betreuten. Besondere Unterstützung erfuhr ich durch meinen Ehemann Franz Petermann, der nicht nur als Herausgeber, sondern auch als Lebenspartner mir bei der praktischen und theoretischen Gestaltung und Umsetzung zur Seite stand. Bei der Datenerhebung und Datenauswertung unterstützten mich Frau cand. phil. Ingeborg Bandemer (Berlin) und Herr Dipl.-Psych. Herbert Noack (Bonn): Frau cand. phil. Marion Grünthal (Bonn) erstellte die Fotographien, die als Materialien im Einzel- und Gruppentraining eingesetzt werden. Meinen Kollegen der Erziehungs- und Familienberatungsstelle St. Augustin danke ich für die uneingeschränkte Unterstützung. Nicht vergessen werden sollen die Kinder und Eltern, die an den Trainings beteiligt waren und ohne deren Vertrauen in unser Vorgehen, unsere Arbeit nicht möglich gewesen wäre.

Ulrike Petermann, Bonn, Oktober 1982

Einleitung

Der Fall Robert

Es ist große Pause. Die Kinder strömen auf den Schulhof. Einige spielen Fangen, andere Hüpfspiele, wieder andere stehen zusammen, erzählen und lachen. Manche streiten sich. Robert, 11 Jahre alt, steht allein an einer Mauer des Schulhofs in der Nähe des Eingangs des Schulgebäudes. Er "hält" sich an der Mauer fest, als ob er Angst hätte, von den Mitschülern umgerannt zu werden. Beim Klingelzeichen am Ende der großen Pause geht Robert ins Schulgebäude, darauf bedacht, mit niemandem zusammenzustoßen.

Als Robert nach der Schule nach Hause kommt, steckt er kurz den Kopf zur Küchentür herein und murmelt ein "Tag" zur Mutter, um sofort in sein Zimmer zu gehen. Er schiebt eine Musikkassette in den Recorder und legt sich mit einem Buch auf das Bett. Kurze Zeit später erscheint die Mutter in der Tür des Kinderzimmers: "Wie war es heute in der Schule?" "Wie immer!" antwortet Robert und liest weiter. "Heute kam ein Brief von Deiner Lehrerin", sagt die Mutter. "Sie schreibt, Du würdest Dich im Unterricht nie melden, und wenn Du aufgerufen wirst, sagst Du gar nichts oder so leise, daß sie nichts verstehen kann. Stimmt das?" - "Hm" ist die einzige Reaktion, die die Mutter erhält.

Beim Hausaufgaben-Machen fällt Robert ein bunter Zettel aus der Schultasche. Die Mutter hebt ihn auf. Es ist eine Einladung für Robert zu einem Kindergeburtstag. Das Datum der Geburtstagsfeier war gestern. Die Mutter fragt: "Warum hast Du nicht gesagt, daß Du zum Geburtstag eingeladen worden bist? Warum bist Du nicht hingegangen?" "Weil ..., weil ..., ich hatte keine Lust!" antwortet Robert. - "Warum hattest Du keine Lust?" "Hm!" - "Hattest Du Streit mit den anderen Jungen?" - "Nein."

Nach den Hausaufgaben verzieht sich Robert wieder in sein Zimmer. Nach einer Weile klingelt es. Plötzlich steht ein Junge aus der Nachbarschaft in der Tür von Roberts Spielzimmer. "Tag, Robert. Was machst Du denn?" Erstaunt und verlegen sieht Robert den Jungen kurz an, dann dreht er den Kopf zur Seite, schaut auf den Boden und erwidert leise: "Nichts besonderes." "Kommst Du mit raus zum Spielen?" fragt der Junge. Robert sitzt immer noch unbeweglich am Boden, dreht eine kleine Spielfigur nervös zwischen seinen Fingern und hebt den Kopf kurz zu dem Jungen, ohne Blickkontakt aufzunehmen. Er antwortet: "Nein, ich habe hier zu tun!" Der Junge reagiert darauf mit: "Na, dann tschüss!" und geht wieder.

Robert ist wieder allein - wie jeden Tag.

Dieser Ausschnitt aus dem Tagesablauf von Robert zeigt mögliche typische Verhaltensweisen und Probleme eines sozial unsicheren Kindes. Sozial unsicheres Verhalten kann kindspezifisch und aufgrund unterschiedlicher Sozialisationshintergründe variieren. Gemeinsam ist allen Kindern der mangelnde Kontakt zu Gleichaltrigen. Soziale Isolation, inkompetentes Verhalten, Gehemmtheit, Schüchternheit, Unsicherheit, Angst und andere Schlagworte fallen zu dem beschriebenen Verhalten ein.

Als was kann man das Verhalten am zutreffendsten bezeichnen? Wie ist ein solches Verhalten fachwissenschaftlich zu definieren und zu operationalisieren? Was ist die Motivation von Kindern, sich so zu verhalten wie Robert? Können mögliche Ursachen für die Entwicklung dieses Verhaltens benannt werden? Und wie kann man mit diesen Kindern therapeutisch arbeiten, das heißt welche Interventionsmöglichkeiten gibt es und inwieweit sind sie auf ihre Wirksamkeit hin überprüft?

Die folgenden Ausführungen versuchen, auf all diese Fragen Antworten zu geben. Sie gliedern sich in theoretische Ausführungen (1), Überlegungen zur Indikationsstellung (2), Fallbeschreibungen (3), Konzeption und konkretes Vorgehen eines Verhaltensmodifikationsprogrammes (4) und dessen Effektprüfung (5). In der zweiten Auflage wurden drei Aspekte hinzugefügt (6):

- Handlungsrichtlinien für den Umgang mit kritischen Therapiesituationen,
- Materialien für die Arbeit mit Vorschulkindern und
- neuere empirische Befunde aus den Jahren 1983 bis 1985.

1 Theoretische Überlegungen

Sozial unsicheres Verhalten ist ein alltagsnahes Problem; es wird in verschiedenen wissenschaftlichen Disziplinen in vielfältiger, unterschiedlicher Weise betrachtet. Die Begrifflichkeiten sind "verwaschen" und unklar gegeneinander abgegrenzt (vgl. Becker, 1979). Begriffe wie "soziale Angst", "Selbstunsicherheit", "mangelndes Selbstvertrauen" und "Selbstbehauptung" sowie "soziale Inkompetenz" werden oftmals synonym verwendet. Bestimmungsversuche der einzelnen Begriffe, wie sie zum Beispiel Zimmer (1978 a) vorgenommen hat, hinterlassen einen unbefriedigenden Eindruck. Denn die Begriffe liegen auf höchst unterschiedlichen Ebenen und müßten in ein Gesamtkonzept integriert werden. Dies zu leisten, vermögen die bisher vorliegenden theoretischen Überlegungen nicht, und dies ist auch nicht das primäre Anliegen dieses Buches. Trotzdem soll eine Begriffsklärung angestrebt werden. Ich gehe von dem Begriff "sozial unsicheres Verhalten" aus, der das zu modifizierende Problemverhalten darstellt. Das Zielverhalten wird mit dem Begriff "sozial kompetentes Verhalten" belegt. Wie diese Begriffe bestimmt werden, warum sie gewählt werden und in welcher Beziehung sie zu den obengenannten Begriffen stehen, versuche ich in den folgenden Ausführungen etwas näher zu erklären.

1.1 Was ist sozial unsicheres Verhalten?

Rotter (1954) geht davon aus, daß Sozialverhalten generell von Bedürfnissen geleitet wird. Es handelt sich dabei um Bedürfnisse nach:

1. Anerkennung,
2. Schutz sowie Abhängigkeit,
3. Dominanz,
4. Unabhängigkeit,
5. Liebe und Gemochtwerden und nach
6. physischer Behaglichkeit.

Die Befriedigung dieser Bedürfnisse kann jeglichem Sozialverhalten legitimerweise unterstellt werden. Diese Bedürfnisbefriedigung ist jedoch zumindest teilweise gestört, wenn keine angemessenen sozialen Verhaltensweisen gezeigt werden. Das angemessene soziale Verhalten kann sich zwischen den Polen aggressives Verhalten (gesteigerte Aktivität) und sozial unsicheres Verhalten (reduzierte Aktivität) bewegen (vgl. Caesar, 1976). Ich versuche im folgenden, das den Bedürfnissen entgegenstehende sozial unsichere Verhalten hinsichtlich seiner wichtigen Aspekte zu untersuchen.

Der Begriff "sozial unsicheres Verhalten" wird gewählt, da er spezifische soziale Verhaltensdefizite, wie zum Beispiel mangelnde Selbstbehauptung, einschließt. Neben dem beobachtbaren Verhalten ist für die Begriffsklärung die dem Verhalten zugrundeliegende Motivation entscheidend. Als motivationale Variablen werden mangelndes Selbstvertrauen und Angst angesehen. Sozial unsicheres und kompetentes Verhalten beziehen sich auf die gleichen Verhaltensmerkmale, jedoch einmal als Defizite und einmal als Fertigkeiten formuliert. Da soziale Fertigkeiten in Kapitel 1.2 ausführlich behandelt werden, gehen die Ausführungen zu sozial unsicherem Verhalten nur auf die motivationalen Aspekte und die Darstellung von Definitionsmerkmalen ein. In diesem Konzept wird die Bedeutung der Angst für sozial unsicheres Verhalten diskutiert. Der Angstbegriff wird von den Begriffen "Ängstlichkeit", "Furcht" und "Schulangst" abgegrenzt, und auf den Begriff "soziale Angst" weise ich hin.

1.1.1 Abklärung des Begriffsfeldes

Zum Begriff "Angst" existiert eine Vielzahl von Definitionen (vgl. Levitt, 1971, S. 53), die keine einheitliche Differenzierung und Operationalisierung erkennen lassen. In Anlehnung an Krohne (1975 a) unterscheide ich zwischen Angst, Ängstlichkeit und Furcht. Die Begriffe unterscheiden sich hinsichtlich ihrer zeitlichen Ausdehnung. Das heißt: Angst, Furcht und Schreck umschreiben einen aktuellen und kurzfristig andauernden Zustand des Organismus, was deshalb auch als "state anxiety", "Angst als Zustand" (Krohne, 1975 a; Bartling et al., 1980), "akute Angst" (Levitt, 1971), oder "transitorische Angst" (Bergold, 1974 a; Bartling et al., 1980) bezeichnet wird. Hingegen gelten Ängstlichkeit und Furchtsamkeit als in der Regel überdauernde Persönlichkeitseigenschaften bzw. Dispositionen und werden folglich als "trait anxiety", "Angst als Eigenschaft" (Krohne, 1975 a; Bartling et al., 1980), "chronische Angst" (Levitt, 1971) oder "habituelle Angst" (Bergold, 1974 a; Bartling et al., 1980) klassifiziert.

Der Angstzustand wird als kognitive, affektive und konative Reaktion auf einen als bedrohlich wahrgenommenen, internen oder externen Stimulus aufgefaßt, wobei es sich um ein zeitlich begrenztes aktuelles psychologisches Angstphänomen handelt. Ängstlichkeit wird dahingehend definiert, daß sie eine über die Zeit relativ stabile Angstreaktionsbereitschaft eines Individuums darstellt. Eine ängstliche Person gerät somit leichter und deshalb häufiger in einen Angstzustand als eine nicht-ängstliche (vgl. z. B. Krohne, 1975 a).

Was nun Angst einerseits sowie Furcht und Schreck andererseits unterscheidet, ist die Eindeutigkeit und Klarheit des Erkennens der Gefahrenquelle und damit verbunden die Flucht- bzw. Vermeidungsmöglichkeit dieser Gefahrenquelle. Angst ist geprägt durch die Merkmale Gefahrenreiz, Unsicherheit bzw. Mehrdeutigkeit der Angstsituation und Reaktionsblockierung. Ist die Gefahrenquelle jedoch eindeutig und klar zu erkennen, folgt daraus ein Flucht- bzw. Vermeidungsmotiv und die entsprechende Reaktion.

Aufgrund der drei genannten Angstmerkmale definiert Krohne (1975 a, S. 11) Angst wie folgt:

Angst ist "ein (emotionaler) Zustand des Organismus, bestimmt durch einen als betont unangenehm erlebten Erregungsanstieg angesichts der Wahrnehmung einer komplexen und mehrdeutigen Gefahrensituation, in der eine adäquate Reaktion des Individuums nicht möglich erscheint".

Der Begriff "Schulangst" bezieht sich überwiegend auf leistungs- bzw. prüfungsbezogene Situationen, weshalb auch von "Leistungs-" bzw. "Prüfungsangst" gesprochen wird. Leistungsthematische Situationen, wie Prüfungen, Klassenarbeiten, aber auch Lehrerfragen im Unterricht und damit verbunden die soziale Hervorhebung vor den Mitschülern, geringschätzende Äußerungen des Lehrers sowie bewertende Gespräche mit Autoritätspersonen, können als Leistungsdruck bis hin zu Dauerstreß empfunden werden und damit angstauslösend wirken. Die Angst kann wiederum ihrerseits das Leistungsverhalten beeinflussen (vgl. Krohne, 1975 b; Schwarzer, 1977), so daß es zu einem Circulus vitiosus kommt. Andere Situationen des Schulalltags können ebenfalls bedrohlichen Charakter annehmen und Angst auslösen, zum Beispiel die Bewertung und entsprechende Reaktionen der Mitschüler bezüglich eigenen Verhaltens. Somit geht Schulangst in soziale Angst über, wodurch das Sozialverhalten der betroffenen Person allgemein, ihr Selbstwertgefühl und ihre Position in der Gruppe (Klasse) verändert werden (Krohne, 1975 b).
Schwarzer (1981 a) geht sogar darüber hinaus, indem er im Sinne der Bezugsgruppentheorie schulische Lernumwelten als vor allem

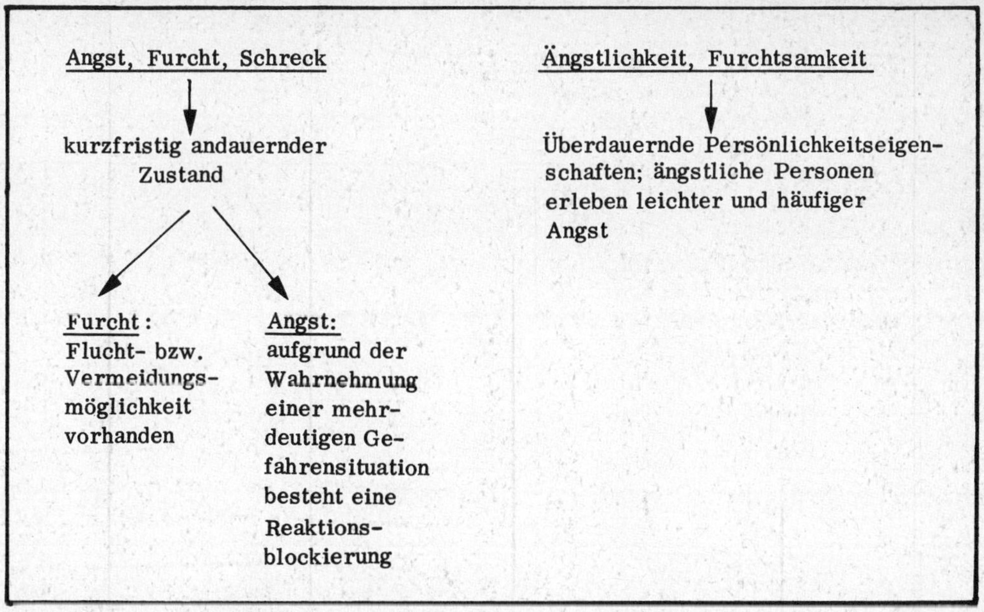

Abbildung 1:
Unterschiede zwischen Angst, Furcht und Ängstlichkeit.

soziale Umwelten beschreibt, die zwar leistungsthematisch orientiert, aber mit sozialen Vergleichsprozessen bezüglich der Leistungsergebnisse verbunden sind. "Leistungsergebnisse erhalten ihre subjektive Bedeutung aufgrund einer Verankerung im sozialen Kontext", schreibt er (vgl. S. 5). Entsprechend fasse ich Schulangst unter bezugsgruppentheoretischen Aspekten als soziale Angst auf.

Da die generelle Selbsteinschätzung und Fremdeinschätzung das Verhalten eines Menschen in einer spezifischen sozialen Situation wesentlich mitbestimmen, erscheint das durch Schul- bzw. soziale Angst veränderte Verhalten und Selbstbild eines Schülers als problematisch. Die Problematik zeigt sich vor allem im Hinblick auf den Circulus vitiosus, der dadurch zustande kommt, daß einmal, wie Untersuchungen zeigen, ängstliche Personen sich selbst negativer einschätzen als nichtängstliche und einmal ängstliche Personen von einer negativen Fremdeinschätzung ausgehen, die sich leider oft bewahrheitet. "Ängstliche Schüler besitzen also, verglichen mit nichtängstlichen, nicht nur ein negativeres Selbstbild, auch ihr vermutetes Fremdbild ist weniger positiv, und tatsächlich werden sie von ihrer Umwelt auch weniger geschätzt", meint Krohne (1975 b, S. 135).

1.1.2 Die Motivation „soziale Angst"

Von sozialer Angst ist in unterschiedlichen Zusammenhängen die Rede. Bei Ullrich de Muynck & Forster (1974) stellen soziale Angst und Hemmung einen Bereich neben dem der Einstellung zu sich selbst und dem der sozialen Fertigkeiten dar, die gemeinsam das 'nomologische Netz der Selbstunsicherheit' bilden (vgl. auch Ullrich de Muynck & Ullrich, 1978). Sie sehen somit soziale Angst und Selbstunsicherheit nicht als Synonyme an, wie dies andere Autoren (z. B. Wolpe & Lazarus, 1966) tun. Mit der Kategorie Einstellung zu sich selbst ist das Selbstbild bzw. Selbstkonzept gemeint. Die Kategorie soziale Fertigkei-

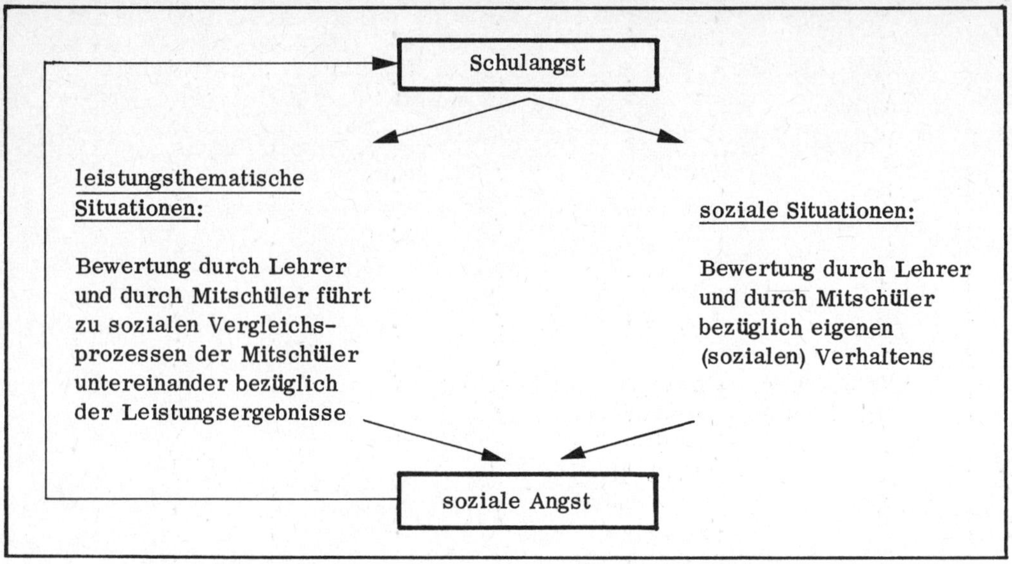

Abbildung 2:
Zusammenhang von Schulangst und sozialer Angst.

ten bezieht sich auf das Nicht-Können oder Nicht-Wissen, wie in einer spezifischen sozialen Situation optimal gehandelt werden soll. Es fehlt die Fertigkeit, das soziale Verstärkungssystem für sich selbst zu manipulieren und zu kontrollieren. Bei der Kategorie soziale Angst und Hemmung wird nicht explizit auf die Beziehung dieser beiden Phänomene eingegangen.

Soziale Angst umfaßt nach Wolpe (1961) die Angst vor Kritik, vor Beobachtung bei der Arbeit, vor Ablehnung, vor sozialer Hervorhebung (das im Mittelpunkt stehen also) und vor Autoritätspersonen. Im Rahmen einer faktorenanalytischen Untersuchung ermittelten Ullrich de Muynck & Ullrich (1978, S. 384 f.; vgl. auch Ullrich de Muynck & Forster, 1974) sechs Faktoren an 606 Patienten aus vier psychotherapeutisch-psychiatrischen Einrichtungen mit Hilfe des U-Fragebogens (Fragebogen zur Erfassung der Selbstunsicherheit). Die sechs Faktoren weisen Überschneidungen mit der genannten Klassifikation von Wolpe (1961) auf. Es handelt sich um (in Klammer steht in Stichworten der Meßinhalt der Faktoren):

- U1 Fehlschlag- und Kritikangst haben (Fehlschlagangst)
- U2 Kontaktangst haben (Befangenheit im Kontakt)
- U3 Fordern können (Plus an sozialen Fertigkeiten)
- U4 Nicht nein sagen können (Minus an sozialen Fertigkeiten)
- U5 Schuldgefühle haben (Soziale Hemmung)
- U6 Anständigkeit zeigen (Vermehrte Normbeachtung)

Unklar bleibt bei dieser Klassifikation, ob sie sich auf soziale Angst oder Selbstunsicherheit bezieht. Sie ist zwar aufgrund von Daten mit dem Selbstsicherheitsfragebogen zustande gekommen, wird jedoch unter der Kategorie soziale Angst und Hemmung eingeordnet (Ullrich de Muynck & Forster, 1974).

Andere Ausführungen zur sozialen Angst sind bei Butollo (1979) zu finden. Interviewdaten (standardisiertes Interviewschema; N = 148) zu verschiedenen Problembereichen der Angst wurden faktorenanalytisch ausgewertet. Unter

	Soziale Angst
Ullrich de Muynck & Forster	Angst vor Kritik, vor Kontakten; nicht ablehnen, nicht fordern können; Schuldgefühle haben; starke Orientierung an gesellschaftlichen Normen
Wolpe	Angst vor Kritik, vor Beobachtung bei der Arbeit, vor Ablehnung, vor sozialer Hervorhebung, vor Autoritätspersonen
Butollo	Angst in sozialen Situationen und Angst bei Gedanken an soziale Situationen wie: Begegnung mit Fremden (Kontaktangst), negative Bewertung (Kritikangst), öffentliches Sprechen (soziale Hervorhebung) u. a.
Schwarzer	Gefühlsreaktion vor oder in Interaktionssituationen: Verlegenheit, Scham, Publikumsangst, Schüchternheit

Abbildung 3:
Zusammenstellung der theoretischen Ausführungen zur sozialen Angst.

sechs interpretierbaren Faktoren gab es einen mit der Bezeichnung "Sozialangst". Es handelt sich dabei um Aussagen über Angst in sozialen Situationen sowie über Gedanken an soziale Situationen, die bereits starke Angst auslösen. Als solche angstauslösenden sozialen Situationen werden die Begegnungen mit Fremden, negative Bewertung, öffentliches Sprechen u. ä. bezeichnet. Zu beachten ist bei dem Faktor "soziale Angst", daß in den Interviews hinsichtlich des Angstverlaufs häufig Angaben darüber gemacht werden, "daß die Angst vor der Konfrontation mit der angstauslösenden Situation stärker ist, als wenn die Person der Situation direkt ausgesetzt ist ("während")" (Butollo, 1979, S. 36). Resümierend hält Butollo (1979) fest, daß Sozialangst als eigenständiger Faktor zu berücksichtigen sei, da er sich im Hinblick auf die Auslöser und die Erscheinungsformen von anderen Angstreaktionen deutlich unterscheide und die spezifischen Reaktionen auf eine Therapie bei sozialen Ängsten ebenfalls anders ausfielen als bei generalisierten Situations- (Agora-, Klaustrophobie) oder körperbezogenen Ängsten. Die unterschiedliche Ansprechbarkeit auf eine Therapie konnte Butollo (1979) mit Hilfe von Therapiestudien zeigen.

Schwarzer (1981 b) widmet in seinem Buch "Streß, Angst und Hilflosigkeit" dem Problem der sozialen Angst ein eigenes Kapitel. Er beschreibt die soziale Angst als Gefühlsreaktion vor oder in einer Interaktionssituation. Er gliedert die soziale Angst in Anlehnung an Buss (1980) in die vier Arten "Verlegenheit", "Scham", "Publikumsangst" und "Schüchternheit". Die dazu ausgeführten Erscheinungsformen decken sich weitgehend mit denen, die dem sozial unsicheren Verhalten in dieser Arbeit zugrunde gelegt werden. An dieser Stelle wird wiederum das Problem deutlich: Sind soziale Angst und sozial unsicheres Verhalten Synonyme oder beziehen sie sich auf gleiches, das jedoch auf verschiedenen Ebenen liegt.

Grundlage meiner weiteren Ausführungen ist die Trennung zwischen sozialer Angst und sozial unsicherem Verhalten. In Anlehnung an Secord & Backman (1976) und Heckhausen (1980) gehe ich davon aus, daß die soziale Angst analog der Aggression als sozial<u>es Motiv</u> aufzufassen ist. Übrigens ordnet auch Argyle (1972) die "Soziale Ängstlichkeit", die mit sechs weiteren Dimensionen soziales Verhalten in seiner Effektivität bestimmt, der Motivationsebene zu (vgl. 1.2.1). Das zum Motiv dazugehörige Verhalten kann ganz gegensätzlicher Art sein, zum Beispiel aggressives versus sozial unsicheres Verhalten. Die gegensätzlichen Verhaltensweisen implizieren nicht notwendigerweise unterschiedliche Motive, sondern sie stellen verschiedene Verarbeitungsformen desselben Motivs in Abhängigkeit von spezifischen Sozialisationsbedingungen dar.

Die Motivation "soziale Angst" - hier beziehe ich mich auf die Ausführungen zur Angst allgemein - kann sowohl als Zustandsangst als auch als überdauernde Reaktionsbereitschaft (= Ängstlichkeit) auftreten. Diese Unterscheidung in soziale Angst als aktuellen Zustand und Angst als habitualisierten Zustand soll in Anlehnung an Krohne (1975 a) und Schwarzer (1981 b) angenommen werden. Meine - lerntheoretische - Position ist die, daß die habitualisierte soziale Angst nicht ursprünglich als Dispositionsmerkmal bei einem Individuum mehr oder minder ausgeprägt vorhanden ist, sondern im Laufe der individuellen Lerngeschichte im Zusammenhang mit häufig und/oder intensiv erlebter Zustandsangst entwickelt wurde. Das bedeutet: Die Lerngeschichte einer Person bedingt ein spezifisches Erwartungs- und Beurteilungsverhalten, so daß im Falle der habitualisierten sozialen Angst eine "neutrale" Situation eher als bedrohlich antizipiert sowie interpretiert und damit angstauslösend wahrgenommen wird.

Die konkreten verhaltensmäßigen Auswirkungen der Motivation "soziale Angst" können sich bei Kindern auf verschiedene Umweltbereiche beziehen, auf das Zuhause, auf den Freizeitbereich außerhalb des Elternhauses, auf die Schule usw. Die Angst im Umweltbereich "Schule", die Schulangst, kann folglich als soziale Angst betrachtet werden (was besonders mit den Überlegungen von Schwarzer, 1981 a, übereinstimmt).

1.1.3 Sieben Aspekte sozial unsicheren Verhaltens

Die Motivation der sozialen Angst kann als eine grundlegende Komponente sozial unsicheren Verhaltens angesehen werden, was ich als Motivvoraussetzung des Problemverhaltens bezeichne. Neben dieser Motivvoraussetzung spielt jedoch auch die Handlungsvoraussetzung eine Rolle. Sie tritt bei Ullrich de Muynck & Forster (1974) als Kategorie "soziale Fertigkeiten" in Erscheinung und bezieht sich auf Verhaltensdefizite. Diese können aus fehlenden verbalen, mimischen, gestischen und motorischen Handlungsfertigkeiten sowie aus fehlenden Kenntnissen über die richtige Deutung einer Problemsituation und über Konfliktlösungsstrategien bestehen. Mangelnde soziale Fertigkeiten können sowohl Bedingung als auch Folge sozialer Angst und damit sozial unsicheren Verhaltens sein.

Ein Fazit:
Als Ergebnis der bisherigen Ausführungen zur Begriffsbestimmung können sieben Aspekte als konstitutive, theoriegeleitete Definitionsmerkmale sozial unsicheren Verhaltens aufgeführt werden:

1. Sozial unsicheres Verhalten beruht auf der Motivvoraussetzung "soziale Angst" und/oder auf der Handlungsvoraussetzung "defizitäres Sozialverhalten".
2. Sozial unsicheres Verhalten ist über die Motivvoraussetzung "soziale Angst" mit Emotionen, das heißt mit einem

als unangenehm erlebten Erregungsanstieg, gekoppelt.

3. Da soziale Angst als überdauernde Reaktionsbereitschaft ausgebildet sein kann, tritt sozial unsicheres Verhalten unter Zugrundelegung dieser Motivvoraussetzung als habitualisierter Zustand auf. Das bedeutet, ein sozial unsicheres Kind erlebt schneller und entsprechend häufiger den unangenehmen Erregungsanstieg.
4. Bei dem sozial unsicheren Verhalten spielen die Wahrnehmung eines Gefahrenreizes, die mehrdeutig interpretierbare Situation und die Reaktionsblockierung (= Zustand der Hilflosigkeit) eine Rolle.
5. Dadurch bedingt ist die Reaktionsunangemessenheit, das heißt der Gefahrenreiz wird aufgrund seiner Mehrdeutigkeit falsch interpretiert oder überbewertet, und es kommt zu Hilflosigkeitsreaktionen in Form sozial unsicheren Verhaltens.
6. Sozial unsicheres Verhalten tritt als situations- oder objektspezifisches Phänomen auf, so zum Beispiel bezogen auf den Umweltbereich 'Schule'.
7. Zur operationalen Definition des sozial unsicheren Verhaltens sind konkrete, beobachtbare Verhaltensweisen aufzuführen, deren Validität gewährleistet sein muß. Solche Verhaltensweisen liegen dem Verhaltensbeobachtungsbogen als Kategorien sozial unsicheren Verhaltens zugrunde (vgl. die theoriegeleitete Ableitung dieser Kategorien sowie den Beobachtungsbogen in 2.2.2). Die konkreten sozial unsicheren Verhaltensweisen beziehen sich auf das Sprachverhalten, die Mimik und Gestik, nicht personengebundene Tätigkeiten und den Sozialkontakt.

1.2 Was ist sozial kompetentes Verhalten?

Zur Erstellung und Durchführung eines Modifikationsprogrammes genügt nicht nur die Analyse und Diagnose des Problemverhaltens. Das Ziel, auf das ein Modifikationsprogramm hinstrebt, muß ebenfalls analysierbar- und diagnostizierbar sein. Das bedeutet: Das Therapieziel muß spezifisch und differenziert aus der theoretischen Diskussion über das Zielverhalten abgeleitet werden können, und es muß zugleich Kriterien für die Effektkontrolle liefern.

Ich möchte für das Therapieziel den Begriff "sozial kompetentes Verhalten" vorschlagen. Dieser Terminus ist sehr weit gefaßt und ermöglicht es, viele andere Begriffe zu integrieren, wie "Selbstsicherheit", "Selbstvertrauen", "Selbstbehauptung" bzw. "Assertiveness", "soziale Fertigkeiten" sowie "interpersonelle" und "empathische Kompetenz" (vgl. Zimmer, 1978 a und Kutter, 1981). Sozial kompetentes Verhalten wird im folgenden unter interaktions- und lerntheoretischer Sicht betrachtet, da diese Sichtweisen am ehesten Anhaltspunkte für eine Umsetzung in ein Verhaltensmodifikationsprogramm bieten (Argyle, 1972; Ullrich de Muynck & Ullrich, 1976 a). Dabei kann prinzipiell sozial kompetentes Verhalten auf drei Ebenen angesiedelt sein, die sich in den interaktions- und lerntheoretischen Standpunkten widerspiegeln, ohne daß jedoch von den Autoren systematisch die Komponenten sozial kompetenten Verhaltens darauf bezogen, sondern eher pragmatisch zusammengestellt worden sind. Bei den drei Ebenen handelt es sich um sozial kompetentes Verhalten als:

1. differenziertes Verhaltensrepertoire,
2. diskriminative Wahrnehmung und
3. Fähigkeit zur reflektierten Überprüfung sowohl von Situationen als auch von Verhaltensalternativen (vgl. Zimmer, 1978 b).

1.2.1 Interaktionstheoretische Sichtweise

Hier ist Argyle (1972) zu nennen, der sozial kompetentes Verhalten als die Fertigkeit einer Person definiert, soziale Situationen zu bewältigen. Mit der Untersuchung der Dimensionen sozialen Verhaltens verfolgt Argyle (1972) zum einen das Ziel, Interaktionsprozesse sowie deren Bezug zu "Persönlichkeitsmechanismen" zu erhellen, aber auch zum anderen Verhaltensvorhersagen zu treffen. Besondere Bedeutung mißt Argyle in diesem Zusammenhang interindividuellen Unterschieden hinsichtlich der Elemente der sozialen Interaktion zu, wobei es sich dabei um Körperhaltung, Mimik, Gestik. Blickrichtung, emotionalen Tonfall von Äußerungen u. ä. handelt. Auf einer globaleren Ebene beschreibt er sieben Dimensionen sozialen Verhaltens, die mit den Interaktionselementen interagieren. "Diese Dimensionen erscheinen wiederholt in sehr verschiedenen Untersuchungen, wodurch wir einiges Vertrauen zu ihnen gewinnen" (Argyle, 1972, S. 312).

Diese Dimensionen liegen jedoch auf unterschiedlichen Ebenen und lassen sich jeweils klassifizieren in:

1. Motivation,
2. Übersetzung (zum Beispiel von Konsequenzen in Handeln) und Fertigkeiten sowie
3. Wahrnehmung und Rückkoppelung (aufgrund von Rollenübernahmefähigkeit).

Die sieben Dimensionen, von denen die ersten drei der Motivationsebene, die vierte und fünfte der Übersetzungs- und Fertigkeitsebene und die letzten beiden der Wahrnehmungs- und Rückkoppelungsebene zugeordnet sind, lauten nach Argyle (1972, S. 313):

1a) Extraversion und Affiliation (Anlehnungsbedürfnis),
1b) Dominanz - Submission (Unterwerfung),
1c) Gelassenheit - soziale Ängstlichkeit,
2a) Belohnungsfunktion,
2b) Interaktionsfertigkeiten,
3a) wahrnehmungsmäßige Sensitivität und
3b) Fähigkeit, sich in Rollen zu versetzen.

1a) Der Extravertierte ist in der Kontaktsuche aktiver als der Introvertierte. Demzufolge sucht er die räumliche Nähe zu anderen Menschen, verbringt viel Zeit mit ihnen, verhält sich warm und herzlich, nimmt gerne Augenkontakt auf, spricht mehr in Gruppen und möchte eher beliebt als ein Führer sein. Für den Extravertierten spielen die sozioemotionalen Momente innerhalb einer Gruppe eine größere Rolle als eine Aufgabe. Die Motivation, die der Extraversion zugrundeliegen könnte, bezieht sich nach Argyle auf das Affiliationsbedürfnis, also das Annäherungs- und Anlehnungsbedürfnis.

1b) Der Dominante ist vom Autoritären in der Weise zu. unterscheiden, daß der Autoritäre je nach Machtposition und Einflußmöglichkeit sowohl dominant, und zwar punitiv bzw. nichtbelohnend, als auch submissiv sein kann. Der Dominante hingegen kann durchaus antiautoritär sein und stellt den Gegentyp zum Submissiven dar. Er hat die Tendenz, andere in Gruppensituationen zu beherrschen und zu kontrollieren, wobei der Dominante weniger an der Gruppenbeziehung als an der Aufgabe und weniger am Beliebtheitsgrad als an der Führerrolle orientiert ist. Der submissive, sich unterordnende Mensch hingegen will abhängig sein und beherrscht werden. Der Dominante benötigt zur Realisierung seines Verhaltens ein Minimum an sozialen Fertigkeiten.

1c) Der Gelassene empfindet in sozialen Situationen keine soziale Angst, fühlt sich entspannt sowie zufrieden und ist befähigt, die Situation zu beherrschen. Er spricht ruhig und weist eine entspannte Körperhaltung auf. Der sozial Ängstliche hingegen zeigt unruhiges, verwirrtes, gehemmtes, verkrampftes bzw. linkisches Verhalten. Eine mögliche Erklärung für das sozial ängstliche Verhalten bietet nach Argyle das "Konzept der "Unsicherheit" - definiert als das Ausmaß, in dem ein Mensch sich seines Selbstbildes unsicher ist und darum auf die Reaktionen der anderen achtet" (S. 318). Weiterhin hat wahrscheinlich das Fehlen sozialer Fertigkeiten zur Situationsbewältigung eine besondere Bedeutung.

2a) Der Belohnungswert einer Person wird im Zusammenhang mit deren Beliebtheit interpretiert, das heißt, die Beliebtheit einer Person bedingt deren Belohnungswert für andere. Umgekehrt kann der Belohnungswert Beliebtheit und Einfluß mit sich bringen. Die Beliebtheit scheint u. a. durch Hilfeverhalten bedingt zu sein. Elemente der Belohnungsfunktion einer Person sind die gezeigte Aufmerksamkeit, das Reden in angenehmem Tonfall, freundliche Körperhaltung, verbales Eingehen auf den Interaktionspartner, ohne diesen zu unterbrechen u.a. Die Nähe zur Dimension des affiliativen Verhaltens ist ersichtlich, obwohl nicht jedes affiliative Verhalten Belohnungswert besitzt.

2b) Interaktionsfertigkeiten sind in allen möglichen sozialen Situationen unentbehrlich. Ob es alltägliche Situationen, schwierige Situationen oder spezifische Situationen (z. B. Verkaufs-/Verhandlungssituationen, verbale Verteidigungssituationen, Interviewsituationen) betrifft, immer sind Fertigkeiten wie Aufbau einer freundlichen Beziehung, Kooperation, Überzeugungsfähigkeit, unangenehme Fragen taktvoll stellen können, erklären können u. a. erforderlich. Es gilt, über das Beherrschen von unverbundenen Teilfertigkeiten hinaus, ein aufeinanderbezogenes Interaktionsmuster möglichst reibungs- und lückenlos zu entwickeln und anwenden zu können. Weiter ist es wichtig, mit den verschiedensten Persönlichkeiten schnell und zufriedenstellend kontaktieren zu können. Dies verlangt eine gute und schnelle Anpassungsfähigkeit in verbaler und nonverbaler Hinsicht an die kognitiven und emotionalen Voraussetzungen des Interaktionspartners sowie die Beherrschung der Interaktionssituation. Letzteres bedeutet nicht, dominant im beschriebenen Sinne zu sein. Vielmehr ist damit Initiativefähigkeit sowie Einflußfähigkeit auf die sozial-emotionalen Kontextbedingungen der Situation gemeint.

3a) Perzeptuelle bzw. wahrnehmungsmäßige Sensitivität bezieht sich auf die Genauigkeit der Wahrnehmung bezüglich kleiner verbaler und nonverbaler Schlüsselreize, die zum Beispiel den Tonfall der Stimme, die Körperhaltung, die Mimik u. a. umfassen. Eine gewisse kognitive Komplexität ermöglicht strukturiertes und schlußfolgerndes Wahrnehmen anderer Personen und verhindert, zusammen mit "neutralen" Motivationen, subjektive Verzerrungen. Erhöhte perzeptuelle Sensitivität konnte bei beliebten und Führerpersonen nachgewiesen werden; bei bestimmten geistigen Störungen (zum Beispiel Schizophrenie) ist sie hingegen gering ausgeprägt. Die wahrnehmungsmäßige Sensitivität ist einmal auf die Blickrichtung sowie Blickkontaktfähigkeit zurückführbar und einmal auf Erfahrungen mit spezifischen Personengruppen. Für relevante Schlüsselreize von bestimmten Personengruppen machen Erlebnisse und Beobachtungen sensibel. Auch ist das Einfühlen und Eindenken in Mitglieder der eigenen Bezugsgruppe leichter als in Mitglieder fremder Personenkreise.

3b) Rollenübernahmefähigkeit bezeichnet die Fähigkeit, sich in die Rolle eines Interaktionspartners zu versetzen. Von der Ausprägung der Rollenübernahmefähigkeit hängt die Effektivität einer Interaktion sowie die Rollenspielfähigkeit, also die Eignung, selbst verschiedene Rollen ausfüllen zu können, ab. Die Rollenspielfähigkeit ist jedoch auch mit dem Lebensalter, der sozialen Reife, der Intelligenz und der wahrnehmungsmäßigen Sensitivität im Zusammenhang zu sehen.

Die beschriebenen sieben Dimensionen sozialen Verhaltens bestimmen die Interaktionseffektivität bzw. das Ausmaß der Bewältigung sozialer Situationen, was mit dem Terminus "soziale Kompetenz" oder "soziale Fertigkeit" von Argyle belegt wird. Die Erfassung sozial kompetenten Verhaltens in spezifischen professionellen wie in Alltagssituationen sollte mit speziell dafür entwickelten Situationstests erfolgen, wofür Argyle (1972, S. 323 f.) Beispiele gibt (vgl. auch zu situationsspezifischen Tests Petermann & Petermann, 1980). Die von Argyle zusammengestellten sieben Dimensionen sozialen (kompetenten) Verhaltens haben sowohl für die Indikationsstellung bzw. das trainingsbegleitende Prüfen als auch für die Trainingskonzeption und Therapiezieldefinition große Bedeutung: Auf die mit den Dimensionen des Sozialverhaltens in Beziehung stehenden Elemente der sozialen Interaktion (Mimik, Gestik, Blickkontakt etc.) sowie auf die Dimensionen "Interaktionsfertigkeiten" und "soziale Ängstlichkeit" wird bei der Erstellung des Verhaltensbeobachtungsbogens eingegangen (vgl. 2.2.2). Vor allem die Dimensionen "Interaktionsfertigkeiten" sowie "Wahrnehmungs- und Rollenübernahmefähigkeiten" sind notwendige Elemente der Einzel- und Gruppentrainingskonzeption.

1.2.2 Lerntheoretische Sichtweise

Nach Wolpe (1958) ist sozial unsicheres Verhalten bedingt durch Lerndefizite hinsichtlich Verhaltensweisen zur Wahrnehmung und Wahrung persönlicher Rechte und Gefühle. Entsprechend definiert er sozial kompetentes Verhalten als die Fähigkeit, Rechte und Gefühle gegenüber Mitmenschen angemessen formulieren zu können. Eine klassifikatorische Auflistung von Komponenten des sozial kompetenten Verhaltens bieten Wolpe & Lazarus (1966) an. Die weniger nach theoretischen als nach pragmatischen Gesichtspunkten ausgerichteten vier Komponenten beziehen sich auf die Fähigkeiten:

1. Nein zu sagen,
2. Wünsche und Forderungen zu äußern,
3. Kontakte anzuknüpfen, Gespräche zu beginnen sowie zu beenden und
4. positive und negative Gefühle zu äußern.

Eine differenzierte, wenn auch nicht weniger pragmatische Sichtweise von sozial kompetentem Verhalten vertreten Ullrich de Muynck & Ullrich (1976 a - c). Diese Autoren verstehen sozial kompetentes Verhalten als die Fähigkeit, mit sozialem Verhalten, sozialen Strukturen und Systemen umzugehen (1976 c). Selbstsicheres bzw. sozial kompetentes Verhalten spezifizieren Ullrich de Muynck & Ullrich (1976 a) in sieben Aspekte:

1. Den Willen aufbringen, für sich selbst entscheiden zu wollen: Das meint die Überwindung von unreflektierter Unterordnung, die Abwägung aller Vor- und Nachteile einer Situation bzw. Handlung sowie die Wahl eines rational begründbaren Verhaltens.
2. Soziale Reize und Signale richtig deuten und die Prinzipien sozialer Steuermechanismen erkennen können: Es ist die Fähigkeit gemeint, das eigene Verhalten selbstkritisch und reflexiv zu beobachten, angstauslösende Situationen zu erkennen und zu benennen sowie Angst in der Kommunikation und Interaktion mit anderen zu kontrollieren und abzubauen.
3. Unangenehme blockierende Gefühle kontrollieren lernen und schließlich abbauen: Ärger und Wut sollen in produktives Problemlöseverhalten umgekehrt und die ein Zusammenleben und Zusammenarbeiten erschwerenden Faktoren herauskristallisiert und beseitigt werden.
4. Wirkungsvolles und zweckmäßig ausgerichtetes Handeln und Verhalten: Dies bezieht sich vor allem darauf, einem anderen zuhören sowie eigene Gedanken und Vorstellungen so formulieren zu können, daß der andere sie annehmen oder sich mindestens mit ihnen auseinandersetzen kann.
5. Assertives, sich selbstbehauptendes Verhalten zeigen: Dieses Verhalten soll in Abgrenzung zu aggressivem Sich-Durchsetzen auf Kosten anderer realisiert werden; eine Auseinandersetzung mit einem anderen muß die Möglichkeit bieten, daß dieser noch seine Vorstellungen und Argumente formulieren kann.
6. Lob aktzeptieren können und Selbstabwertungen vermeiden: Dies zielt jedoch nicht nur auf das Annehmen von Lob ab, sondern auch darauf, kleine Anzeichen und Signale von Anerkennung wahrzunehmen und richtig zu interpretieren; im sozialen Vergleich ist zu lernen, die eigene Person nicht zu einseitig zu sehen und zu gering oder gar abwertend einzuschätzen.
7. Soziale Grenz- bzw. Konfliktsituationen erkennen: Neben dem Erkennen und richtigen Einschätzen einer Konfliktsituation sind Strategien für deren Bewältigung zu entwickeln; zum Beispiel sind bei einem Interessenkonflikt zwischen dem privaten und beruflichen Bereich verschiedene Möglichkeiten für die Befriedigung vieler Ansprüche zu suchen.

Bei den von Ullrich de Muynck & Ullrich (1976 a) genannten sieben Aspekten handelt es sich um Verhaltensbereiche, deren Realisierung von vier Faktoren abhängt:

Erstens steigt die Angst vor Blamage, Fehlern, Kritik sowie Mißerfolg und damit die Unwahrscheinlichkeit sozial kompetenten Verhaltens a) mit der Anzahl und b) mit der Bedeutung und Wichtigkeit der Zuhörer bzw. Zuschauer an.

Zweitens ist sozial kompetentes Verhalten hinsichtlich des Sich-Durchsetzens, Sich-Selbstbehauptens und Forderungen-Stellen-Könnens erschwert, wenn a) die soziale Funktion und b) der Status des Partners erhöht ist. So ist es zum Beispiel leichter, von einem Mitarbeiter als vom Chef etwas zu erbitten.

Drittens nimmt die soziale Kompetenz, abzulehnen oder nein zu sagen ab und zwar mit a) der gefühlsmäßigen Bindung an einen Partner und b) mit der Dauer der Bekanntschaft. In der Regel ist es schwerer, einem Freund, Partner oder den Eltern etwas abzuschlagen als einem Fremden.

Viertens steigen Kontaktschwierigkeiten mit a) der Attraktivität des Gegenübers, b) dem Geschlecht, c) dem Alter, d) dem Aussehen des anderen und e) dem Ort des Geschehens. Es ist zum Beispiel einfacher, sozial kompetentes Verhalten beim Ansprechen einer gleichgeschlechtlichen Person am Arbeitsplatz zu zeigen, im Gegensatz zum Anreden einer gegengeschlechtlichen im Cafe.

Die hier vorgestellten konkreten Aspekte sozial kompetenten Verhaltens sind für die Erstellung der allgemeinen Therapieziele des Einzel- wie Gruppentrainings von Bedeutung, wie sich noch zeigen wird (vgl. 4.3.1.1 und 4.3.2.1).

1.2.3 Ein Modell für sozial kompetentes Verhalten

Nachdem zwei verschiedene theoretische Beschreibungen zu sozial kompetentem Verhalten skizziert wurden, soll, darauf aufbauend, ein Modell der Voraussetzungen und konstitutiven Elemente sozial kompetenten Verhaltens entwickelt sowie auf allgemeine Therapieziele eingegangen werden.

Ausgangspunkt ist Lewinsohns (1972) Beschreibung zur sozialen Kompetenz als einer Fähigkeit, sich so zu verhalten, daß man vom anderen dafür verstärkt wird. Dies meint aber nicht, daß eigene Bedürfnisse aufgegeben werden, geschweige denn, daß sich eine totale soziale Anpassung vollzieht. Lewinsohns Auffassung von sozialer Kompetenz entspricht dem anfangs beschriebenen Sachverhalt von Rotter (1954), soziales Verhalten mit Bedürfnissen und deren Befriedigung durch angemessenes Verhalten als Ziel im Zusammenhang zu sehen. So kann dem sozial kompetenten Verhalten ebenfalls die Befriedigung von berechtigten sozialen Bedürfnissen unterstellt werden. Welche Voraussetzungen sind dazu notwendig?

Die Voraussetzungen für sozial kompetentes Verhalten knüpfen an die für sozial unsicheres Verhalten an. Es handelt sich hier um die Voraussetzung: Freisein von sozialer Angst und um die Voraussetzung: Verfügen über soziale Fertigkeiten. Beide Voraussetzungen bezeichnet Argyle (1972) als bedeutend für sozial kompetentes Verhalten in seiner Dimension "Gelassenheit - soziale Ängstlichkeit". Die Voraussetzungen sind nach heuristischem Prinzip mit je drei konstitutiven Elementen verbunden (vgl. Abb. 4).

Um von sozialer Angst frei zu sein, benötigt eine Person ein gesundes Selbstkonzept, das sich aus dem Selbstbild und dem vermuteten sowie tatsächlichen Fremdbild rekrutiert (vgl. Filipp, 1979). Argyle (1972) zum Beispiel führt das Verhalten einer sozial ängstlichen Person auf ihre Unsicherheit bezüglich ihres Selbstbildes zurück. Auch Dahlmann & Lazarus-Mainka (1981) stoßen in ihrer empirischen Untersuchung auf den Zusammenhang der Variablen "Ängstlichkeit" und "Selbstwertgefühl". So können sie u. a. die Hypothese bestätigen, daß "Personen mit stark ausgeprägter Ängstlichkeit ... eine negativere Bewertung von sich selbst (zeigen) als Personen mit nicht so stark ausgeprägter Ängstlichkeit" (S. 93). Ein gesundes Selbstkonzept zieht Selbstvertrauen nach sich. Dies kann aus der Definition von Selbstvertrauen in Anlehnung an den Begriff "self efficacy" von Bandura (1977 b) geschlossen werden. Selbstvertrauen wird als Gefühl der Sicherheit verstanden, über ein wirksames und angemessenes Verhaltensrepertoire zu verfügen. Folglich bedingt Selbstvertrauen Selbstsicherheit; anders formuliert: Wer sich seines Selbstkonzeptes sicher ist, hat Selbstvertrauen (vgl. Argyle, 1972 oder auch Schwarzer, 1981 b).

Selbstsicherheit wiederum steht im Zusammenhang mit den drei Elementen der Voraussetzung "Verfügung über soziale Fertigkeiten". Die drei Elemente sind: "empathische Kompetenz", "interpersonelle bzw. kommunikative Kompetenz" und "angemessene Selbstbehauptung", die nur bei einem Minimum an Selbstsicherheit realisiert werden können (vgl. die ausgefüllten Pfeile in Abbildung 4). Dies folgt aus den Ergebnissen von Dahlmann & Lazarus-Mainka (1981). Sie konnten feststellen, daß hochängstliche Personen mit negativer Selbstbewertung signifikant weniger sozial sichere Antworten in situationsspezifischen Tests wählten als niedrig ängstliche.

Umgekehrt kann das Üben der sozialen Fertigkeiten die Selbstsicherheit und damit das Selbstvertrauen erhöhen und zur Herausbildung eines gesunden Selbstkonzeptes beitragen (vgl. die nicht-ausgefüllten Pfeile in Abbildung 4). Dieser Circulus vitiosus "funktioniert" (leider) auch in negativer Richtung, also zum Aufbau und zur Verfestigung sozial unsicheren Verhaltens.

Zur weiteren Erläuterung:
Das Element der empathischen Kompetenz (vgl. auch Argyles "Rollenübernahmefähigkeit" und

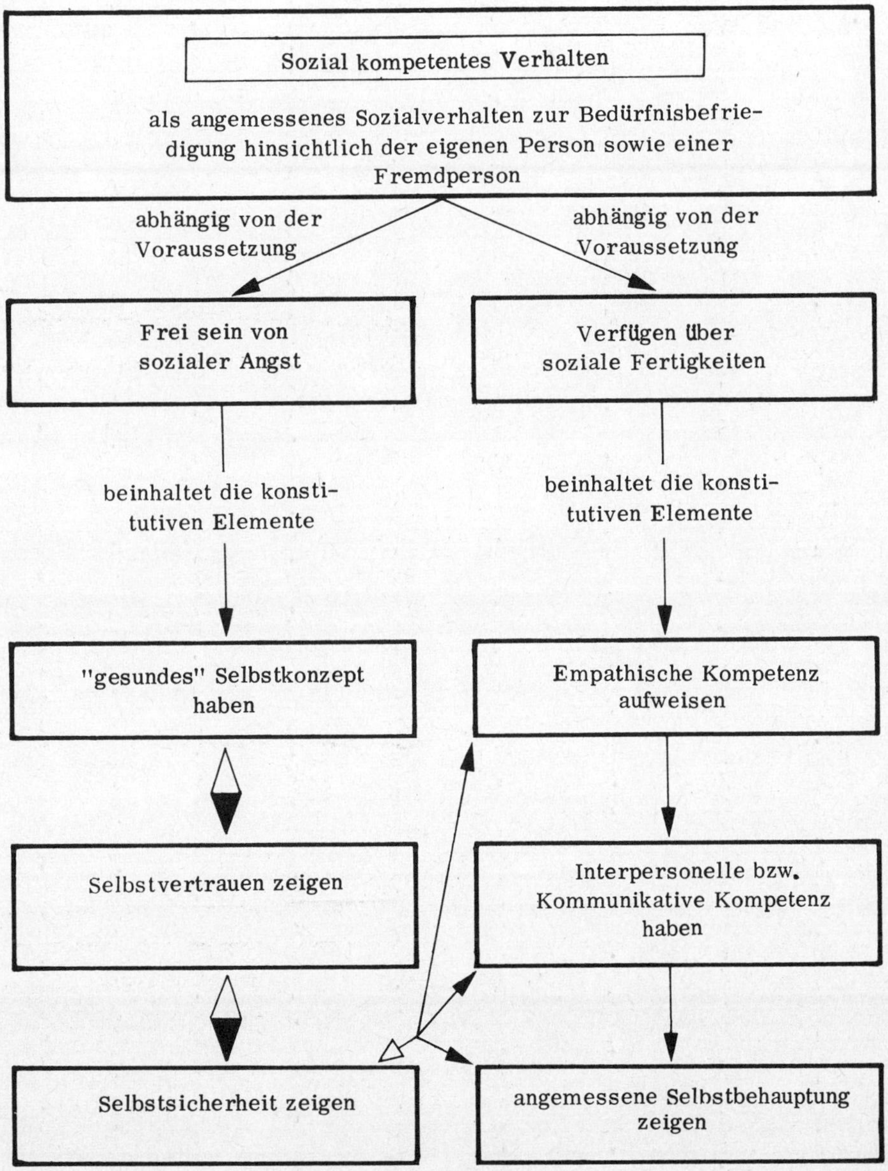

Abbildung 4:
Voraussetzungen und konstitutive Elemente des sozial kompetenten Verhaltens.

"wahrnehmungsmäßige Sensitivität") stellt eine Vorbedingung zur interpersonellen bzw. kommunikativen Kompetenz dar und umfaßt - in Anlehnung an Kutter (1981, S. 38) - die Funktionsbereiche:

a) Identifikationsfähigkeit, das heißt die Fähigkeit, sich mit einer anderen Person zu identifizieren;
b) Distanzierungsfähigkeit, das heißt die Fähigkeit, sich von der Identifikation wieder zu lösen;
c) Oszillierungsfähigkeit, das heißt die Fähigkeit, sich zwischen den beiden erstgenannten Funktionsbereichen hin- und herzubewegen.

Die einzelnen Funktionsbereiche der empathischen Kompetenz sind lehr- und lernbar (Kutter, 1981).

Die interpersonelle bzw. kommunikative Kompetenz bezieht sich auf verbale wie nonverbale Ausdrucksfähigkeit eigener Gedanken, Gefühle und Ziele. Dazu ist das richtige Deuten sozialer Signale und Steuerungsmechanismen (= Aspekt 2), das wirkungsvolle und zweckmäßige Handeln bzw. Verhalten (= Aspekt 4) und Erkennen sozialer Grenz- sowie Konfliktsituationen (= Aspekt 7; vgl. Ullrich de Muynck & Ullrich, 1976 a) notwendig.

Die interpersonelle Kompetenz ist Voraussetzung einer angemessenen Selbstbehauptung zur Ausprägung einer eigenständigen und ausgeglichenen Persönlichkeit. Die angemessene Selbstbehauptung geht auf den oben genannten Aspekt 5 - assertives, sich selbstbehauptendes Verhalten zeigen (bei Ullrich de Muynck & Ullrich) - sowie Argyles "Interaktionsfertigkeiten" zurück.

Die konstitutiven Elemente des sozial kompetenten Verhaltens verdeutlichen, daß wichtige Fähigkeiten vorhanden und damit Voraussetzungen erfüllt sein müssen, um über sozial kompetentes Verhalten zu verfügen. Sie stellen zugleich grobe Therapieziele dar.

1.3 Wie kann sozial unsicheres Verhalten erklärt werden?

Sozial unsicheres wie sozial kompetentes Verhalten werden einmal durch situations- und personenspezifische Bedingungen und einmal durch spezifische Sozialisationsfaktoren ausgelöst bzw. bedingt. Die spezifischen Sozialisationsfaktoren, wie zum Beispiel elterlicher Erziehungsstil, tragen zur Entwicklung der personenspezifischen Bedingungen bei (vgl. dazu zum Beispiel Krohne, 1975 a). Einen brauchbaren theoretischen Rahmen mit bedeutenden Hinweisen auf spezifische, besonders familiale Sozialisationsfaktoren bietet Seligmans (1979) Theorie der erlernten Hilflosigkeit. Die Hilflosigkeitstheorie dient Seligman als Modell zur Erklärung von Angst und Depression sowie zum Aufzeigen von Therapie- und Präventionsansätzen. Sie wird im folgenden kurz charakterisiert und auf ihren Wert als Erklärungsansatz für die Entwicklung sozial unsicheren sowie kompetenten Verhaltens geprüft.

1.3.1 Die Theorie der erlernten Hilflosigkeit – ein wesentlicher Erklärungsansatz für sozial unsicheres Verhalten

- Definition von Hilflosigkeit und der Begriff der Unkontrollierbarkeit:

Seligman (1979, S. 8) definiert Hilflosigkeit als einen psychologischen Zustand, "der häufig hervorgerufen wird, wenn Ereignisse unkontrollierbar sind. ... Ein Ereignis ist unkontrollierbar, wenn wir nichts daran ändern können, wenn nichts von dem, was wir tun, etwas bewirkt". Zentral ist der Begriff der Unkontrollierbarkeit, womit die Unabhängigkeit des Ausgangs eines Ereignisses von willentlichen Reaktionen und Konsequenzen gemeint ist. Als willentliche Reaktionen bezeichnet Seligman nur solche, die durch Belohnung oder Bestrafung beeinflußt bzw. modifiziert werden können. Es handelt sich also um reaktionsabhängige Konsequenzen, die von reaktionsunabhängigen unterschieden werden müssen. Die Reaktionsunabhängigkeit eines spezifischen Handlungsergebnisses bezieht sich auf die Wahrscheinlichkeit, die für eine bestimmte Handlungskonsequenz unabhängig von dem Erfolgen oder Nicht-Erfolgen einer Reaktion gleich hoch ist. Die Verankerung in der Lerntheorie ist deutlich, wobei die Reaktionsunabhängigkeit mit dem klassischen Konditionieren und die Reaktionsabhängigkeit mit dem operanten Konditionieren im Zusammenhang zu sehen ist. Der Unterschied zwischen klassischer und operanter Konditionierung liegt in der Hilflosigkeit, mit der eine klassische Konditionierungssituation verbunden ist. Dies bedeutet, daß die Reaktionsunabhängigkeit bzw. die Unkontrollierbarkeit eines Ereignisses und damit Hilflosigkeitsverhalten mit schlimmen Folgeerscheinungen gelernt wird. Seligman (1979, S. 15) definiert dabei die objektiven Bedingungen des Auftretens von Hilflosigkeit wie folgt: "Ein Individuum oder ein Tier sind hilflos gegenüber einer Konsequenz, wenn diese unabhängig von allen ihren willentlichen Reaktionen eintrifft". Eine schlimme Folge dieses Lernprozesses ist der Motivationsverlust bezüglich des Handelns, das bedeutet Passivität; eine weitere fatale Folge betrifft die Schwierigkeit zu lernen, daß eine reaktionsabhängige Konsequenz auf die Wirkung des eigenen Verhaltens zurückzuführen ist.

● Untersuchungen zur erlernten Hilflosigkeit:
Zur Beweisführung für die Gültigkeit der erlernten Hilflosigkeit referiert Seligman eine große Anzahl eigener Experimente mit unterschiedlichen Tierarten (Hunden, Katzen, Ratten, Fischen, Primaten) und solche anderer Autoren. Auch mit Menschen gab es Untersuchungen. Am ausführlichsten untersuchte Seligman die Hilflosigkeit bei Hunden in der shuttle box oder im Pavlovschen Geschirr nach verabreichten unvermeidbaren und vermeidbaren Elektroschocks. Hunde sind "nach der Erfahrung unkontrollierbarer Schocks nicht nur unfähig, dem Schock selbst zu entfliehen, sondern scheinen auch nicht imstande zu sein, ihn zu verhindern oder ihn zu vermeiden" (S. 22). Generell kann vermutet werden, daß bei allen genannten Tierarten und dem Menschen die Erfahrung von Unkontrollierbarkeit die Bereitschaft senkt, in schwierigen Situationen sich angemessen und bewältigungsbereit zu verhalten.

Zu beachten ist, daß nicht ein schockähnliches Erlebnis selbst die Hilflosigkeit verursacht, sondern die Erfahrung der Unkontrollierbarkeit des Schocks bzw. des Erlebnisses! Um dies nachzuweisen, wählte Seligman einen 3-Gruppenplan, bei dem eine Gruppe von Versuchspersonen bzw. Versuchstieren in einem Vortraining vermeidbaren und eine zweite Gruppe unvermeidbaren Konsequenzen ausgesetzt wird. Eine dritte Gruppe wird keinem Vortraining unterzogen. Anschließend werden alle drei Gruppen auf ihr Bewältigungs- bzw. Hilflosigkeitsverhalten hin in einer neuen Aufgabensituation untersucht.

Auch unkontrollierbare positive Verstärkung reduziert die Reaktionsbereitschaft bzw. hemmt Lernprozesse. Der Nachweis wurde an Menschen und Ratten erbracht, wobei die "entscheidende Variable in diesem Versuch war (es ist ein Rattenversuch gemeint; U.P.), daß die Versuchstiere nach "verwöhnter Fratz"-Manier behandelt wurden - egal, was das Individuum tat, es wurde belohnt" (S. 32). Auch das Wettbewerbsverhalten kann durch unkontrollierte Belohnung vermindert werden.

Andere experimentelle Ergebnisse legen die Vermutung nahe, daß ein Erfolg im Sinne einer erfahrenen Kontrollierbarkeit und Reaktionsabhängigkeit nicht ausreicht, um einem hilflosen Individuum die Erkenntnis des Zusammenhanges von Reaktion und Erfolg zu vermitteln. Das bedeutet: Hilflosigkeit beeinträchtigt die Lernfähigkeit. Diener & Dweck (1980) konnten zum Beispiel Unterschiede im Leistungsverhalten bei hilflosen und zielorientierten Kindern sowie in der Art der Verbalisierung feststellen. Zielorientierte Kinder benutzten nach erlebtem Mißerfolg bei einer neuen Aufgabenstellung Selbstinstruktions- und Selbstüberwachungstechniken im Hinblick auf das Finden der richtigen Lösung. Hilflose Kinder grübelten darüber nach, warum sie einen Mißerfolg erlebten und nicht wie sie den Mißerfolg beseitigen könnten. Weiterhin führt erlebte Hilflosigkeit zu emotionalen Störungen wobei zwischen einmaligem und wiederholtem Erleben von unkontrollierbaren Ereignissen bzw. Kontingenzen unterschieden werden muß. Bei einer einmaligen Erfahrung von Unkontrollierbarkeit gehen die Auswirkungen der Hilflosigkeit in der Regel mit der Zeit zurück (eine Ausnahme konnte bei Ratten festgestellt werden). "Wiederholtes Erleben von Unkontrollierbarkeit führt zu chronischer Beeinträchtigung der Reaktionsbereitschaft" (Seligman, 1979, S. 38).

● Die Theorie der erlernten Hilflosigkeit:

Die Theorie der Hilflosigkeit - 1975 von Seligman vorgestellt - erfuhr einige Kritik, worauf Seligman (1978) und Abramson, Seligman & Teasdale (1978) antworteten. Als wesentlich werte ich die Erweiterungen der Hilflosigkeitstheorie von Abramson et al. (1978), die in die folgende Darstellung der ursprünglichen Fassung integriert werden.

Der Hilflosigkeitstheorie liegen drei (bzw. in der modifizierten Form vier) Komponenten zugrunde:

1. Wahrnehmung der Information über die Kontingenz
   Als erstes erfolgt bei einem Individuum die Wahrnehmung der Information über die Kontingenz. Das bedeutet, ein Individuum erlebt die objektive Unkontrollierbarkeit eines Ereignisses oder einer Situation und nimmt dies bewußt wahr. Diese Information über die unkontrollierbare Kontingenz resultiert aus der Umgebung des Individuums und nicht aus dem Wahrnehmenden selbst.

2. Attributionsprozesse
   In der ursprünglichen Theorie folgte die kognitive Repräsentation der Kontingenz (Erwartungsbildung) über die Unkontrollierbarkeit. Die Modifikation setzt als zweiten Schritt vor die Erwartungsbildung Attributionsprozesse. Abramson et al. (1978) unterscheiden drei Dimensionen der Ursachenzuschreibung:

2.1 Die internale und externale Attribution basieren auf sozialen Vergleichsprozessen. Die internale Attribution der Hilflosigkeit bedeutet, daß ein Individuum davon ausgeht, es selbst verfüge in einer spezifischen Situation im Gegensatz zu anderen Personen über keine Kontrolle. Es fühlt sich selbst für die Hilflosigkeit verantwortlich, weshalb diese auch persönliche Hilflosigkeit genannt wird. Glaubt ein Individuum, daß es selbst sowie auch andere relevante Personen eine Situation bzw. daraus folgende Konsequenzen nicht kontrollieren können, dann handelt es sich um externale Attribution und bei der damit einhergehenden Hilflosigkeit um universelle Hilflosigkeit. Bedeutend ist der Verlust des Selbstwertgefühls bei der persönlichen Hilflosigkeit.

2.2 Die spezifische und globale Attribution beziehen sich auf Ereignisse, wobei die spezifische Attribution der Hilflosigkeit deren Generalisierung auf andere Bereiche und Situationen verhindern kann.

2.3 Eine stabile und variable Attribution zielt auf die zeitliche Erstreckung von Unkontrollierbarkeit ab. Wird ein Phänomen nicht als zeitlich beschränkt, sondern als stabil eingeschätzt, dann prägen sich entsprechend die Unkontrollierbarkeitserwartungen aus und eine eher chronische Hilflosigkeit wird gelernt.

Es ist ersichtlich, daß die Kombination

einer internalen, globalen und stabilen Attribution von Unkontrollierbarkeit sich äußerst ungünstig auf die Hilflosigkeitsentwicklung und damit auf die Herausbildung von Angst bzw. Depression auswirkt.

3. Kognitive Repräsentation der Kontingenz
Erst nach der Ursachenzuschreibung prägen sich die Erwartungen über zukünftige Unkontrollierbarkeit aus. Das bedeutet, daß die Informationen über die unkontrollierbare "Kontingenz" aus der Umwelt verarbeitet werden müssen. Diese werden über Codierungsprozesse kognitiv repräsentiert, das heißt im Gedächtnis verankert (vgl. dazu Banduras, 1977 a, Aufmerksamkeits- und Gedächtnisprozesse des Modellernens). Das Lernergebnis ist dann die Erwartung, die aus der Überzeugung besteht, daß Verhalten und Konsequenz unabhängig sind: "Diese Erwartung ist die ursächliche Bedingung für die motivationalen, kognitiven und emotionalen Störungen, die Hilflosigkeit begleiten" (Seligman, 1979, S. 44).

4. Hilflosigkeitsverhalten
Die letzte der vier grundlegenden Komponenten der Hilflosigkeitstheorie stellt das Verhalten dar, das heißt die Symptome der erlernten Hilflosigkeit. Das Hilflosigkeitsverhalten kann sich, wie oben zitiert, auf motivationale, kognitive und emotionale Störungen beziehen. Die motivationale Störung verringert oder verhindert sogar die Reaktionsbereitschaft hinsichtlich willentlicher Reaktionen, da die Erwartung, daß eigenes Verhalten von Konsequenzen unabhängig ist, in einem Lernprozeß erworben wurde. Bei den kognitiven Störungen durch erlernte Hilflosigkeit handelt es sich nach Seligman um proaktive Hemmungen. Darunter ist zu verstehen, daß das Lernen der Unabhängigkeit von Reaktion und Konsequenz ein aktives Lernen darstellt, das ein späteres Lernen, besonders entgegengesetzter Kontingenzen, behindert oder sogar verhindert. Die emotionalen Störungen sind mit erhöhter emotionaler Erregung verbunden, was Seligman als Furcht bezeichnet und auf die traumatische Situation zurückzuführen ist. Die Furcht ruft die ersten Reaktionen zur Kontrolle der traumatischen Situation hervor. Sind die traumatischen Bedingungen kontrolliert, dann haben die Furchtreaktionen ihre Funktion erfüllt und die Furcht bzw. die Erregung verschwinden. Bei Zweifel hinsichtlich der Kontrollierbarkeit der Situation hingegen bleibt die Furcht mit ihrer Funktion der Suche nach einer effektiven Reaktion erhalten. Wird jedoch gelernt, daß die Situation unkontrollierbar ist, dann verschwindet die Furcht ebenfalls, da sie nicht nur nutzlos, sondern auch energieverschleißend bezüglich einer aussichtslosen Situation ist. Die Furcht wird durch Depression ersetzt.

Von Bedeutung für die Hilflosigkeitsentstehung ist neben der Unkontrollierbarkeit auch die Unvorhersagbarkeit von traumatischen Ereignissen, die mit der Emotion der Angst im Zusammenhang zu sehen ist. Unvorhersagbarkeit wird von Seligman in lerntheoretischer Tradition wie folgt definiert (1979, S. 126): "Ein US ist unvorhersagbar, wenn seine Wahrscheinlichkeit gleich bleibt, ob ein CS vorausgeht oder nicht. Wenn aversive Ereignisse unvorhersagbar sind, heißt das, daß keine Sicherheitssignale verfügbar sind und Angst erlebt wird." Sicherheitssignale sind Reize, die zuverlässig Sicherheit bezüglich des Ausbleibens schockähnlicher Ereignisse angeben. Ohne deren Anwesenheit würden Menschen und Tiere zu jeder Zeit in Angst aufgrund früherer traumatischer Erfahrungen leben. Aus diesem Grund sind Individuen immer auf der Suche nach Sicherheitssignalen, um Unvorhersagbarkeit kontrollieren zu können. Diesen Umstand nennt Seligman die Sicherheitssignal-Hypothese.

Können Ereignisse kontrolliert werden, so besitzen die entsprechenden Reaktionen Rückmeldungsfunktion hinsichtlich der Vorhersagbarkeit und eines Sicherheitssignals. So kann sowohl Kontrollierbarkeit als auch Vorhersagbarkeit angstreduzierende Wirkung besitzen, wobei sich tatsächliche wie vermutete Kontrolle über aversive Stimuli gleichermaßen günstig auswirkt.

Im Rahmen seiner Hilflosigkeitstheorie weist Seligman auch ausführlich auf die emotionale Entwicklung und Erziehung von Kindern hin (vgl. zur emotionalen Entwicklung auch Yarrow, 1979 und Lazarus et al., 1977). Schon Neugeborene und Kleinkinder können Kontrolle über Konsequenzen aus der Umwelt ausüben, wobei die Kinder in den frühen Entwicklungsstadien nicht zwingend wahrnehmen, daß sie über diese Kontrolle verfügen. Diese Wahrnehmungen prägen sich im Laufe der Entwicklung aus (vgl. auch die Untersuchung von Rholes et al., 1980, zur Kausalattribution von Erfolg und Mißerfolg bei Kindern unterschiedlichen Alters). Für Kinder ist es wichtig zu lernen, daß Reaktion und Konsequenz synchron sind. Erleben Kinder asynchrone Reaktionen und Konsequenzen, so werden sie hilflos und führen keine Reaktionen mehr aus; darüber hinaus lernen sie, daß aktives Verhalten keine Wirkung hat und sinnlos ist. Dieser Lernprozeß bewirkt das gleiche wie die Hilflosigkeitserfahrung beim Erwachsenen: Keine Motivation zu willentlichen Reaktionen, negative kognitive Einstellungen und Erwartungen sowie Angst und Depression. Die Folgen beim Kind sind jedoch schwerwiegender, da sie die Basis für die Entwicklung emotionaler und motivationaler Strukturen bilden.

Neben der Asynchronität von Reaktion und Konsequenz kann auch der Kontrollverlust über Umweltobjekte für die Entwicklung von Hilflosigkeit verantwortlich sein; zum Beispiel bei der Trennung von der Mutter oder wenn die Mutter sich gleichgültig und passiv gegenüber dem Kind verhält. Perrez (1981) führte zum Problem des Kontrollverlustes über Umweltobjekte eine Beobachtungsstudie hinsichtlich der Eltern-Kind-Interaktion in einer Familie durch. Das Problemkind, das soziale Angst aufwies, sowie sein jüngerer Bruder wurden beobachtet und die Ergebnisse miteinander verglichen. Es stellte sich heraus, daß der Problemjunge einen doppelten Aufwand an Aktionen benötigte, um zum gleichen Handlungsergebnis zu kommen als sein jüngerer Bruder.

Auch wenn die Mutter bzw. die Eltern Probleme für das Kind lösen, wirkt sich dies ungünstig aus. Macht die Umwelt es den Heranwachsenden zu leicht, dann tritt ein "Sonntagskind-Effekt" auf. Dieser Effekt äußert sich so, daß ein Kind bei zu viel Erfolg und zu viel Verwöhnung hilflos auf Mißerfolgserlebnisse reagiert. Dem Kind fehlt der Sinn für ein Ziel und Durchhaltevermögen.

Schließlich können Mütter, die vor und/oder während der Schwangerschaft unvermeidbaren Schockerlebnissen ausgesetzt waren, aufgrund sowohl intrauteriner als auch erziehungsmäßiger Faktoren Hilflosigkeitsreaktionen an ihre Kinder weitergeben (Seligman, 1979, S. 141 f.). Es dürften das Kind besonders ungünstig falsche Verstärkungsmechanismen und einseitige Modellwirkungen beeinflussen.

1.3.2 Zusammenhang zwischen erlernter Hilflosigkeit und sozial unsicherem Verhalten

Zwischen der Theorie der erlernten Hilflosigkeit nach Seligman und dem sozial unsicheren Verhalten ergeben sich drei Bezugspunkte:

1. Sozial unsicheres Verhalten stellt eine Ausdrucksform von Hilflosigkeit dar.
2. Die Entwicklung des sozial unsicheren Verhaltens kann im Rahmen der Hilflosigkeitstheorie erklärt werden.
3. Die Hilflosigkeitstheorie bietet therapeutische Handlungsrichtlinien für eine Intervention bei sozial unsicherem Verhalten und Begründungen für die Wirksamkeit der Intervention an.

ad 1.: Hilfloses Verhalten äußert sich nach Seligman global in passivem und initiativelosem Verhalten, das sich auf unterschiedliche Lebensbereiche erstrecken kann. Beobachtet man sozial unsichere Kinder, wenn sie mit sozialen Aufgaben und Interaktionssituationen konfrontiert werden, dann besteht ihr Verhalten in Passivität, Initiativelosigkeit, Resignation und Verweigerung von Sozialverhalten. Es handelt sich also um die gleichen globalen Verhaltensweisen wie bei Hilflosigkeit; sie beziehen sich vorwiegend auf den Lebensbereich Sozialkontakte mit Gleichaltrigen. Einen indirekten Zusammenhang zwischen Hilflosigkeit und sozial unsicherem Verhalten stellt Seligman selbst her, indem er in seinen Ausführungen den Begriff "Kompetenz" aufgreift. Dieser Begriff zielt in Anlehnung an White (1959) auf das elementare Bedürfnis ab, Ereignisse in der Umgebung zu kontrollieren. Seligman leitet daraus ab, daß Kompetenz das Bedürfnis und zugleich die Fähigkeit sei, einen unangenehmen, emotionalen Zustand, nämlich Depression einerseits und Angst andererseits, zu vermeiden oder zu beseitigen. Diese Sicht der Kompetenz entspricht der der sozialen Kompetenz in Kapitel 1.2.3. Dort wird soziale Kompetenz als das Bedürfnis und die Fähigkeit ausgewiesen, Umweltkontingenzen zu kontrollieren und günstige Verstärkungsbedingungen für sich zu erhalten.

ad 2.: Bei der (Er)Klärung der Entwicklung des sozial unsicheren Verhaltens wird von den Sozialisationsbedingungen in der Familie ausgegangen. Hier können die Bedingungen der Unkontrollierbarkeit und der Unvorhersagbarkeit von Ereignissen erfüllt sein: Entweder ist das Erziehungsverhalten asynchron hinsichtlich Verhalten und Konsequenzen oder die Entwicklung des Kindes ist durch unvorhersagbare, schockähnliche Ereignisse geprägt und dadurch werden Kontrollerfahrungen und der Aufbau von Sicherheitssignalen verhindert. Im Falle der Unkontrollierbarkeit kann nicht gelernt werden, daß Verhalten und Konsequenzen sich in der Regel gegenseitig beeinflussen oder sogar verursachen. Es ist dabei gleichgültig, ob die Konsequenzen aus der Umwelt beziehungsweise der Ausgang eines Ereignisses überwiegend positiv oder negativ sind. Die Erfahrung von Unvorhersagbarkeit von Ereignissen und Konsequenzen bedingt ein Defizit an Sicherheitssignalen, wobei die Unvorhersagbarkeit von Verhalten oder Ereignissen deren Unkontrollierbarkeit mit sich bringt. "Der Eindruck eigener Ohnmacht kann hervorgerufen werden durch (sozialisationsbedingte oder z. B. arbeitstätigkeitsbedingte) Erfahrungen geringer Transparenz von Ursache-Wirkungszusammenhängen, durch aktuelle Hindernisse, eigene Interessen und Zielperspektiven zu entwickeln, durch den Ausschluß von Entscheidungsprozessen, durch Vorenthaltung von Informationen usw." (Ulich, 1980, S. 353). Diese Sozialisationsbedingungen können zur Ausbildung des Motivs der sozialen Angst führen. Die soziale Angst bezieht sich auf die Kognition von Unkontrollierbarkeit einer Situation, das heißt auf die Erwartungen über Unkontrollierbarkeit und Unvorhersagbarkeit. Es handelt sich hierbei um die Antizipation von Situationsbewältigungsmöglichkeiten und deren Bewertung (vgl. Ulich, 1980). Diese Erwartungen beziehungsweise "Antizipationsstrukturen" (Weidenmann, 1978) prägen das Selbstkonzept einer Person in negativer Weise. Das bedeutet, sie können einem Individuum auch nicht das Selbstvertrauen und die "Selbst"sicherheit hinsichtlich einer auszuführenden Handlung geben, da das Ereignis und die Konsequenzen dieser Handlung nicht "kalkulierbar" sind. Folglich ist es auch unbedeutend, ob überhaupt gehandelt oder dies unterlassen wird. Ein "gesundes" "Selbst"konzept im Sinne von "selbst" verursachten Verhaltenskonsequenzen kann folglich nur unter Vorhersagbarkeits- beziehungsweise Kontrollierbarkeitsbedingungen entwickelt werden. Das Motiv der sozialen Angst bewirkt zusammen mit Verhaltensdefiziten sozial unsicheres Verhalten. Das Motiv muß

Antizipation = Zielgerichteter Denkablauf
Erwartung

jedoch nicht jedem sozial unsicheren Verhalten zugrunde liegen. Allein die Erfahrung von Unkontrollierbarkeit, speziell mit überwiegend positiven Konsequenzen, kann vor allem in "Bewährungssituationen" (besonders, wenn die Hilfe der Eltern für das Kind nicht erreichbar ist) zu sozial unsicherem Verhalten führen. Die Entwicklung des sozial unsicheren Verhaltens versuche ich ausführlich im Rahmen der Einzelfallbeschreibungen in Kapitel 3 zu klären.

ad 3.: Der Hilflosigkeitstheorie nach ist es mit großen Schwierigkeiten verbunden, das passive oder sogar das Verweigerungsverhalten der sozial unsicheren Kinder abzubauen und diesen sozial kompetentes Verhalten zu vermitteln. Dies hängt vor allem mit der motivationalen Störung der Kinder zusammen ("Es hat eh' keinen Zweck, daß ich etwas tue, denn ich erreiche sowieso nicht mein Ziel.") und mit der kognitiven; das heißt, die häufige Erfahrung von Unkontrollierbarkeit verhindert, daß manchmal doch auftretende Verhaltens-Konsequenz-Zusammenhänge nicht erkannt werden. Die Aktivierung der Kinder kann nur über zwei Bedingungen erfolgen:

a) Man begegnet der Hilflosigkeit und dem passiven Verhalten der Kinder mit Aktivitätszwang. Wenn man Kinder zwingt, an einer Aktivität (zum Beispiel einem Modifikationsprogramm) teilzunehmen, wirkt dies der Hilflosigkeit entgegen, da den Kindern eine regelmäßige und regelgeleitete Verpflichtung beziehungsweise Aufgabe abverlangt wird und für sie Kontrollierbarkeit von Situationen so erst erfahrbar gemacht werden kann. Diese Kindaktivität muß durch zusätzliche Elternberatung unterstützt werden.

b) Defizite im Sozialverhalten können nun angegangen werden. Durch Informationen, Instruktionen und Verhaltensübungen werden dem Kind wichtige Fähigkeiten vermittelt. Wiederholte Verhaltensübungen und differentielle Verstärkung sind notwendiger Bestandteil, damit die Kinder die Kontrolle über Situationen und Ereignisse auf einer emotionalen Ebene erleben und dadurch ein stabiler Lernprozeß einsetzt.

Zusammenfassung:

1. Die Entwicklung von hilflosem Verhalten ist durch asynchrone Reaktionen und Konsequenzen möglich (= Bedingung der Unkontrollierbarkeit). Die Konsequenzen können positiv und negativ sein; das heißt: Die Kinder können zu verwöhnt oder zu vernachlässigt und bestraft sein.
2. Weiter entsteht hilfloses Verhalten, wenn ein Kontrollverlust über Umweltobjekte auftritt (= Bedingung der Unvorhersagbarkeit). Hier ist besonders an die Trennung zwischen einem Kind und einer für es wichtigen Bezugsperson zu denken.
3. Eine Beziehung zwischen hilflosem Verhalten und sozial unsicherem Verhalten ergibt sich für mich an drei Punkten:
   a) Die von Seligman beschriebenen Verhaltensweisen von Hilflosigkeit entsprechen denen, die als sozial unsicheres Verhalten beobachtet werden konnten.
   b) Stehen Reaktionen und Konsequenzen in keinem für ein Kind erkennbaren Zusammenhang, dann kann es nicht lernen, situationsangemessen zu handeln; dies führt zur Orientierungslosigkeit und damit zur Unsicherheit eines Kindes. Ebenso fördern nichtvorhersagbare Ereignisse die Orientierungslosigkeit, da die für einen Menschen notwendigen Sicherheitssignale nicht gefunden werden können. Die Bedingungen können zur Ausbildung des Motivs der sozialen Angst führen.
   c) Die Überwindung des passiven oder sich verweigernden Verhaltens sozial unsicherer Kinder erfordert als erstes einen Aktivitätszwang für die Kinder, um ihnen damit andere Erfahrungen zu vermitteln; als zweites müssen die Verhaltensdefizite ausgeglichen und sozial kompetentes Verhalten eingeübt werden.

2 Indikationsstellung

Vor jeder Intervention erfolgt sinnvollerweise eine Indikation. Indikationsstellung bedeutet die Spezifizierung eines Therapieplanes bei einer gegebenen Klientel. Die Indikationsstellung bietet die Grundlage für die Wahl einer angemessenen Modifikationsmethode. Bei der Suche nach angemessenen Diagnosemöglichkeiten für sozial unsicheres Verhalten bei Kindern bin ich sehr bald auf Grenzen gestoßen. Dies machte die Entwicklung der benötigten Verfahren erforderlich. Auf die Auseinandersetzung mit vorhandenen Verfahren gehe ich im folgenden kurz ein; ausführlicher stelle ich die Entwicklung des spezifischen Beobachtungs- und Interviewbogens dar.

2.1 Übersicht über die Ebenen der Indikationsstellung

Die Ebenen der Indikationsstellung beziehen sich auf Einstellungen, Verhaltensweisen, psychophysiologische Prozesse und die Umwelt. Die Indikationsstellung erfolgt durch Tests, Verhaltensbeobachtungen, psychophysiologische Indikatoren und Explorationen von Bezugspersonen. Bei den Ausführungen werden die psychophysiologischen Maße ausgeklammert, da sie im Hinblick auf die Bezugsgruppe "Kinder" als unangemessen betrachtet werden können. Der Registrieraufwand ist zu groß, das damit verbundene Eingreifen in das soziale Geschehen ist problematisch; hinzu kommt: Auf sozial unsichere Kinder kann der apparative Aufwand angstauslösend wirken.

2.1.1 Die Einstellungsebene

Die meisten Verfahren in diesem Bereich beschäftigen sich mit der Erfassung von Angst, also nicht unmittelbar mit Indikatoren für sozial unsicheres Verhalten. Die unüberschaubare Anzahl von Definitionen und Konzepten spiegelt sich in der Vielzahl und Vielfalt der Angstfragebogen wider (vgl. Levitt, 1971). Bei den Angstfragebogen scheint es noch keine eindeutigen Angstindikatoren zu geben, und Angstskalen für Kinder sind mit Vorbehalten zu betrachten (vgl. Schröder, 1974); denn statt Angsterfahrungen können sich Vermeidungsreaktionen und Abwehrtendenzen in den Daten wiederfinden (vgl. Bergold, 1974 b; Schröder, 1974).

2.1.2 Die Verhaltensebene

Die meisten Bemühungen innerhalb der verhaltenstherapeutisch orientierten Literatur zur Bestimmung sozial unsicheren Verhaltens knüpfen an der unmittelbaren Beobachtungsebene an (vgl. Sundberg et al., 1978). An wichtigen Ansätzen möchte ich die folgenden herausgreifen:

- Friedman (1971) untersuchte die Reaktionen von Versuchspersonen in einer achtminütigen Testsituation, in der sie die Aufgabe hatten, ein zwölfteiliges Puzzle zusammenzusetzen. Durch einen mit dem Versuchsleiter zusammenarbeitenden Helfer wurde die Versuchsperson bei dieser Aufgabe gestört und irritiert. Die verbalen Verhaltensweisen der Versuchsperson gegenüber dem "Störer" wurden auf Tonband aufgenommen und unabhängigen Beurteilern vorgelegt. Wenn die Reaktion der

Versuchsperson in die folgende Kategorie fiel, wurde sie positiv bewertet: Drohung, Forderung, Beleidigung, deutliche Meinungsverschiedenheit und Aufforderung, aufzuhören. Die Übereinstimmung zwischen den Beurteilern betrug 30 - 80 %.

- Eisler et al. (1973) zeichneten die Reaktionen von psychiatrischen Patienten im Rollenspiel per Video auf. Geschulte Beurteiler bewerteten die verbalen und nonverbalen Reaktionen, wie zum Beispiel die Länge der Antworten, die Häufigkeit des Lächelns, die Dauer des Blickkontaktes u.a. (Beurteilerübereinstimmung: 96 - 100 %). Es stellte sich heraus, daß sozial Kompetente besser Gefühle ausdrücken konnten, nachgiebiger waren, aber zugleich auch eher Verhaltensänderungen beim Interaktionspartner forderten; sozial Kompetente waren zudem redselig und reagierten unmittelbar.
- Situationstests für sozial unsicheres Verhalten als verhaltensdiagnostische Strategie entwickelten Jeger & Goldfried (1976) sowie Galassi & Galassi (1976). Hierbei mußten Versuchspersonen auf soziale Anforderungssituationen reagieren; Unsichere hatten in einem Rollenspiel (beim Vorliegen von Sprechängsten) einen Vortrag vor einer kleinen Gruppe zu halten.
- Schließlich können Einschätzskalen der Verhaltensbeobachtung dienen. Eine solche Einschätzskala zum Verhaltensbereich "soziale Hemmung" (HIB-Skala) erarbeitete Caesar (1976), um gehemmte Kinder im Kindergarten zu erfassen.

Leider sind die angegebenen Ansätze bis auf die HIB-Skala von Caesar im wesentlichen auf die Einsatzfelder der Erwachsenenpsychologie zugeschnitten und können nicht oder nur begrenzt auf die Kinderpsychotherapie übertragen werden. Hierzu liegen noch keine Erfahrungen vor (vgl. Meijers, 1978; Rathjen & Foreyt, 1980).

2.1.3 Die Umweltebene

Verfahren zur Indikationsstellung, die komplexe Einflußfaktoren der Umwelt auf die Entwicklung des Kindes und den Lebensstil der Familie aufdecken, sind Explorations- beziehungsweise Anamneseansätze. Sie beziehen sich auf die Befragung der Bezugspersonen des Kindes, das heißt in der Regel auf eine Elternexploration, die über spezifische Äußerungsformen einer Verhaltensstörung Aufschluß geben soll. Einige Ansätze in diesem Kontext sind:

- der "Interview Guide for Behavioral Counseling with Parents" von Holland (1970); ein halbstrukturierter, verhaltensanalytisch orientierter Leitfaden mit offenen Antwortmöglichkeiten zur Elternexploration;
- der "Diagnostische Elternfragebogen" für Elternanamnesen in der Erziehungsberatung von Dehmelt et al. (1974);
- ein Explorationsschema für die Darstellung kindlicher Verhaltensstörungen von Redlin (1975); als Fremd-Verhaltensanalyse konzipiert mit Fragen zu den Reiz- und Konsequenzbedingungen;
- der standardisierte Elterninterviewbogen für aggressives Kindverhalten von Petermann & Petermann (1984); ein auf spezifische Verhaltensweisen abzielendes Anamneseverfahren.

Für die Anwendung beziehungsweise Entwicklung von verhaltensorientierten Explorationsverfahren stellt die Verzahnung von diagnostischer und therapeutischer Arbeitsweise eine notwendige Kopplung dar. Das heißt: Die durch die Analyse der Einflußbereiche herausgefilterten Faktoren zur Art und Aufrechterhaltung des Problemverhaltens sollen <u>so konkret</u> bestimmt werden, daß sie <u>unmittelbar</u> therapeutisch umsetzbar sind.

2.2 Zum konkreten Vorgehen

Die Indikationsstellung für sozial unsicheres Verhalten bei Kindern erfolgt auf den oben beschriebenen drei Ebenen. Am wichtigsten ist die Verhaltensanalyse, die einerseits das konkrete sozial unsichere Verhalten und andererseits die funktionale Beziehung zwischen dem symptomatischen Verhalten und vorausgehenden sowie nachfolgenden Umweltbedingungen darstellen soll (vgl. Schulte, 1974 a; b). Dieses Ziel wird anhand von Verhaltensbeobachtungen und vor allem Elternexplorationen erreicht.

2.2.1 Indikationsebene: Testverfahren

Speziell zur Erfassung von sozial unsicherem Verhalten bei Kindern existiert kein valides Testverfahren. Eine Ausnahme bildet ein spezifischer Angstfragebogen für Schüler (AFS: Fragebogen zur Erfassung von Schulangst von Wieczerkowski et al., 1974). Wie ich in Kapitel 1.1.1 gezeigt habe, geht Schulangst in soziale Angst über; die soziale Angst wiederum kann das Leistungsverhalten ungünstig beeinflussen, was traditionellerweise mit Schulangst bzw. Prüfungs- und Leistungsangst bezeichnet wird. Der AFS wurde angewandt, um herauszufinden, inwieweit bei den Trainingskindern soziale Angst beziehungsweise sozial unsicheres Verhalten mit sogenannter "Schulangst" konfundiert. Anders ausgedrückt: Der Verhaltensbereich des sozial unsicheren (Re)Agierens wird auf alle möglichen Umweltbereiche eines Kindes hin untersucht, nicht nur das Zuhause und der Freizeitbereich außerhalb des Elternhauses, sondern auch und besonders der Umweltbereich Schule. Eine solche umfassende Indikationsstellung bezüglich der Umweltbereiche und damit der Interaktionspartner erlaubt eine kindspezifische Trainingszielplanung. Man kann sich für den Einsatz des AFS entscheiden, weil er sich durch Durchführungs- und Auswertungsobjektivität, eindeutige Interpretierbarkeit, gute Augenscheinvalidität und ökonomische Handhabung auszeichnet. Er beinhaltet die Skalen Prüfungsangst (PA), manifeste Angst (MA), Schulunlust (SU) und soziale Erwünschtheit (SE).

2.2.2 Indikationsebene: Verhaltensbeobachtung

Weil es beträchtliche Vorteile gegenüber Verfahren zur Indikationsstellung auf der Einstellungsebene bei Kindern gibt, plädiert Schröder (1974) dafür, systematische Beobachtungen des offenen Verhaltens bei Kindern durchzuführen, da diese die Reaktionen besser erfassen können. Weiter wird durch ein Beobachtungsverfahren eine Vereinheitlichung der Beschreibung des Kindverhaltens ermöglicht (Westmeyer & Manns, 1977). Auch wenn die Beobachtungssysteme aus umgangssprachlichen Kategorien bestehen, so besitzen diese doch eine spezifische, unter Umständen vom Umgangssprachlichen abweichende Bedeutung. Durch die ausdifferenzierten, umgangssprachlichen Kategorien im Beobachtungsverfahren werden kindspezifische Indikationsstellungen vergleichbar (vgl. dazu Westmeyer & Manns, 1977). Die Ausführungen von Schröder (1974) und von Westmeyer & Manns (1977) führen mich zu der Entscheidung, Verhaltensbeobachtungen zur Indikationsstellung zusätzlich zum Testverfahren und der Elternexploration heranzuziehen. Durch diesen Schritt wird eine einerseits möglichst umfassende und andererseits interindividuell sowie mit der trainingsbegleitenden Effektkontrolle vergleichbare Diagnostik angestrebt. Im Rahmen einer verhaltensbezogenen Diagnostik des sozial unsicheren Verhaltens sind einige Prämissen zu beachten (vgl. auch Sundberg et al., 1978):

1. Sozial unsicheres Verhalten als Sozialverhalten ist an konkrete Alltagssituationen gebunden; nur bezogen auf diese konkreten Situationen läßt sich das Verhalten darstellen.

2. Die Forderung nach einer engen Verbindung zu Alltagssituationen impliziert einerseits, daß Testsituationen aus der Lebenssituation (Lebenskontext, biographisches und soziales Bezugssystem) gewonnen werden müssen; andererseits müssen diese Situationen bestimmten, kontrollierbaren Kontextbestimmungen unterliegen, damit man sie diagnostisch interpretieren kann.
3. Wesentliche diagnostische Informationen sind aus der Verhaltensbeobachtung in konkreten Situationen zu ziehen; diese Informationen sollten durch indirekte Einschätzungen ergänzt werden; solche Einschätzungen kommen bei Kindertrainings von seiten der Eltern (als unmittelbarer Bezugsgruppe).
4. Die zentrale Aufgabe der behavioralen Diagnostik ist die Quantifizierung von Verhaltenselementen (Intensität, Dauer usw. als Einheiten).
5. Große Bedeutung erhält bei der behavioralen Diagnostik die Auslösung des Verhaltens; einmal "direkt": Verhalten kann durch Rollenspiele bewußt gesteuert (eingeleitet) werden; und einmal "indirekt": Das beobachtbare, im Alltag vorliegende Verhalten wird registriert.
6. Alle (feldnah) gewonnenen Maße des sozial unsicheren Verhaltens müssen durch Video- oder Tonbandaufnahmen dokumentiert werden.

Das der Indikationsstellung zugrundegelegte Kinderverhalten bezieht sich, wie ich ausgeführt habe, auf Alltagssituationen. Die Beobachtungen des Alltagsverhaltens basieren sowohl auf standardisierten als auch auf teilweise standardisierten Situationen:

a) Eine weitgehend standardisierte Situation ergibt sich aus dem Erstkontakt mit dem Kind in der Beratungsstelle. Bei diesem Erstkontakt vermittelt der Therapeut dem Kind Inforamtionen über das Training, es wird der Kind-Therapeut-Vertrag bezüglich der Teilnahme am Training abgeschlossen, das Kind füllt eine Verstärkerliste (LEV-K; vgl. Petermann & Petermann, 1984) aus und bearbeitet den AFS von Wieczerkowski et al. 1974; s. o.). Die Erstkontaktsituation wird mit Video aufgezeichnet. Die Verhaltensbeobachtung erfolgt mit einem standardisierten Beobachtungssystem.
b) Die teilweise standardisierte Situation zur Verhaltensbeobachtung stellt das erste Treffen bei der Elternberatung dar. In diesem Rahmen können Beobachtungen des Kindverhaltens im häuslichen Setting bei Anwesenheit von Fremden (= Therapeut und Co-Therapeut) angestellt werden. (Hier ist an Kanfer & Saslow (1974) zu erinnern, die ausgeführt haben, daß sowohl eine Testsituation, die man als "Miniaturlebensereignis" werten kann, als auch Beobachtungen des Interaktionsverhaltens in der natürlichen Welt relevante diagnostische Informationen erbringen.)

Die standardisierten Beobachtungen zur Indikationsstellung, aber auch zur Prüfung der Trainingseffekte werden mit einem Beobachtungsbogen durchgeführt. Seine theoretisch begründeten Bestandteile beschreibe ich im folgenden: Die theoretischen Ausführungen zur Angst und sozialen Interaktion sowie die empirischen Studien zu sozial unsicheren und isolierten Kindern lassen einen immer ähnliche verbale und nonverbale Anzeichen sozial unsicheren Verhaltens finden. Häufig ist bei sozial unsicheren Kindern: Sie erzählen nichts, fragen oder erbitten nichts und leben ganz auf sich zurückgezogen (vgl. Kategorie (1) aus dem Beobachtungsbogen: Still-sein). - Das Sprachverhalten beinhaltet mehrere Indikatoren für sozial unsicheres Verhalten, wie zum Beispiel die Sprachlautstärke hinsichtlich zu leiser und undeutlicher Artikulation (Bornstein et al., 1977) sowie Sprachfehler im Sinne von Satz- oder Wortwiederholungen, häufiges Versprechen, Auslassen von Worten und abgehacktes Sprechen (Argyle, 1972; Becker, 1979). Auch der emotionale Tonfall von Äußerungen, wie hauchendes, zu schnelles und unzusammenhängendes Sprechen sowie das häufige Abbrechen von Äußerungen können nach Argyle (1972) Angst- beziehungsweise Unsicherheitsanzeichen sein. Das Sprachverhalten wird mit der Kategorie (2) des Beobachtungsbogens erfaßt. - Zu den Sprachauffälligkeiten gehört auch Stottern, das als gesonderte Kategorie berücksichtigt wird (Kategorie (3); vgl. Argyle, 1972; Becker, 1979). - Der Gefühlsausdruck (Kategorie (4); Weinen oder Tränen in den Augen) bezeichnet je nach Situation und Person Angst und Unsicherheit. - Der Gesichtsausdruck (Kategorie (5)) kann generell Gefühlszustände, so auch Angst und Unsicherheit, widerspiegeln (Argyle, 1972; Becker, 1979). Besondere Bedeutung kommt im Rahmen der Mimik dem Blickkontakt zu. Die Blickkontaktunfähigkeit wird als entscheidendes Teilelement sozial unsicheren Verhaltens in verschiedenen Therapiestudien aufgefaßt, sei es als abhängige, zu messende Variable und/oder als zu modifizierendes Verhalten (vgl. Rutter & O'Brien, 1980; Bornstein et al., 1977). Da nach Argyle (1972) zuviel Augenkontakt Angst bei einem Individuum hervorruft, ist es nur die logische Konsequenz, daß dies als Bedrohung empfunden wird. Bei Bedrohung wiederum ist die natürliche, normale Reaktion, daß man den Blick vom Gegenüber abwendet (Argyle, 1972). Sozial Unsichere verfügen vermutlich über eine geringe Toleranz bezüglich des Augenkontaktes, das heißt, sie fühlen sich schnell bedroht und wenden entsprechend schnell den Blick ab. - Auch die Gestik, zum Beispiel nervöses Spiel mit den Händen oder kleinen Gegenständen, signalisiert sozial unsicheres Verhalten (Kategorie (6); Argyle, 1972). - Eine verkrampfte Körperhaltung sowie grob- und feinmotorische Unruhe (Kategorie (7)) können ebenfalls Ausdruck sozial unsicheren Verhaltens sein (Becker, 1979). - Die Kategorien (8) und (9) beschreiben typische soziale Hilflosigkeitsreaktionen im Sinne Seligmans (1979). Sie beziehen sich einmal auf spielerische Tätigkeiten und soziale Anforderungen, bei denen ein Kind passives oder Verweigerungsverhalten zeigen kann; und einmal betrifft es den Sozialkontakt, der ebenfalls durch Verweigerungs- oder hilflose (passive) Reaktionen geprägt ist. - Die Kategorien (10) und (11) beinhalten Zielverhaltensweisen bezüglich selbstbehauptender und eigenständiger Aktivitäten, wie ich sie ausführlich in meiner Beschreibung des sozial kompetenten Verhaltens dargestellt habe (vgl. Kapitel 1.2). Auch andere Autoren wählen Zielverhaltensweisen, wie in den Kategorien (10) und (11) genannt, im Rahmen der Überprüfung von Trainingsprogrammen, zum Beispiel Bornstein et al. (1977): "Forderungen stellen können". - Die letzte Kategorie (12) des Verhaltensbeobachtungsbogens stellt unterschiedliche, zum Teil psychosomatische Reaktionen, zusammen, die zwar für sozial unsicheres Verhalten relevant sind, im Trainingsprogramm jedoch nicht spezifisch angegangen werden. Denn sie werden (bis auf den "Sprachfehler") als Folgeerscheinungen des sozial unsicheren Verhaltens und nicht als konstitutive Verhaltensmerkmale gewertet.

Die Entwicklung des Beobachtungsbogens für sozial unsicheres Verhalten bei Kindern orientiert sich an den üblichen Kriterien zur Erstellung systematischer Beobachtungsverfahren (vgl. Mees & Selg, 1977; Trolldenier, 1985). Die theoretische Ableitung der Kategorien, unsystematische Verhaltensbeobachtungen an Kindern und Expertengespräche legen sowohl die Vollständigkeit als auch die Unabhängigkeit der Kategorien nahe. Die Kategorien sind konkret formuliert und in ihrer Anzahl auf ein notwendiges Minimum beschränkt. Sie werden im reduktiven Einschätzverfahren beurteilt; das heißt, die Verhaltensregistrierung erfolgt über eine Ratingskala mit fünf Abstufungen von "tritt nie (= 1), selten (= 2), manchmal (= 3), häufig (= 4) auf" bis zu "tritt ständig auf" (= 5). Aufgrund der aufgeführten erfüllten Kriterien kann der Beobachtungsbogen für sozial unsicheres Verhalten bei Kindern als inhaltsvalide bezeichnet werden.

BEOBACHTUNGSBOGEN
für sozial unsicheres Verhalten
(BSU)

Name: .... Datum: ....

Beurteiler: .... Bogen-Nr.: ....

URTEIL KATEGORIE

.... ① Still sein: nichts erzählen, nichts fragen, nichts erbitten; keine Freude zeigen;

.... ② Sprechen: gehetztes, undeutliches, zu schnelles, abgehacktes Sprechen; häufig das gleiche Wort verwenden; zu leise oder zu laut sprechen; zu kurze Antworten (nur Ja/Nein); langes Warten, bis das Kind antwortet oder etwas erzählt;

.... ③ Stottern: kein Wort oder keinen Satz zusammenhängend aussprechen können; beim Sprechen außer Atem sein;

.... ④ Gefühle: lautes oder leises Weinen; Tränen in den Augen; zittern in der Stimme;

.... ⑤ Gesichtsausdruck: unsicheres Umherschauen; verlegenes Lächeln; kurze Dauer des Blickkontaktes; Gesichtszucken;

.... ⑥ Körperausdruck: Zittern der Hände; zappeln; Bleistift- und/oder Nägelkauen, nervöses Spiel mit den Händen;

.... ⑦ Bewegungen: sich nicht von einer Stelle bewegen; eintönige, sich wiederholende Körperbewegungen;

⑧ Tätigkeiten:

.... a) sich allein keinem Spiel bzw. keiner Beschäftigung zuwenden; sich weigern, sozialen Verpflichtungen und Anforderungen in Schule und Familie nachzukommen (z.B. in der Gemeinschaft helfen); langes Warten, bis eine Tätigkeit aufgenommen wird;

.... b) bei nicht möglicher Bewältigung eines Spieles oder einer sozialen Aufgabe die Aktivität wütend beenden;

.... c) bei nicht möglicher Bewältigung eines Spieles oder einer sozialen Aufgabe resignieren;

⑨ Sozialkontakt:

.... a) sich keiner spielenden Kindergruppe anschließen; sich weigern, einer sozialen Aufforderung nachzukommen;

.... b) in fremder Umgebung oder bei Besuch zu Hause sich in einer Zimmerecke, unter dem Tisch, im eigenen Zimmer oder in der eigenen Kleidung (Mantel/Jacke nicht ausziehen wollen) verstecken;

.... c) sich von einem oder mehreren bestimmten Erwachsenen (z.B. Eltern) nicht trennen wollen; nur mit dieser bestimmten Person spielen, reden wollen;

.... d) das Haus nicht verlassen wollen; sich nicht mit Freunden treffen wollen;

⑩ Sich selbstbehaupten:

.... a) angemessen Forderungen stellen können; ablehnen können (Nein sagen); Meinung und Kritik äußern können;

.... b) angemessen und kompromißbereit auf soziale Verpflichtungen eingehen können (Ja sagen);

.... ⑪ Eigenständige Aktivitäten: Kontakt zu anderen aufnehmen können; sich spielenden Kindern anschließen können; bei schwierigen sozialen Aufgaben nicht resignieren;

.... ⑫ Sonstiges Verhalten: Erbrechen (z.B. morgens vor der Schule oder in der Schule); Mundtrockenheit (Durst); Einnässen (nachts, tagsüber); Einkoten (nachts, tagsüber); Sprachfehler (z.B. Lispeln, bestimmte Buchstaben nicht sprechen können); Erröten, Erblassen;

2.2.3 Indikationsebene: Elternexploration

Die Elternexploration stellt die Hauptquelle der Informationen zur Verhaltensanalyse dar. Der erste Termin der Elternberatung dient im Rahmen der Indikationsstellung vor allem der Elternexploration und daneben der Beobachtung der Kind-Eltern-Interaktion beziehungsweise Kind-Therapeut-Interaktion. Die Elternaussagen zum Kindverhalten können durch die Verhaltensbeobachtungen beim Hausbesuch validiert oder zumindest relativiert werden, denn "ohne bestätigende Beweise (sollten) keine Schlüsse auf nicht beobachtete Prozesse oder Ereignisse gezogen werden", wie Kanfer & Saslow anmerken (1974, S. 48). Die Analyse des Kindverhaltens erfolgt also relativ umfassend durch die Berücksichtigung verschiedener Indikationsebenen.

Die Elternexploration wird mit einem <u>standardisierten Elterninterviewbogen</u> durchgeführt, den ich in Anlehnung an die verhaltenstheoretischen Vorstellungen zur Diagnostik von Kanfer & Saslow (1974) entwickelt habe. Diesen Vorstellungen entsprechend spielen Fragen zur Problem- und Situationsanalyse, zu organismischen Variablen sowie zu bedingenden und aufrechterhaltenden Faktoren eine große Rolle. Im Rahmen der Analyse der Problemsituation sind <u>Verhaltensexzesse</u>, das heißt in Häufigkeit, Dauer und Intensität als problematisch beschriebene Verhaltensweisen, <u>Verhaltensmängel</u>, das heißt in Häufigkeit, Dauer und Intensität als nicht ausreichend beschriebene Verhaltensweisen und <u>unproblematische Verhaltensweisen</u>, das heißt Verhaltensstärken beziehungsweise -fähigkeiten, zu untersuchen. Verhaltensexzesse beziehen sich zum Beispiel auf Streitsucht, Aggression, zwanghaftes Verhalten oder Überempfindlichkeit, Verhaltensmängel zum Beispiel auf verminderte Kontaktbereitschaft, Ermüdung oder Vergeßlichkeit und unproblematisches Verhalten, zum Beispiel auf Arbeits- und Spielaktivitäten, handwerkliches Geschick, musische Fähigkeiten oder soziale Fähigkeiten (vgl. III. Derzeitige Besonderheiten; IV. Verhaltensanalyse: Allgemeiner Teil und VI. Verhaltensanalyse: Beziehungen zu Geschwistern/Gleichaltrigen im Elterninterviewbogen).

Der Therapeut muß in der Verhaltensanalyse spezifizieren, welche problematischen Verhaltensexzesse beziehungsweise -mängel hinsichtlich ihrer Auftretenshäufigkeit, -intensität, -dauer und -bedingungen eine Modifikation verlangen. Da von einer funktionalen Beziehung zwischen symptomatischem Verhalten und vorausgehenden beziehungsweise nachfolgenden Umweltbedingungen ausgegangen wird, ist eine "motivationale Analyse" hinsichtlich der Häufigkeit und Regelmäßigkeit effektvoller Verstärker und solche Verstärker verteilenden Personen zu verfolgen. (Diese das Problemverhalten aufrechterhaltenden Faktoren werden im Elterninterviewbogen unter IV. Verhaltensanalyse: Allgemeiner Teil und VII. Verhaltensanalyse: Eltern-Kind-Beziehung erfragt.)

Die Genese des Problemverhaltens ist unter dem biologischen, dem soziologischen und dem verhaltensmäßigen Veränderungsaspekt zu betrachten. Hinsichtlich biologischer Bedingungen kann es sich zum Beispiel um Seh- und Hörschäden, um Folgeschäden von Krankheiten wie Kinderlähmung oder endokrine Störungen und um Unfallschäden handeln. Bedeutend ist weiterhin, wann und wie diese biologischen Abweichungen entstanden sind und ob sie eine Therapie beziehungsweise ein Training einschränken (vgl. Kind 4). Diese biologischen Veränderungen werden mit dem Punkt "Daten zur Person des Kindes" (I.) erfaßt. Die soziologischen Veränderungen betreffen das charakteristische soziokulturelle Milieu mit spezifischen Rollenerwartungen und Normen. Es ist zu untersuchen, ob das Problemverhalten in allen oder in einem beziehungsweise einigen Umweltbereichen/Bezugsgruppen auftritt (vgl. im Elterninterviewbogen II. Soziale Beziehungen; V., VI., VII. Verhaltensanalyse: Schulisches Verhalten, Beziehungen zu Geschwistern/Gleichaltrigen, Eltern-Kind-Beziehung). In diesem Zusammenhang müssen auch die sozialen Beziehungen einer Analyse unterworfen werden, wer zum Beispiel zu den wichtigsten Bezugspersonen aus der Umgebung des Kindes gehört, welche Verstärkerbedingungen oder Modellwirkungen von diesen Personen ausgehen und ob diese Bezugspersonen in ein Modifikationsprogramm integriert werden können (vgl. II. Soziale Beziehungen und VII. Verhaltensanalyse: Eltern-Kind-Beziehung im Elterninterviewbogen). Bedeutsam sind: Die Bedingungen und sozialen Situationen, unter denen die Verhaltensänderung zum ersten Mal bemerkt wird sowie die Modellpersonen, von denen das Kind das unerwünschte Verhalten übernommen hat (vgl. IV. Verhaltensanalyse: Allgemeiner Teil).

Schließlich gilt es, eine Analyse der Selbstkontrollfähigkeit hinsichtlich des Problemverhaltens und nicht-symptomatischer Verhaltensweisen vorzunehmen. Interessant ist, ob zu irgendeiner Zeit aversive Konsequenzen das Problemverhalten kontrolliert oder die Selbstkontrolle verändert haben und welche Situationsbedingungen, Personen und Verstärker das Selbstkontrollverhalten modifizieren können (vgl. VIII. Trainingsspezifische Daten).

Wie zu erkennen ist, ist der Explorationsbogen an den Richtlinien der Kanferschen Verhaltensgleichung ausgerichtet. Es handelt sich um eine einerseits funktionalistische und andererseits handlungsorientierte Diagnostik, die die Therapiezielbestimmung als Bestandteil des diagnostischen Prozesses sieht (vgl. Schulte, 1974 a). Das bedeutet, das sozial unsichere Verhalten bei Kindern muß so analysiert werden, daß einzelne Behandlungsschritte und spezifisch beschriebene Verhaltensweisen als Therapieziele ableitbar sind (Kanfer & Saslow, 1974). Die Kenntnisse über biologische, soziale und auch kulturelle Bedingungen helfen bei der Auswahl von therapeutischen Techniken und Materialien und zeigen zugleich die Behandlungsgrenzen auf.

Der Elterninterviewbogen

I. Daten zur Person

1. Name des Kindes: ______________________
   Geburtsdatum: ______________________

2. Namen der Geschwister: a) __________ b) __________
   Geburtsdatum: __________ __________

3. Mutter berufstätig: Ja __________ Nein __________
   Wenn "Ja": halbtags ( )
   ganztags ( )

4. Wie ist der Gesundheitszustand des Kindes?
   ( ) kränklich
   ( ) robust
   ( ) gesund
   Wie oft ist das Kind im Jahr krank (Infektionskrankheiten)? __________

5. Welche Kinderkrankheiten hat das Kind gehabt? __________
   ____

6. Gab es Besonderheiten in der Entwicklung des Kindes?
   Zum Beispiel besondere Krankheiten (u.a. verbunden mit einem längeren Krankenhausaufenthalt)?
   Zum Beispiel schwierige Geburt?
   Zum Beispiel Entwicklungsverzögerungen u.ä.?
   ____
   ____
   ____

7. Hatte das Kind irgendwann einen schweren Unfall erlitten?
   ____
   ____
   ____

II. Soziale Beziehungen

1. Wer verbringt die meiste Zeit mit dem Kind?
   ( ) Mutter
   ( ) Vater
   ( ) Oma
   ( ) Opa
   ( ) Geschwister
   ( ) Freunde
   ( ) Verwandte
   ( ) sonstige Bezugspersonen (zum Beispiel Nachbar)

2. Mit wem ist das Kind besonders gern zusammen? ______________________

3. Mit wem ist das Kind weniger gern zusammen (zum Beispiel aus Angst, Eifersucht, oder ähnliches)? ______________________

4. Welche Personen waren früher (sind jetzt) an der Erziehung des Kindes beteiligt?
   ____

5. Auf welche Verhaltensweisen von Erwachsenen reagiert das Kind mit Angst, Rückzug oder eher ablehnendem Verhalten? ______________________
   ____

6. Wer hat den größten Einfluß auf das Kind? ______________________

7. Besteht zwischen Ihnen und Ihrem Ehepartner Einigkeit in Erziehungsfragen? Wo treten Gegensätze auf? ______________________
   ____

8. Hat das Kind einen Kindergarten (ggf. Kinderkrippe, Vorschule und Kinderhort) besucht?
   ( ) Ja
   ( ) Nein

9. Ging das Kind gern in den Kindergarten (Kinderkrippe, Vorschule, Kinderhort)?
   ( ) Ja
   ( ) Nein
   Wenn "Ja": was mochte es im Kindergarten (Kinderkrippe, Vorschule, Kinderhort) besonders gern? ______________________
   ____
   Wenn "Nein": was mochte es überhaupt nicht? ______________________
   ____

III. Derzeitige Besonderheiten (im Verhalten des Kindes)

1. Wie ist das Temperament des Kindes (ständig aktiv, eher passiv, ruhig, zurückgezogen, friedlich, aggressiv (gegen sich selbst), lebhaft, laut) Und zwar:
   a) zu Hause (alleine / mit Mutter oder anderen Personen) ______________________

   ____
   b) in der Schule ______________________________
   c) auf dem Spielplatz ___________________________

2. Was sind die Interessen des Kindes? Was spielt es am liebsten? Beim:
   - Spielen im Zimmer ___________________________
   - Spielen im Freien ___________________________
   - Sporttreiben ________________________________
   - bei sonstigen Hobbys _________________________
   - und womit verbringt es die meiste Zeit? ________________

IV. Verhaltensanalyse: Allgemeiner Teil

1. Wie ist der Tagesablauf Ihres Kindes? ______________________

   ____

   ____

   ____

   ____

   ____

2. Stellen Sie sich einen Tag vor, an dem Sie besondere Probleme mit Ihrem Kind haben. Denken Sie sich in einen solchen Tag hinein und beschreiben Sie die Verhaltensweisen Ihres Kindes, mit denen Sie Probleme haben: ______________

   ____

   ____

   ____

   ____

   ____

3. Wie kann man Ihrer Meinung nach das problematische Verhalten Ihres Kindes bezeichnen (z.B. schüchtern, ängstlich, kontaktarm, aggressiv, selbstunsicher oder ähnliches)? ______________________

   ____

4. Wie häufig, wie lange und wie intensiv tritt das problematische Verhalten auf?

5. Können Sie sich an Zeiten erinnern, in denen Ihr Kind deutlich mehr Schwierigkeiten/Probleme hatte als heute?

6. An welche besonderen Umstände von damals können Sie sich erinnern?

7. Gab es Zeiten, in denen das problematische Verhalten weniger bzw. überhaupt nicht zu beobachten war? Wann trat das problematische Verhalten bei Ihrem Kind zum ersten Mal auf?

8. An welche besonderen Umstände, Ereignisse oder Veränderungen von damals können Sie sich erinnern (z.B. Unfall, Krankheit, Geburt eines Geschwisters, Trennung von einer geliebten Person)?

9. Wie haben Sie sich da verhalten, als das problematische Verhalten zum ersten Mal auftrat?

10. Hat sich das Verhalten Ihres Kindes daraufhin geändert?

11. Gegenüber welchen Personen hat Ihr Kind große Angst? ______________________
____

12. Wie reagieren diese Personen auf das ängstliche Verhalten Ihres Kindes?
____
____
____

13. Kam es vor, daß Ihr Kind sich bei diesen Personen zu irgendeiner Zeit weniger ängstlich verhielt? Wie fiel in diesen Fällen die Reaktion des Kindes aus?
____
____
____

14. Angenommen, Sie erfahren, daß Ihr Kind vor Mitschülern oder der Schule (Lehrern) besonders große Angst hat. Wie verhalten Sie sich?
____
____
____

15. Gab bzw. gibt es Personen aus der Umgebung Ihres Kindes, die durch ängstliches Verhalten auffallen? ______________________________________
____
____

16. Wie viele Kontakte hat Ihr Kind zu diesen Personen?
____
____
____

V. Verhaltensanalyse: Schulisches Verhalten

1. Sie sagen, Ihr Kind besuche die ...te Klasse. Hat Ihr Kind schon einmal eine Klasse wiederholt? Ja ( ) Nein ( )

2. Wenn ja, wie ist Ihr Kind damit fertiggeworden? Wie haben Sie reagiert?
____
____
____

3. Wie verlief die Einschulung? Gab es eine Zurückstellung von der Einschulung? Ist Ihr Kind vorzeitig eingeschult worden? ____________________

____

____

4. Wie sind Sie mit den schulischen Leistungen Ihres Kindes zufrieden?

____

____

5. Zeigen Sie, wenn Sie mit den schulischen Leistungen Ihres Kindes zufrieden sind?
Ja ( ); Wer: __________ Nein ( ); Wer: __________ Wenn ja, wie?

____

6. Was tun Sie, wenn Sie mit den Leistungen unzufrieden sind?

____

____

7. Welche Vorstellungen haben Sie über die weitere schulische Laufbahn Ihres Kindes? ____________________

____

8. Kennt Ihr Kind Ihre Vorstellungen? Ja ( ) Nein ( )

9. Helfen Sie bzw. Ihr Ehepartner bei den Hausaufgaben?
Ja ( ); Wer: __________ Nein ( ); Wer: __________

10. Wenn ja, helfen Sie regelmäßig? Wie lange?

____

____

11. Haben Sie den Eindruck, daß Ihr Kind gerne zur Schule geht?

____

____

12. Wenn nein, woran liegt es Ihrer Meinung nach, daß Ihr Kind nicht gerne zur Schule geht? ____________________

____

VI. Verhaltensanalyse: Beziehungen zu Geschwistern / Gleichaltrigen

1. Wie gestaltet sich der Kontakt zu Gleichaltrigen (viele Freunde, eine intensive Freundschaft, oberflächliche Freundschaften, häufiges oder seltenes Treffen, lieber allein)? ______________________________

____

2. Wie verhält sich das Kind, wenn es mit anderen Kindern/Geschwistern zu Hause zusammen ist (friedlich, streitsüchtig, schüchtern, eifersüchtig, bestimmend etc.)?

____

____

3. Können Sie Gründe für das Verhalten (schüchtern, eifersüchtig etc.) nennen?

____

____

4. Ist Ihr Kind in der Gruppe der Gleichaltrigen eher Anführer oder Außenseiter oder weder/noch?

____

____

5. Wie beliebt ist Ihr Kind bei Gleichaltrigen?

____

____

6. Meinen Sie, daß sich Ihr Kind besser gegenüber Gleichaltrigen durchsetzen lernen sollte (notfalls mit Gewalt)?

____

____

VII. Verhaltensanalyse: Eltern-Kind-Beziehung

1. Welche Freizeitaktivitäten unternehmen Sie mit Ihrer Familie?

____

____

2. Angenommen, Ihr Kind hat ein Problem. Kommt es damit zu Ihnen oder Ihrem Ehepartner?

____

____

3. Mit welchen Problemen ist Ihr Kind schon zu Ihnen gekommen?

____

____

4. Konnten Sie ihm weiterhelfen?

____

____

5. Redet Ihr Kind mit Ihnen über Freunde oder die Schule?

____

____

6. Für was belohnen Sie Ihr Kind? ____________________

____

Wer belohnt? ____________________

Wann (sofort, am Abend, eine Woche später ...)? __________

____

7. Mit was belohnen Sie Ihr Kind? ____________________

____

Was ist die wirkungsvollste Belohnung? _______________

____

____

8. Wie häufig belohnen Sie?

____

____

9. Wie reagiert Ihr Kind auf Belohnung?

____

____

10. Für was bestrafen Sie Ihr Kind? ____________________

____

Wer bestraft? ____________________

Wann (sofort, am Abend, eine Woche später ...)? __________

11. Womit bestrafen Sie Ihr Kind? ____________________

____

Welche Strafe ist die wirkungsvollste? _______________

____

12. Wie häufig bestrafen Sie Ihr Kind?

13. Wie reagiert Ihr Kind auf Bestrafung?

14. Kommt es vor, daß Sie Ihrem Kind ein Vorbild vor Augen halten (z.B. "Dein Freund ... macht seinen Eltern bestimmt mehr Freude als Du!")?

VIII. Trainingsspezifische Daten

1. Wie stark kann das Kind sich selbst kontrollieren (z.B. beim Hausaufgaben-Machen, nicht wütend werden, von sich aus Kontakt suchen)?

2. Ist das Kind kooperationsbereit (z.B. Sie bereden ein Problem mit ihm, Sie bitten es, Ihnen etwas zu helfen, u.ä.)?

3. Haben Sie mit dem Kind bereits über das Training gesprochen?
( ) Ja ( ) Nein

4. Wenn "Ja", in welcher Weise? Beziehungsweise: Was haben Sie ihm erzählt?

5. In welcher Weise hat sich daraufhin das Kind geäußert?

6. Wie sind Ihre eigenen Vorstellungen zum Training? Auf was sollen wir z.B. besonders bei Ihrem Kind achten?

3 Fallbeschreibungen

Die Ergebnisse der Indikationsstellung bereite ich in kriteriengeleiteten Fallbeschreibungen auf. Dies erfolgt außer mit den AFS-Testdaten vor allem mit den Elternexplorations- und den Verhaltensbeobachtungsdaten. Kriteriengeleitete Fallbeschreibung heißt, daß bestimmte Aspekte für jeden Fall gleichermaßen berücksichtigt werden müssen:

a) Detaillierte Personenbeschreibung des Kindes;
b) Benennung und konkrete Beschreibung des Problemverhaltens; hierzu werden die Kategorien des Beobachtungsbogens herangezogen;
c) Zusammenstellung der bedingenden Faktoren, die zur Entwicklung des Problemverhaltens beitrugen; hierzu sind die Elternexplorationsdaten notwendig;
d) aufrechterhaltende Faktoren des Problemverhaltens im Familien-, Schul-, Arbeits- und Freizeitbereich; auch hier sind die Elternexplorationsdaten von großer Bedeutung;
e) Zusammenfassung der Informationen zu individuellen Trainingszielen.

Ziel der Indikationsstellung ist es, die individuellen Therapievoraussetzungen abzuklären. Dies geschieht mit Hilfe einer kindspezifischen Verhaltensanalyse, für die vor allem die eindeutig ausgegrenzten Verhaltensweisen und die Faktoren, die das Verhalten aufrechterhalten, von Bedeutung sind. Für jedes Kind werden relevante Kategorien aus dem Beobachtungsbogen ausgewählt. Diese gehen auch in die Trainingserfolgskontrolle ein. Es handelt sich dabei um in den Trainingsstunden beobachtbare Verhaltensweisen. Zusätzlich wird noch die Kategorie (9) "Sozialkontakt" miteinbezogen, die nicht in allen konkreten Erscheinungsformen und in allen Phasen des Trainings registriert werden kann. Bei dieser Kategorie fließen Informationen aus den Elterninterviews und Beobachtungen des Kindes durch uns zu Hause sowie vor, während und nach der Diagnosestunde und der ersten Trainingsstunde mit ein. Die Kategorien (8) "Tätigkeiten" und (9) "Sozialkontakt" werden für jedes Kind eingeschätzt, da es sich um sehr bedeutsame Kategorien sozial unsicheren Verhaltens handelt. Auch die Kategorien (10) "Sich selbstbehaupten" und (11) "Eigenständige Aktivitäten" werden für alle Kinder standardgemäß mitbeurteilt, um dadurch den Aufbau des Zielverhaltens beurteilen zu können.

Eine weitere Möglichkeit, die Ansprechbarkeit eines Kindes auf bestimmte therapeutische Maßnahmen abzuschätzen, bietet die Erhellung der Faktoren, die zur Entwicklung des Problemverhaltens wahrscheinlich beitrugen. Diese bedingenden Faktoren sollten unbedingt auf dem Hintergrund einer Theorie betrachtet werden, die als sinnvoll begründet werden kann. Dadurch soll zufälligen Schlüssen vorgebeugt werden (die bedingenden Faktoren diskutiere ich im Rahmen der Theorie der erlernten Hilflosigkeit in Kapitel 3.7.2).

Im folgenden stelle ich die Ergebnisse der Indikationsstellung für jedes Kind, das am Training teilnahm, vor. Sie gliedern sich in die fünf oben aufgeführten Aspekte und illustrieren eine kriteriengeleitete Fallbeschreibung.

3.1 Fallbeschreibung von Kind 1

a) Personenbeschreibung:
Kind 1 (ein Junge, 11,7 Jahre alt) besucht zum Trainingsbeginn die 5. Klasse der Hauptschule. Er fällt seit ungefähr einem

halben Jahr durch Schwätzen, den Klassenclown spielen und Leistungsminderung auf. Zu Beginn des 4. Schuljahres hatte sich schon einmal solches Verhalten gezeigt. Die Leistungsminderung ist angesichts seiner kognitiven Fähigkeiten nicht verständlich (so das Eltern- beziehungsweise Lehrerurteil). Die Ergebnisse des AFS zeigen durchgängig sehr hohe Werte bezüglich Prüfungsangst, manifeste Angst und Schulunlust. Das Verhalten im Sinne sozialer Erwünschtheit bewegt sich im unteren Drittel der Skala.
Kind 1 zeigt generell Unlustgefühle und Gleichgültigkeit, was sich in Initiativelosigkeit und Passivität bei Tätigkeiten wie spielen, Aufgaben erledigen und ähnlichem äußert sowie gegenüber den Eltern als Anteilnahmslosigkeit/Mitteilungslosigkeit zum Ausdruck kommt. Kontakt zu Gleichaltrigen besteht nicht; wenn er doch zustande kommt, so nur deshalb, weil andere Altersgenossen auf dieses Kind zukommen. Im Kontaktverhalten zeigt sich Kind 1 gehemmt, ruhig (verbal und motorisch), nicht begeisterungsfähig, ohne eigene Meinung, durchsetzungsunfähig und als Mitläufer.

b) Benennung und Beschreibung des Problemverhaltens:
Für Kind 1 sind folgende Problemverhaltensweisen aus dem Beobachtungsbogen relevant:
(1) Still sein: Es erzählt nichts, fragt und erbittet nichts und zeigt keine Freude. Auch andere emotionale Reaktionen sind bei diesem Kind nicht zu erkennen, keine Wut, keine Enttäuschung, keine Traurigkeit. So wirkt es gleichgültig und teilnahmslos.
(5) Gesichtsausdruck: Von der Mimik des Kindes gewinnt man zwei Gesamteindrücke; einmal wirkt das Gesicht von Kind 1 durch seine Regungslosigkeit apathisch und ein anderes Mal unsicher und ängstlich: unsicheres Umherschauen, kaum Blickkontakt, verlegenes Lächeln beim Angesprochen-Werden sowie Hochziehen der Augenbrauen und Aufreißen der Augen, wenn es sich in Situationen befindet, die Angst hervorrufen.
(6) Körperausdruck: Zu Hause ist starkes Zappeln und nervöses Spiel mit den Händen zu beobachten. Zu Beginn des Trainings (Diagnose- und erste Trainingsstunde) war Kind 1 entweder verkrampft (es zog sich zusammen, als ob es frieren würde) oder spielte nervös mit den Händen.
(8) Tätigkeiten: In diesem Verhaltensbereich wirkt Kind 1 besonders gleichgültig, passiv und "antriebsschwach". Es scheint keine Interessen zu haben und wendet sich selbständig keinem Spiel, keiner Aufgabe und keinem Hobby zu. Sozialen Verpflichtungen innerhalb der Familie kommt es nach Aufforderung nach. Kann es ein Spiel oder eine soziale Aufgabe nicht bewältigen, geht es resignierend aus dem Felde.
(9) Sozialkontakt: Kind 1 zeigt keine Initiative. Wenn andere Kinder auf dieses Kind zukommen, weigert es sich nicht, mit ihnen zu spielen. Dabei verhält es sich jedoch auch initiativelos, redet kaum, hat oder vertritt keine eigene Meinung und geht bei auftretenden Problemen aus dem Felde. Eine feste Freundschaft existiert nicht.
(10) Sich selbstbehaupten: Kind 1 kann sich in keiner Weise selbstbehaupten. Es kann keine Forderungen stellen, nicht nein sagen und keine Meinung oder Kritik äußern. Das Kind ist deshalb von anderen Personen leicht zu beeinflussen und zu negativen Verhaltensweisen zu "verführen" (zum Beispiel von gleichaltrigen Jungen).
(11) Eigenständige Aktivitäten: Kind 1 verfügt nicht über die Fähigkeit, selbständig Kontakt zu anderen aufzunehmen und bei schwierigen sozialen Aufgaben Ausdauer zu zeigen.

Andere symptomatische Verhaltensweisen:
Wenn sich Kind 1 in einer emotional schlechten Verfassung befindet, ist sein Gesicht blaß. Bei seelischen Aufregungen jedoch oder wenn es wegen einer Sache angesprochen wird, die für das Kind selbst peinlich ist, errötet sein Gesicht schnell

und stark. - Das Kind näßte bis vor einem halben Jahr vor Trainingsbeginn fast jede Nacht ein. - Seit kurzem fällt Kind 1 in der Schule durch Clownereien auf, wodurch es den Unterricht sehr stört. Desweiteren ist seit ungefähr einem Jahr ein starker Leistungsabfall zu verzeichnen.

c) Entwicklung des Problemverhaltens:

Folgende Informationen liegen vor, die zum Erwerb des Problemverhaltens beigetragen haben können: Das Kind ist die ersten vier Lebensjahre von der Großmutter mütterlicherseits erzogen worden. Die Mutter lebte zwar bei Großmutter und Sohn, war aber ganztags berufstätig. Den leiblichen Vater kennt Kind 1 nicht. Es entwickelte eine enge Beziehung zur Großmutter, die heute noch besteht, obwohl das Kind seit einigen Jahren einige hundert Kilometer entfernt von der Großmutter bei seinen Eltern lebt. Bisher verbrachte es fast alle Ferien bei der Großmutter. Der spätere Ehemann der Mutter und Adoptivvater trat mit ungefähr dem 2. Lebensjahr des Kindes in Erscheinung. Der Junge erfaßte bewußt erst zu Trainingsbeginn, daß sein Vater nicht sein leiblicher, sondern Adoptivvater ist, indem er von sich aus Nachforschungen anstellte und fragte. Seit der Trennung des Kindes von der Großmutter bis Mitte 1980 näßte es fast nächtlich ein. Nur während der gemeinsam verbrachten Urlaubstage mit den Eltern besserte sich dieses Symptom. Seit dem letzten Sommer trat es nicht mehr auf. Zwischen den Eltern und der Großmutter gab es und gibt es große Erziehungsunterschiede und Meinungsverschiedenheiten. Die Mutter wirft der Großmutter vor, den Jungen zu unselbständig und zu einengend erzogen zu haben. Er habe sich zum Beispiel nie schmutzig gemacht und wäre immer äußerst brav und folgsam gewesen, was die Eltern als nicht natürlich empfinden.

Weiterhin erklärt die Mutter, daß Kind 1 von Anfang an kaum Freunde gehabt hatte und immer sehr zurückhaltend gewesen war. Wenn der Junge mit anderen Kindern zusammen war beziehungsweise ist, dann handelte es sich ebenfalls um Außenseiter; im Kindergarten waren es koreanische Kinder, heute sind es etwas ältere Jungen, die als "Bande" auftreten und allerlei "Unfug" in der Gegend treiben.

Von Bedeutung ist noch, daß sich die Eltern gemeinsam eine berufliche Existenz aufbauen wollen. In diesem Rahmen ist die Mutter meist abends und nachts berufstätig. Beide Elternteile haben also nicht sehr viel Zeit für den Jungen. Er steht zum Beispiel morgens selbständig mit dem Wecker auf, frühstückt alleine, geht zur Schule und ißt auch manchmal mittags nach der Schule allein. In dem Tages- und Wochenablauf der Familie muß alles mehr oder weniger reibungslos funktionieren, auch das Kind, da sonst das System der Familie ins Ungleichgewicht gerät.

d) Aufrechterhaltende Faktoren:

Die das Kindverhalten aufrechterhaltenden Faktoren beziehen sich einmal auf den Kontakt Kind-Großmutter und Kind-Eltern. Die unterschiedlichen Erziehungsstile verunsichern das Kind bis hin zur Handlungsunfähigkeit.

Weiterhin spielt der Zeitfaktor eine Rolle. Die Gleichgültigkeit und Initiativelosigkeit des Jungen wird zumindest durch mangelnde Zuwendung aufrechterhalten. Er sucht sehr vorsichtig zum Vater Kontakt. Je nachdem, ob dieser sich Zeit zur Auseinandersetzung mit dem Kind sowie zu gemeinsamen Aktivitäten nimmt oder auch nicht, verhält sich der Junge aktiver und aufgeschlossener beziehungsweise passiver und in sich gekehrter.

Schließlich dürften leichte Erziehungskonflikte zwischen Vater und Mutter bedeutsam sein, die sich darin äußern, daß der Vater eher konservativ und streng, die Mutter eher weich und nachgiebig, aber auch inkonsequent ist. Besonders inkonsequentes Verstärkungsverhalten der Mutter, was sich in unsystematischer Belohnung des Kindes und im Nicht-Durchhalten oder Nicht-Durchführen einer angedrohten negativen Konsequenz äußert, trägt zur Orientierungslosigkeit und Gleichgültigkeit bei.

e) Trainingszieldefinitionen:
Als Trainingsziele können für Kind 1 drei Verhaltensbereiche angegeben werden: Erstens ist die Initiativelosigkeit abzubauen. Dazu muß Kind 1 seine Gleichgültigkeit verlieren. Zur Überwindung der Passivität sollte es Selbstkontrolltechniken erlernen und außerdem angeregt werden, schulische und spielerische Aktivitäten zu zeigen. - Zweitens ist die Mitteilungsfähigkeit von Bedeutung, das heißt, das Kind soll lernen, sich sowohl gegenüber den Eltern als auch gegenüber Klassenkameraden oder Freunden zu äußern. - Drittens ist auch die Kontaktarmut abzubauen. Das Kind muß unbedingt lernen, auf andere Kinder zugehen zu können, Begeisterung und Freude zeigen zu können sowie eine eigene Meinung zu haben und diese bei Gleichaltrigen angemessen zu vertreten oder auch durchzusetzen.

3.2 Fallbeschreibung von Kind 2

a) Personenbeschreibung:
Kind 2 (ebenfalls ein Junge) ist zu Trainingsbeginn 12;3 Jahre alt und besucht die 6. Hauptschulklasse. In der Schule fällt er den Lehrern durch sein Schweigen auf, obwohl er - wenn man ihn befragt - die richtigen Antworten weiß. Die schriftlichen Leistungen sind befriedigend, die mündlichen nicht zu beurteilen. Die Ergebnisse des Angstfragebogens für Schüler zeigen den höchstmöglichen Prüfungsangstwert, einen sehr hohen manifesten Angst-Wert, sehr große Schulunlust und mangelnde Tendenz zu sozial erwünschtem Verhalten (das heißt Verhalten, das den sozialen Normen angepaßt ist).
Über die Schule berichtet dieser Junge zu Hause nichts, wie er auch über andere Dinge fast nichts erzählt. Außer zu einem Jungen aus der Klasse hat Kind 2 keine Sozialkontakte. In der Regel hält sich der Junge völlig zurückgezogen zu Hause auf und spielt nur mit seiner elektrischen Eisenbahn, züchtet Blumen oder hört Musik.
Vor allen neuen Dingen, Ereignissen und Menschen hat Kind 2 Angst, will "aus dem Felde gehen". Auch wenn andere Kritik äußern, zeigt es Rückzugsverhalten. Auf Lob spricht Kind 2 sehr gut an. Es besitzt eine ausgezeichnete Empathie- und Differenzierungsfähigkeit.

b) Benennung und Beschreibung des Problemverhaltens:
Es handelt sich um die Kategorien:
(5) Gesichtsausdruck: Der Gesichtsausdruck und die Mimik von Kind 2 stellen eine sehr auffallende Erscheinungsform des sozial unsicheren Verhaltens des Kindes dar. Es schaut unsicher umher, wobei es mit schnellen Augenbewegungen die Umwelt abtastet. Befindet es sich in Interaktion mit anderen Kindern, besonders aber mit Erwachsenen, dann ist sein Kopf meistens zur Seite abgewandt und gesenkt. Ein Blickkontakt findet äußerst selten statt und wenn doch, dann ist er von sehr kurzer Dauer. Manchmal ist ein schwaches verlegenes Lächeln auf dem Gesicht festzustellen, und zwar, wenn das Kind sich über etwas freut.
(6) Körperausdruck: Kind 2 ist in einer ständigen Zappelbewegung, vor allen Dingen mit den Beinen. Auch die Hände werden ständig nervös bewegt. Der Gesamtkörperausdruck des schmächtigen Kindes wirkt verkrampft und "zusammengezogen", als ob es sich noch kleiner und schmäler machen wollte, um ungesehen zu bleiben.

(7) Bewegungen: Vor allem in einer fremden Umgebung bleibt Kind 2 dort stehen oder sitzen, wo man es "hinstellt" oder "hinsetzt" - ähnlich wie eine Puppe. Der Junge bewegt sich dann eine gewisse Zeit lang nicht von der Stelle. Wird er zu einer Tätigkeit aufgefordert, dann hat er Mühe, sich frei im Raum zu bewegen und seine Bewegungen, vor allem der Arme, wirken ungelenk und abgehackt. Sitzt er auf einem Stuhl und erzählt etwas oder hört zu, dann sind neben den nervösen Bein- und Handbewegungen eintönige, sich wiederholende Körperbewegungen (Schaukeln oder Wiegen des Oberkörpers) zu beobachten.

(8) Tätigkeiten: Kind 2 wird von der Mutter als Bastler (elektrische Eisenbahn), Pflanzenzüchter und Beobachter von realen Eisenbahnen und Pflanzen beschrieben. Bei diesen Tätigkeiten zeigt der Junge große Ausdauer. Gelingt ihm etwas nicht, wird er zwar zuerst wütend und weint, kommt aber später wieder auf die Tätigkeit zurück. Sozialen Verpflichtungen in der Familie kommt das Kind - nach Aussagen der Mutter - nach.

(9) Sozialkontakt: Diese Kategorie betreffend, zeigt Kind 2 in allen konkreten Verhaltensbereichen Defizite. Der Junge schließt sich anderen Kindern nicht an. Außer einer oberflächlichen Bekanntschaft zu einem Jungen aus seiner Klasse hat er keine Freundschaft zu einem oder mehreren Kindern. Am liebsten spielt er zu Hause für sich allein und möchte sich nicht mit anderen Kindern treffen. In diesem Punkt kommen Kind 2 seine Interessen, Hobbys und Ausdauer bei alleiniger Beschäftigung entgegen. Bei Besuch zu Hause, so auch beim ersten Hausbesuch des Therapeuten und Co-Therapeuten, zieht sich Kind 2 in sein Zimmer zurück, sogar für mehrere Stunden, und kommt auch nicht bei Aufforderung oder Bitten der Mutter heraus. Tritt man in sein Zimmer ein, vergräbt der Junge sein Gesicht im Kopfkissen des Bettes.

(10) Sich selbstbehaupten: Kind 2 kann weder angemessen Forderungen stellen noch seine Meinung oder Kritik äußern, wobei es prinzipiell wenig redet und erzählt - auch der Mutter gegenüber nicht. Nein sagen kann das sozial unsichere Kind zwar, aber es sagt generell bei sozialen Aufgaben und Anforderungen nein. Es äußert dann einen der drei Standardsätze "kann ich nicht", "will ich nicht" und "habe ich nicht". Es zeigt hierbei kein angemessenes Ablehnungsverhalten, sondern ein Aus-dem-Felde-Gehen. Somit besitzt es auch nicht die Fähigkeit, angemessen und kompromißbereit auf soziale Verpflichtungen zu reagieren.

(11) Eigenständige Aktivitäten: Kind 2 verfügt nicht über die Kompetenz, selbständig Kontakt zu schließen. Dieses Problemverhalten wird besonders durch die Angst des Kindes vor allem Neuen bedingt und aufrechterhalten. Bei schwierigen sozialen Aufgaben resigniert es eher, als daß es durchhält oder sich selbstbehauptet. Dies sieht so aus, daß es sich älteren Kindern unterordnet, bei jüngeren Kindern nachgibt oder sich aus dem sozialen Feld zurückzieht und später vorsorglich sich erst gar nicht mehr hineinbegibt.

Andere symptomatische Verhaltensweisen: Im Bereich der Schule: Da Kind 2 sich mündlich im Unterricht nicht beteiligt und wenn es aufgerufen wird, nur sehr leise und kaum verstehbar spricht, sind seine schriftlichen und mündlichen Schulleistungen diskrepant. In der Klasse ist das Kind isoliert, obwohl nach Angaben der Mutter kein schlechtes Verhältnis zwischen dem Kind und seinen Klassenkameraden besteht. Typisch für das Pausenverhalten des Kindes ist es, sich am Rande des Schulhofes, an den Zaun gedrückt, aufzuhalten, als ob es Angst hätte, von den anderen umgerannt zu werden.

Zu Hause: Ein leicht "zwanghaftes" Verhal-

ten scheint in der Weise vorzuliegen, daß das Kind, was sein Zimmer betrifft, äußerst ordentlich ist.
Nicht unbedeutend ist die Tatsache, daß sich Kind 2 stundenlang von Musik berieseln läßt, dazu auf einer Stelle hüpft und seine Hände dabei dreht. Das Kind kann sich auch stundenlang in sein Zimmer zurückziehen ohne Kontakt zur Außenwelt aufzunehmen; dies ist besonders bei Äußerungen der Kritik der Fall.
Schließlich ist zu vermerken, daß das Kind an Gymnastikstunden speziell zur Lockerung seiner verkrampften Körperhaltung teilnimmt, wozu es aber nur mit großer Mühe überredet werden konnte.

c) Entwicklung des Problemverhaltens:
Kind 2 ist das jüngste Kind von insgesamt drei Kindern. Es lebt mit seinen beiden Schwestern, 13 und 14 Jahre alt, und der Mutter zusammen. Die Mutter ist geschieden, wobei das Kind den leiblichen Vater nicht kennt. Die Mutter war noch einmal verheiratet in der Zeit vom sechsten bis neunten Lebensjahr des Kindes. In dieser Zeit hatte die Mutter zu allen drei Kindern, besonders aber zu Kind 2, den guten Kontakt und das Vertrauen der Kinder verloren. In dieser Zeit (mit ungefähr 5 und 6 Jahren) besuchte das Kind ein Jahr lang eine Spieltherapie. In den Zeugnissen aus der Grundschulzeit war immer vermerkt: Selbstbewußtsein stärken!
Das Verhältnis des Kindes zu seiner Mutter hatte sich, nachdem der Stiefvater nicht mehr bei der Familie lebte, verbessert. Die Mutter beschreibt es als anhängliches Schmusekind, das jedoch fast nichts erzählt - auch keine positiven Ereignisse.
Zu seinen beiden Schwestern hat Kind 2 unterschiedlich gute Kontakte: Zur älteren und stilleren Schwester hat es ein sehr gutes Verhältnis, mit der jüngeren, lebhaften, ehrgeizigen und viel redenden Schwester gibt es manchmal Streit. Es kann sich gegen sie jedoch nicht durchsetzen, wobei sie insgesamt der dominanteste Teil der Familie ist.
Die Mutter ist seit Mitte 1980 ganztags berufstätig. Sie hat, da sie im sozialpflegerischen Bereich tätig ist, Schicht- und Wochenenddienst. In einem ungünstigen Schichtrhythmus sieht sie die Kinder (in manchen Wochen täglich) nur sehr kurze Zeit. Die Eltern der Mutter sind zwar jeden Nachmittag bei den Kindern, besonders zur Überwachung der Hausaufgaben; es bestehen jedoch Spannungen zwischen der Mutter und ihren Eltern, besonders, weil die Eltern der Tochter wegen der zweiten Heirat Vorwürfe machen.

d) Aufrechterhaltende Faktoren:
Das Mutterverhalten: Die Mutter erzählte, sie sei früher als Kind und Jugendliche, aber auch noch heute, sehr ängstlich gewesen, und zwar besonders im Umgang mit Menschen und in fremden, neuen Situationen. Der Junge sei ihr als Kind von allen drei Kindern in dieser Beziehung am ähnlichsten. Somit wirkt die Mutter auf das Kind als mehr oder weniger ständig anwesendes Modell, das es imitiert. Die Mutter kann sich zum Beispiel nicht ohne weiteres gegen ihre Eltern sowie gegen ihre aktive Tochter durchsetzen. Genau solches defizitäres Verhalten beschreibt die Mutter hinsichtlich des oberflächlichen Kontaktes ihres Kindes zu einem Schulkameraden. Dieser hat relativ viel Einfluß auf Kind 2, im negativen wie positiven Sinne (er brachte Kind 2 dazu, die Gymnastikstunden zu besuchen, indem er anfangs mitging und zuschaute).

Ein weiterer, das sozial inkompetente Verhalten aufrechterhaltender Faktor ist das (sozial) unsichere und damit das Kind einengende Reagieren der Mutter. Dadurch wird jedes selbständige Handeln des Kindes

verhindert; es muß sich nicht in neuen oder problematischen Situationen bewähren. Zum Beispiel sieht es die Mutter nicht gern, wenn das Kind allein Radtouren macht. Zugleich wird auch die Bequemlichkeit und Faulheit des Kindes gefördert.
Auch die dominante Schwester dürfte zur Aufrechterhaltung des Kindverhaltens beitragen. Sie ist so "übersprudelnd" und redet so viel, daß kaum ein anderer zu Wort kommt. Dadurch wird das Schweigen von Kind 2 einerseits und sein Rückzugsverhalten andererseits stabilisiert. Schließlich ist es für Kind 2 eine schwierige und für sein Problemverhalten nicht förderliche Situation, daß die Mutter im 2-Wochen-Rhythmus für eine Woche für es kaum greifbar ist und somit besonders deutlich unterschiedliche Erziehungseinflüsse und auch Spannungen durch die Großeltern zum Tragen kommen.

e) Trainingszieldefinitionen: Als Trainingsziele können der Abbau der Kontaktprobleme, die Stärkung des Mutter-Kind-Kontaktes und der Abbau der "Lebensangst" definiert werden. Der Abbau der Kontaktprobleme verlangt, daß das Kind lernt, auf andere einzugehen, andere anzusprechen sowie seine eigene Meinung zu haben und auch zu äußern; außerdem muß noch trainiert werden, Kritik zu ertragen, ohne sich empfindlich gekränkt zurückzuziehen. - Weiterhin sollte das Kind dazu gebracht werden, sich im Kontakt zu seiner Mutter aufgeschlossener zu verhalten, das heißt, ihr mehr zu erzählen. Hierzu muß es gezielt Selbstkontrolltechniken vermittelt bekommen und einsetzen. - Schließlich wird über das Kind, aber auch über die Mutter versucht, die "Lebensangst" des Kindes abzubauen. Es muß lernen, neue Situationen zu bewältigen und nicht aus dem Felde zu gehen.

3.3 Fallbeschreibung von Kind 3

a) Personenbeschreibung:
Kind 3 (ein Mädchen) ist zu Trainingsbeginn 7;10 Jahre alt und besucht die 2. Grundschulklasse. Auffallend ist, daß es nicht allein in die Schule gehen will, sondern immer von der Mutter gebracht werden muß. Es gibt an, vor der Lehrerin, die laut redet, und vor streitenden Kindern (besonders, wenn es selbst darin verwickelt ist) Angst zu haben. Die Prüfungsangstwerte und Allgemeine-Angst-Werte im AFS von Kind 3 liegen jedoch nur geringfügig über dem Durchschnitt. Seine Schulunlust und sein Verhalten gemäß der sozialen Erwünschtheit sind sehr stark ausgeprägt. Es wird als unkonzentriert, mit wenig Geduld bezüglich sich und anderen, mit mangelnder Bereitschaft zum Durchhalten und schlechtem Durchhaltevermögen beim Problemlösen (spielerisch wie arbeitend) beschrieben. Von daher können seine kognitiv möglichen Leistungen negativ beeinflußt werden. Da Kind 3 sehr auf sich und seine Bedürfnisse konzentriert ist, sind Empathieleistungen kaum möglich.

b) Benennung und Beschreibung des Problemverhaltens:
Für Kind 3 haben sich die Kategorien "Gesichtsausdruck", "Körperausdruck" und "Tätigkeiten" als relevant herausgestellt.
(5) Gesichtsausdruck: Geht man von der Blickkontaktfähigkeit des Kindes aus, scheint es, oberflächlich betrachtet, keinen unsicheren und ängstlichen Gesichtsausdruck zu besitzen. Beobachtet man das Mädchen jedoch in einer ihm fremden Umgebung sowie bei jedem Beginn eines Sozialkontaktes (zum Beispiel auch in der vertrauten Umgebung zu Hause beim Eintreffen eines Besuchers), so kann man unsicheres Umherschauen und verlegenes Lächeln erkennen. In diesen Situationen dreht das Mädchen den Kopf leicht zur Seite und hat gesenkte

Augenlider. Für diese Zeitspanne ist natürlich Blickkontakt kaum möglich. Beim verlegenen Lächeln hält das Kind die Lippen fest verschlossen, was bezüglich seines sonstigen Verbalverhaltens eine Seltenheit ist (es wird nicht müde, andauernd für sich selbst wichtige Dinge zu erzählen, wobei es einen anderen kaum zu Wort kommen läßt). Ist es beim Erzählen sehr aufgeregt, dann zieht es das linke Auge mit Augenbraue zusammen, als würde es einem ständig nervös zublinzeln.

(6) Körperausdruck: Beobachtbar ist Zappeln und nervöses Spiel mit den Händen. Beim Zappeln ist der ganze Körper in Aktion: mit den Händen erzählen, ständiges Aufstehen und setzen, von einem Platz zum anderen wechseln, kaum Geduld beziehungsweise körperliche Ruhe für eine ausdauernde Tätigkeit wie zum Beispiel Basteln, ein Gesellschaftsspiel bestreiten oder Lesen. Das nervöse Spiel mit den Händen bezieht sich unter anderem auch darauf, daß das Kind viel mit den Händen im Gesicht herumstreicht.

(8) Tätigkeiten: Das Problemverhalten betrifft die Weigerung, sozialen Verpflichtungen und Anforderungen in der Schule und in der Familie nachzukommen. In der Familie äußert sich dies konkret darin: Das eigene Zimmer nicht aufräumen, Besorgungen nicht erledigen und bei unbeliebten gemeinsamen Familienaktivitäten nicht mitmachen wollen.

Außerdem reagiert das Kind wütend, wenn ihm eine Aufgabe oder ein Spiel nicht gelingt. Die Aktivität wird beendet, das bis dahin Geschaffene oder Erarbeitete zerstört. Antizipiert das Kind solche Situationen, in denen es zur Bewältigung einer Aufgabe Anstrengung und Ausdauer aufweisen muß, dann versucht es, diese zu vermeiden und aus dem Felde zu gehen. Bei der Beschäftigung mit Puppen oder Stofftieren (besonders mit der Stoff-Micky Maus) widmet sich das Kind allein mit Ausdauer seinen Rollenspielen.

(9) Sozialkontakt: Kind 3 verfügt nicht über die Fähigkeit, einer sozialen An- oder Aufforderung nachzukommen und erst recht nicht, sich selbständig einer spielenden Kindergruppe anzuschließen. Stets behauptet es, Angst vor einer größeren Anzahl von Kindern und dem damit verbundenen Lärm zu haben. Deshalb spielt es, wenn überhaupt, mit nie mehr als einem Kind. Auch hat es prinzipiell Angst vor Zank und Streit, sowohl, wenn es selbst angegriffen wird (zum Beispiel in der Schule) als auch, wenn es beim Streit anderer Kinder anwesend ist. Jungen als Kontaktpersonen wehrt das Mädchen ab. In einer Interaktionssituation und Erwachsene betreffend, versucht es eine Anführerrolle einzunehmen.

Kind 3 möchte sich nicht von seinen Eltern trennen. Außer zu seinen Großeltern geht es nirgends allein hin. So wird das Kind zu den ersten Trainingssitzungen gebracht und geholt, das erste Mal wartet der Vater sogar in der Beratungsstelle, bis die Stunde vorüber ist.

Wenn sich Kind 3 mit einem anderen Kind zum Spielen trifft, lädt es dieses zu sich nach Hause ein, geht aber zu keinem Kind, auch wenn es eingeladen ist und dieses gut kennt. Auch zu anderen Tätigkeiten, wie Rodeln, Radfahren, auf den Spielplatz gehen und ähnliches, will das Kind das Haus nicht verlassen.

(10) Sich selbstbehaupten: Für Kind 3 ist wie für manches andere sozial unsichere Kind typisch, daß es zwar Forderungen stellen, ablehnen sowie seine Meinung und Kritik äußern kann, dies jedoch in einer unangemessen extremen Form. Dies betrifft vor allem das Nein-Sagen gegenüber allen sozialen Anforderungen und Kontakten. In seiner Meinungs- und Kritikfähigkeit wirkt es manchmal arrogant oder auch für sein Gegenüber verletzend. Solches Verhalten ist von dem Kind nicht intendiert, und macht man es darauf aufmerksam, entschuldigt es sich in ehrlicher Weise dafür bei dem Be-

troffenen. Eine schwach ausgeprägte Kompromißbereitschaft hinsichtlich sozialer Verpflichtungen ist bei Kind 3 zu verzeichnen. Es reagiert nur aufgrund ausdauernder Überredungskünste (zum Beispiel von seiten des Vaters) oder unter massivem Druck.

(11) Eigenständige Aktivitäten: Das Kind weist folgende Defizite auf: Kontakt zu anderen anknüpfen können, fällt ihm schwer; ebenfalls sich spielenden Kindern anschließen können, besonders bei einer größeren Kindergruppe. Schwierigen sozialen Aufgaben steht das Kind abwehrend bis resignierend gegenüber.

Andere symptomatische Verhaltensweisen: Sie bestehen aus der Angst vor jeglichen lauten Geräuschen und vor lautem Reden sowie aus der Angst vor dem Schlafengehen. Besonders gravierend ist die Abwehrhaltung gegenüber der Schule, gegenüber der großen Anzahl von Kindern in der Schulklasse und gegenüber der Lehrerin. Das Kind will nicht in die Schule gehen und schon gar nicht allein. Es wird von der Mutter jeden Morgen deshalb zur Schule gebracht und wieder abgeholt. Auch klagt das Kind morgens über Übelkeit und kann nichts essen. Manchmal erbricht es sogar vor oder auch in der Schule. - In der Schule wehrt es sich nicht und setzt sich auch nicht Klassenkameraden gegenüber durch. Stattdessen flüchtet es sich weinend zur Lehrerin oder zu seiner Freundin. - Ist das Kind aufgeregt, dann hat es "glühende Wangen und Augen".

c) Entwicklung des Problemverhaltens:
Kind 3 ist das einzige Kind seiner Eltern. Zur Mutter hat es einen sehr intensiven emotionalen Kontakt, zum Vater ein eher sachbezogenes Verhältnis. Beziehungen bestehen noch zu den Großeltern, die in der Nachbarschaft wohnen.
In der Entwicklung des Kindes ist von Bedeutung, daß es zu 60 % gehörgeschädigt war. Dies wurde ungefähr im Alter von 5 Jahren entdeckt und der Schaden konnte operativ beseitigt werden. Das danach bessere Hörvermögen könnte am Anfang das Kind lärmempfindlich gemacht haben, was später sicherlich jedoch nur noch lerntheoretisch begründbar ist. Kind 3 lebt in einer relativ konfliktfreien Welt, in der alles in Ordnung und rosarot erscheint. Auf die Wünsche des Kindes wurde und wird weitgehend Rücksicht genommen sowohl von den Eltern als auch besonders von den Großeltern. Vor allem der Kontakt Großvater und Kind ist von Wichtigkeit. Das Kind kann den Opa "um den Finger wickeln" und dieser wiederum spricht mit ihm wie mit einem Kleinkind.
Obwohl das Kind einen Kindergarten besuchte, war es wohl überwiegend mit Erwachsenen zusammen und weist deshalb ein stark an Erwachsenenverhalten angelehntes verbales und nonverbales Verhalten auf. In der Umgangssprache würde man das Kind als "altklug" bezeichnen, und seine Gestik sowie Mimik wirken manchmal für ein Kind befremdend.
Die Schwierigkeiten, die das Kind heute in der Schule bezüglich seiner Sozialkontakte und seines Sozialverhaltens hat, traten auch schon im Kindergarten auf (Angst vor Lärm, vor großer Kinderzahl, vor bestimmten einzelnen Kindern). Der Kindergartenbesuch wurde schließlich auf den Nachmittag begrenzt. Wegen der auftretenden Schwierigkeiten besuchte das Kind in dieser Zeit eine Spieltherapie. Hier zeigte sich schon, was das Bringen und Abholen anbelangte, die Angst des Kindes vor der Trennung von seiner Mutter. Im ersten Schuljahr verstarb die Lehrerin nach einem dreiviertel Jahr. Dies scheint das Kind sehr beschäftigt zu haben, zumal es zu dieser Lehrerin einen intensiven Kontakt aufgebaut hatte. Die neue Lehrerin, die es jetzt auch im zweiten Schuljahr unterrichtet, ist in den Augen des Kindes "gröber" und "lauter".

Zu Beginn des zweiten Schuljahres fingen dann erneut die Probleme mit dem Schulweg an. Das erste Mal traten sie zu Schulbeginn auf; sie konnten jedoch dann für kurze Zeit bewältigt werden.

d) Aufrechterhaltende Faktoren:
Die das Problemverhalten aufrechterhaltenden Faktoren liegen einmal bei den Großeltern, die in allzu beschützender und nachgiebiger Weise auf ihre Enkelin eingehen. Dadurch kann das Kind seine rosarote Welt aufrechterhalten und sogar ausbauen, es muß sich nicht mit der Realität auseinandersetzen, wie mit Anforderungen, Zwängen, Leistungen und Kooperation, und kommt deshalb natürlich mit der Realität, wenn es mit ihr konfrontiert wird, nicht zurecht.
Die Eltern von Kind 3 haben zwar einen anderen Erziehungsstil, geben aber dem Kind immer noch zu viel nach. Somit unterstützen auch sie das problematische Verhalten. Schließlich liegt ein aufrechterhaltender Faktor beim Kind selbst, und zwar das Sozialverhalten betreffend. Durch die Tatsache bestärkt, daß Kind 3 ein Einzelkind ist und bei den Großeltern überwiegend alles bestimmen kann, nimmt es diese Führerrolle auch im Umgang mit anderen Kindern ein. Dies erweist sich im Sozialkontakt als problematisch, besonders wenn es sich um ein auch lebhaftes und dominantes anderes Kind oder um mehrere Kinder handelt. Ist Kind 3 mit mehr als einem Kind zusammen, dann verhält es sich eher schüchtern oder geht der Kindergruppe aus dem Weg. Es hat zu drei Mädchen aus seiner Klasse Kontakt, die aber zu ihm nach Hause kommen müssen. Können oder wollen es die Kinder nicht besuchen, so hat Kind 3 keinen Sozialkontakt und spielt allein zu Hause mit seinen Puppen und Stofftieren Rollenspiele.

e) Trainingszieldefinitionen:
Das Kind muß mehr Selbstvertrauen bezüglich seiner Leistungsfähigkeit im sozialen Bereich aufbauen: Dazu soll es lernen, nicht alles zu ernst zu nehmen. - Seine Bereitschaft, Probleme anzugehen und zu lösen, ist zu erhöhen. Ebenso ist Selbstkontrolle bei dem Kind aufzubauen, und zwar hinsichtlich des Durchhaltens beim Problemlösen, des Geduld-Habens mit sich selbst und der Überzeugung, eigene Fähigkeiten zu besitzen. - Kind 3 muß lernen, sich angemessen mit anderen Kindern auseinanderzusetzen: Seine Angst vor Zank und Streit ist zu mindern und ebenso seine Angst vor lärmenden und vielen Kindern. - Schließlich soll es sich Geduld zum Zuhören aneignen und seine Führerrolle etwas reduzieren.

3.4 Fallbeschreibung von Kind 4

a) Personenbeschreibung:
Kind 4 (ein Mädchen) ist zu Trainingsbeginn 10;9 Jahre alt und besucht die 5. Klasse einer Sonderschule. Seine AFS-Werte bezüglich der Prüfungsangst und manifesten Angst liegen im oberen Viertel (78 % und 75 %) der Normierungsstichprobe. Die Schulunlust liegt etwas über dem Durchschnitt, seine Tendenz, sich an soziale Normen angepaßt zu verhalten, ist sehr hoch. Seiner eigenen Aussage zufolge geht Kind 4 sehr gern zur Schule. Macht es Fehler, dann hat es davor Angst, daß seine Mutter es schimpft. Erklärt man Kind 4 Sachverhalte langsam und ausführlich, dann kann es sie nachvollziehen. Seine Phantasietätigkeit beschränkt sich auf den Erfahrungsraum mit der Mutter, dem jüngeren Bruder und der Schule. Kind 4 sind hinsichtlich des kognitiv ausgerichteten Einzeltrainings aufgrund seiner langsamen Wahrnehmung und Auffassungsgabe Grenzen gesetzt. In neuen, für das Kind angsterregenden Situationen

ist es zudem sehr "gehemmt" (Körper verkrampft, zusammengepreßter Mund, rührt sich nicht von der Stelle) oder hat sogar eine extreme Reaktionsblockade. Dinge, die es nicht überschauen kann, verunsichern es sehr. In einer gelösten Atmosphäre erscheint es als freundliches und fröhliches Kind.

b) Benennung und Beschreibung des Problemverhaltens:

① Still sein: Das Still-Sein von Kind 4 bezieht sich vor allem auf die Ausprägungsformen "nichts erzählen", "nichts fragen" und "nichts erbitten". In fremder Umgebung, bei dem Kind unbekannten Personen und in Situationen mit Anforderungen ist das Kind sehr ernst. In entspannter Atmosphäre zeigt das Kind häufig seine Freude, wobei es sich schon bei kleinen Dingen freuen kann, und geht gerne auf Spaß ein.

⑤ Gesichtsausdruck: Das Kind schaut auch in einer ihm inzwischen bekannten Umgebung unsicher umher. Wenn Kind 4 vor einer Aufgabe steht und nicht genau weiß, was es antworten beziehungsweise wie es die soziale Aufgabe bewältigen soll, tritt verlegenes Lächeln auf. Aus den gleichen Gründen ist in solchen Situationen der Blickkontakt von kurzer Dauer. In für es entspannten Situationen ist es zu normalem Blickkontakt fähig. Wenn das Kind aufgrund einer Frage über etwas nachdenkt, dann zieht es entweder den Mund zusammen oder preßt die Lippen fest aufeinander.

⑧ Tätigkeiten: Sozial inkompetentes Verhalten tritt bezüglich sozialer Verpflichtungen und Anforderungen zu Hause auf. Das Kind weigert sich nach Aussagen der Mutter, sozialen Aufgaben in der Familie nachzukommen oder es dauert längere Zeit, bis eine Reaktion erfolgt. Dies könnte jedoch mit der problematischen Familiensituation zusammenhängen. Außerhalb der Familiensituation in der Schule (nach Aussage der Lehrerin) und im Training ist gegenteiliges Verhalten zu beobachten. Bei nicht möglicher Bewältigung eines Spieles beendet das Kind die Aktivität wütend (zum Beispiel das Spiel in eine Zimmerecke werfen; Aussage der Mutter). Ist das Kind einer sozialen Aufgabe nicht gewachsen, erstarrt es weinend in Passivität und ist zu keiner selbständigen Handlung mehr fähig.

⑨ Sozialkontakt: Die Sozialkontakte von Kind 4 beschränken sich überwiegend auf den jüngeren Bruder. Manchmal kommt es mit jüngeren Kindern oder einem behinderten Kind aus seiner Klasse zusammen. Dies sind jedoch keine festen, sondern nur zufällige Kontakte. Das Kind hat Schwierigkeiten, sich einer Kindergruppe anzuschließen. Lange ist es unentschlossen, ob es in die Gruppenstunde, ein wöchentliches, kirchlich organisiertes Kindertreffen, gehen soll. Dies scheint es zwar zu wollen, traut es sich jedoch nicht aus für uns nicht erkennbaren Gründen.

⑩ Sich selbstbehaupten: Kind 4 kann sich gegenüber fremden Kindern nur schwer selbst behaupten. Da seine sprachliche Ausdrucksweise begrenzt ist, kann es kaum seine eigene Meinung und Kritik äußern sowie angemessen Forderungen stellen. Oftmals hat es keine eigene Meinung oder Vorstellung. Ist dies doch der Fall und kann das Kind sich nicht durchsetzen, zieht es sich ruhig und allein spielend zurück. Ablehnendes Verhalten fällt dem Kind schwer. Zu Hause jedoch gegenüber dem Bruder und ansatzweise auch gegenüber der Mutter, sieht das Selbstbehauptungsverhalten ganz anders aus. Hier muß es eher lernen, angemessen und kompromißbereit mit dem Bruder umzugehen und auf soziale Verpflichtungen kooperativ zu reagieren.

⑪ Eigenständige Aktivitäten: Eigenständige Aktivitäten entwickelt das Kind in keiner Weise, wobei dies nicht allein am Kind, sondern eher an der Mutter liegt.

Andere symptomatische Verhaltensweisen: Außerhalb der Familie beginnt das Kind schnell zu weinen, wenn es sich in bedrohenden Situationen glaubt. In der Kommunikation mit anderen redet es, wenn überhaupt, sehr laut. Dies ist auch zu Hause der Fall, unter Umständen, weil es die Aufmerksamkeit der Mutter auf sich lenken will. Interessant ist in diesem Zusammenhang, daß oftmals keine direkte Kommunikation von der Tochter zur Mutter stattfindet. Vielmehr werden vor allem Fragen an die Mutter über den Bruder gestellt, das heißt, dieser muß zur Mutter gehen und anstelle der Schwester fragen. Dies könnte aus Angst vor der Mutter geschehen. Aus dem gleichen Grund wahrscheinlich lügt das Kind die Mutter an (zum Beispiel bei Schulnoten; hierbei ist bemerkenswert, daß das Kind bei guten wie schlechten Noten in dieser Weise reagiert und auch schon die Unterschrift der Mutter fälschte). Zu Hause zeigt das Kind auch manchmal Zerstörungswut (das Bad überschwemmen, die Vorhänge und Gardinenstangen von der Wand reißen, Bücher verkritzeln). Außerdem ist von Bedeutung, daß Kind 4 im Schlaf oft laut redet und schreit sowie laut und mit Tränen weint. Fingernägelkauen tritt zu Hause und außerhalb auf.

c) Entwicklung des Problemverhaltens: Die Entwicklung von Kind 4 weist einige bedeutsame Punkte auf. Von Anfang an war es in seiner Entwicklung etwas zurückgeblieben. Erst mit 16 Monaten lernte es laufen und machte erst mit 18 Monaten seine ersten Sprechversuche. Außerdem stellte die Kinderärztin im Alter von 4 Jahren bei dem Kind einen Sprachfehler fest. Daraufhin erhielt es während der Kindergartenzeit durch einen Sprachlehrer Spracherziehung und besuchte vor der Einschulung eine Sprachvorschule. Zu Beginn der Spracherziehung sowie noch heute beim Zahnarzt macht das Kind den Mund nicht auf, sondern kneift ihn fest zusammen. Die verspätete Einschulung erfolgte sofort in die Sonderschule.

Zur Zeit der Geburt des jüngeren Bruders, im Alter von 4 Jahren, begann Kind 4 für ungefähr 3 Monate wieder einzunässen und einzukoten.

Die Eifersucht auf den Bruder wurde erkennbar, als das Kind mit 6 Jahren für ein halbes Jahr bei den Großeltern lebte, der Junge aber blieb bei den Eltern. Das Kind wurde auf seinen eigenen Wunsch hin wieder nach Hause geholt, da es auch bei der Mutter sein wollte. Die von der Mutter erkannte und zugegebene Bevorzugung des jüngeren Bruders verstärkte die Eifersucht des Kindes auf den Bruder und verschlechterte zunehmend (neben anderen Faktoren) das Verhätlnis zur Mutter. Schließlich existierten auch Eifersuchtsgefühle auf eine Cousine, die von den Großeltern bevorzugt wurde.

Das letzte einschneidende Ereignis war die Trennung des Vaters von der Familie. Die Eltern lebten bei Trainingsbeginn bereits ein halbes Jahr in Scheidung. Die Mutter war und ist neben ihrer Hausfrauentätigkeit und ihren Erziehungsaufgaben "stundenweise" beschäftigt, und zwar auch schon vor der Trennung von ihrem Ehemann.

d) Aufrechterhaltende Faktoren: Die das Problemverhalten aufrechterhaltenden Faktoren bestehen einmal in der benachteiligenden Haltung der Mutter gegenüber der Tochter und einmal im Verhalten der Mutter selbst.

Das das Kind benachteiligende Verhalten der Mutter hält die Eifersuchtsgefühle aufrecht und verhindert somit ein kompromißhaftes und kooperatives Handeln und Reagieren des Kindes auf soziale Anforderungen in der Familie. Auch das durch Streit geprägte Verhältnis zum Bruder kann sich durch das Mutterverhalten nicht verändern.

Die Mutter selbst zeigt sozial unsicheres

Verhalten, womit sie zum Modell für das sozial unsichere Verhalten der Tochter wird. Neben der Modellwirkung dieses Verhaltens engt die Mutter das Kind auch dadurch ein. Es wird bei allem überwacht und kontrolliert; oft von kritisierenden beziehungsweise nörgelnden Bemerkungen der Mutter begleitet. Die Mutter traut dem Kind keine selbständigen Aktivitäten zu, zum Beispiel Busfahren, Radfahren, eine Klassenkameradin besuchen, Zähneputzen und Waschen sowie Kleider zum Anziehen aussuchen usw. Deshalb nimmt die Mutter dem Kind entweder die Aufgabe ab oder verbietet ihm eine bestimmte Aktivität. Dadurch verstärkt sie zugleich das Kind in seinem sozial unsicheren Verhalten. Sie verbalisiert auch gegenüber dem Kind, daß es manche Dinge noch nicht einmal so gut könne wie der jüngere Bruder. Durch das Absprechen jeglicher Verhaltenskompetenz kann das Kind kein Selbstvertrauen und keine eigene Persönlichkeit aufbauen und deshalb auch nicht sozial defizitäres Verhalten abbauen. Indem ihm ständig der Bruder als Vorbild vorgehalten wird, verbessert sich jedoch keine der Beziehungen dieses Kindes: weder zu seiner Mutter noch zu seinem Bruder.

e) Trainingszieldefinitionen:
Kind 4 muß selbständiger werden, seine Kontaktprobleme sind abzubauen und seine Beziehung zur Mutter sollte unbedingt verbessert werden. Zur Realisierung der Selbständigkeit ist es wichtig für das Kind, zu lernen, sich mehr zuzutrauen, eigene Vorstellungen zu entwickeln, für sich selbst Entscheidungen zu treffen und entsprechend Verantwortung zu übernehmen sowie bei sozial unsicherem Verhalten nicht in Passivität zu erstarren, sondern die Initiative zu ergreifen. - Im Sozialkontakt muß sich Kind 4 angewöhnen, seine Zurückhaltung zu überwinden und erzählen beziehungsweise verabreden üben. Es soll sich eine eigene Meinung bilden und diese auch äußern. - Zur Verbesserung des Mutter-Kind-Kontaktes muß das Kind seine Angst vor der Mutter abbauen und ihr mehr erzählen sowie direkt mit ihr, nicht aber über den Bruder, kommunizieren (wobei hier auch die Elternarbeit sehr wichtig ist).

3.5 Fallbeschreibung von Kind 5

a) Personenbeschreibung:
Kind 5 (ein Junge) ist zu Beginn des Trainings 10;6 Jahre alt; er besucht die 3. Grundschulklasse. Während des 2. Schuljahres wurde er zurückgestuft. Seine Schulleistungen sind zwar im Rechnen gut, jedoch im Schreiben und Lesen treten bei ihm Schwächen auf. Im AFS weist er große Prüfungsangst und manifeste Angst auf, seine Schulunlust ist sehr groß. Die Eltern berichten von Magenschmerzen und Zittern morgens vor und in der Schule. Durch die Rückstufung hat er seinen Freund verloren und keine neuen Kontakte zu Klassenkameraden. Kind 5 besucht keine anderen Kinder (auch wenn es diese einladen) und weist sogar Kinder, die es besuchen wollen, an der Tür ab. Der Junge spielt meistens allein zu Hause, wobei seine wichtigsten Kontaktpersonen seine Mutter und seine Schwester zu sein scheinen. Von sich aus erzählt er wenig; wenn er etwas gefragt wird, dauert es (je nach subjektiver Bedeutsamkeit des Erlebnisses) zwischen fünf Minuten und einer halben Stunde, bis er antwortet und erzählt. In der diagnostischen Sitzung konnte festgestellt werden, daß dieser Junge ein sehr mißtrauisches Kind gegenüber allem Fremden und äußerst sensibel ist.

b) Benennung und Beschreibung des Problemverhaltens:
Für Kind 5 sind die Kategorien ①, ⑤ und ⑥ neben den für jedes Kind behandelten Kategorien ⑧, ⑨, ⑩ und ⑪ relevant.

① Still sein: Kind 5 erzählt von sich aus nichts, ebenso fragt und bittet es um nichts. Dieses Verhalten bezieht sich auf Erwachsene wie auf Kinder. Auch zu Hause hat der Junge Schwierigkeiten, etwas von sich aus zu erzählen. Dies ist besonders dann der Fall, wenn er sich über ein Erlebnis sehr geärgert hatte. Auf Fragen der Mutter kann er erst bis zu einer halben Stunde später antworten und erzählen, was vorgefallen ist. Fremden Personen gegenüber verschließt er sich ganz. Freude kann er keinem Kind und keinem Erwachsenen gegenüber zeigen.

⑤ Gesichtsausdruck: Der Gesichtsausdruck von Kind 5 ist in fremder Umgebung oder bei Anwesenheit von Besuch zu Hause fast immer von einem verlegenen Lächeln geprägt. Der Junge hält dabei die Augenlider niedergeschlagen. Beim Laufen hält er sogar den ganzen Kopf gesenkt. Blickkontakt zu ihm herzustellen ist nahezu unmöglich. In fremder Umwelt kommt ein unsicheres Umherschauen hinzu, als ob er in eine Falle gelockt werden würde.

⑥ Körperausdruck: Der Körperausdruck von Kind 5 wird von der Mutter als nervös bezeichnet, und zwar besonders in der Schule und bei den Hausaufgaben. Ähnlich kann man das Verhalten in den Trainingsstunden bezeichnen. Das Kind zappelt mit dem ganzen Körper ständig hin und her; er steht auf und setzt sich wieder, schaukelt mit den Beinen oder dem ganzen Körper und läßt sich zeitweise lustlos im Stuhl "hängen". Neben dem Zappeln spielt er auch fast immer nervös mit seinen Händen. Die einzige Situation, in der er sich körperlich ganz ruhig verhält, betrifft das Fernsehen. Wie gebannt sitzt er vor dem Fernsehgerät und läßt sich durch nichts stören oder ablenken.

⑧ Tätigkeiten: Kind 5 kann sich ausgezeichnet allein einer Beschäftigung zuwenden. Dieser Junge beweist eine große Geduld beim Spielen, besonders bei Bastelarbeiten, und schließt seine Tätigkeiten mit Erfolg ab. Dies ist für ihn sehr befriedigend, zumal er Anerkennung aus seiner familiären Umwelt dafür erhält. Deshalb wirkt das Alleinspielen verstärkend auf das Sozialverhalten des Kindes.

Bei sozialen Verpflichtungen und Tätigkeiten in Schule und Familie weigert er sich, oftmals erfolgreich, diesen nachzukommen, oder es dauert sehr lange, bis er einer sozialen Anforderung folgt.

⑨ Sozialkontakt: Kind 5 lehnt es ab, sich einer spielenden Kindergruppe anzuschließen oder eine soziale Anforderung, unabhängig vom Umweltbereich, zu erfüllen. In einer fremden Umgebung kommt es vor, daß der Junge seine Jacke nicht ausziehen will und auch Handschuhe, Schal und Mütze in den Händen behält und nicht ablegt. Legt er Mantel oder Jacke ab, dann zieht er die Ärmel seines Pullovers bis zu den Fingerspitzen sowie die Schultern hoch, als ob er frieren würde. Bei Besuch zu Hause (auch bei Verwandten) zieht sich der Junge mindestens in eine andere Zimmerecke zurück (am liebsten dorthin, wo das Fernsehgerät steht) oder er geht in sein Zimmer. Auf Rufen der Eltern antwortet er nicht und kommt auch nicht. Je nach Jahreszeit verläßt er sogar das Haus bei Besuch, läuft durch Feld und Wald und kehrt erst nach Stunden, wenn der Besuch bereits gegangen ist, nach Hause zurück.

Kind 5 will am liebsten nur mit seiner Mutter oder seiner älteren Schwester zusammensein. Diesem Jungen fällt es schwer, sich von der Mutter zu trennen; sie bringt ihn zum Beispiel zu den Trainingsstunden und holt ihn auch wieder ab.

Kind 5 spielt draußen in Wald und Feld oder zu Hause am liebsten allein. Der Junge geht nicht zu anderen Kindern, und er trifft sich nicht mit ihnen. Ist er zum Beispiel bei einem anderen Kind zu einer Geburtstagsfeier eingeladen, so freut er sich und möchte hingehen; das Geburtstagsgeschenk wird gekauft, aber am Tag des Geburtstags geht er nicht zur Feier. Auch wenn er von anderen Kindern besucht wird, kommt es vor, daß er diese an der Haustür wieder wegschickt. Er will lieber allein spielen. Der oberflächlich bestehende Sozialkontakt bezieht sich auf jüngere Kinder oder Mädchen.

(10) Sich selbstbehaupten: Bezüglich der Selbstbehauptung kann festgestellt werden, daß Kind 5 keine Meinung und Kritik formuliert, außer wenn es etwas nicht will und zu etwas keine Lust hat. Das Nein-Sagen und Ablehnen kommt häufig vor; es tritt bei allen Arten von Anforderungen auf, die an Kind 5 gestellt werden. Es liegt ein unangemessenes Ablehnungsverhalten und eine minimal ausgeprägte Kompromißbereitschaft vor.

(11) Eigenständige Aktivitäten: Kind 5 ist zu keiner eigenständigen Aktivität im Sozialbereich fähig. Von sich aus kann dieser Junge keinen Kontakt zu anderen aufnehmen und sich keinen spielenden Kindern anschließen. Er verweigert sogar den Kontakt, den andere Kinder zu ihm suchen. Bei schwierigen sozialen Aufgaben geht er aus dem Feld.

Andere symptomatische Verhaltensweisen: Die totale Leistungsverweigerung im sozialen Bereich ist auch im schulischen beziehungsweise kognitiven Bereich anzutreffen. Hier vor allem im Lesen und Schreiben. Legasthenie kann ausgeschlossen werden, da Kind 5 in guter Stimmung und angstfreier Atmosphäre befriedigend lesen kann. Muß der Junge Leistungsanforderungen nachkommen, verdeutlicht er seinen Widerwillen mit Wut, zum Beispiel mit den Füßen trampeln, schimpfendes Weinen und Davon-Laufen-Wollen. Er klagt öfters über Magenschmerzen und Übelkeit, besonders morgens vor der Schule. Bei Aufregung beginnt er nach Aussage der Mutter zu zittern. - Er näßt in zwei bis fünf Tagesabständen aus nichterkennbaren Gründen ein.

c) Entwicklung des Problemverhaltens:

Kind 5 ist das jüngste von vier Kindern. Der Altersabstand zum nächsten Kind in der Familie, der Schwester, beträgt fünf Jahre. Die beiden Brüder sind acht und zwölf Jahre älter als Kind 5. Bislang leben noch alle Familienmitglieder zusammen. Die Mutter ist nicht berufstätig und den ganzen Tag zu Hause.

Kind 5 wird als schon immer ruhiges Kind beschrieben, das sich stundenlang allein beschäftigen konnte. Von Anfang an galt es als Problem, wenn Verwandte zu Besuch kamen oder die Familie selbst einen Besuch unternahm. Der Junge versteckte sich dann mindestens hinter dem Rock der Mutter oder lief von zu Hause weg.

Wichtig ist die Tatsache, daß Kind 5 nie einen Kindergarten besuchte und vor der Schulzeit kaum Kontakt zu Gleichaltrigen hatte. Der Junge spielte mit der Schwester und hat zu ihr auch derzeit einen guten Kontakt. Den intensivsten Kontakt hat er bis heute zur Mutter, mit der er viel schmust.

Da der Junge still und ruhig war und an ihn keine Anforderungen gestellt wurden, gab es weiter keine Probleme. Diese traten erst in der Schule auf. Gegen Ende des 2. Schuljahres wurde er in die erste Klasse zurückgestuft, wodurch er einen wichtigen Sozialkontakt verlor; er hatte nämlich im zweiten Schuljahr zu einem Jungen aus der Klasse einen stabilen Sozialkontakt aufgebaut, was ihm bis heute nicht wieder gelungen ist.

d) Aufrechterhaltende Faktoren:

Das sozial inkompetente Verhalten hält vor allem die Mutter aufrecht. Zum einen stellt sie innerhalb der Familie keine sozialen Anforderungen an Kind 5, weder was einen kommunikativen Austausch noch was eine kooperative Handlung anbelangt. Zum anderen setzt sie dem Kindverhalten keine Grenzen; sie läßt es gewähren, wie es möchte

(zum Beispiel Kinder an der Haustür abweisen; sich nicht mit Kindern treffen wollen); sie besteht auch nicht auf von dem Jungen eingegangene Verpflichtungen (zum Beispiel zu einer Geburtstagsfeier zu gehen, zu der er zugesagt hatte).
Weiter zeigt die Mutter, sowohl auf Forderungen als auch auf Verstärkungen bezogen, inkonsequentes Verhalten. Bei Forderungen an den Jungen versteht dieser es immer wieder, deren Erfüllung zumindest zu verzögern. Seine Techniken reichen dabei vom banalen Durst-Haben oder Zur-Toilette-Müssen bis zum Weinen, wobei spätestens beim Weinen das Mitleid der Mutter für den Jungen zum Erfolg führt. Hinsichtlich der Verstärkungen, besonders materieller Art, gibt es keine Regeln. Somit ist es schwer, diesen Jungen für erwünschtes Verhalten zu belohnen, und umgekehrt hat er keine Orientierung hinsichtlich eines Zielverhaltens.
Schließlich ist die Mutter Modell für Kind 5 hinsichtlich des sozial unsicheren Verhaltens. So braucht die Mutter lange, bis sie soviel Vertrauen in einem Kontakt aufgebaut hat, daß sie freier und von sich aus etwas erzählen kann. Auch der Blickkontakt fällt ihr schwer. Um das Kind ist sie sehr besorgt, daß ihm nichts passiert (im Straßenverkehr, im Sozialkontakt bezüglich verhauen werden). Kind 5 wird dadurch eingeschränkt, allmählich sich selbstzubehaupten, durchzusetzen und selbständig zu werden.

e) Trainingszieldefinitionen:
Als erstes Ziel muß Kind 5 begreifen lernen, daß es im Leben ohne die Erfüllung minimaler Anforderungen nicht bestehen kann und daß zur Zielerreichung Anstrengungen erforderlich sind. - Als zweites Ziel sind die Kontaktprobleme abzubauen. Dazu muß der Junge lernen, Freude und Begeisterung zu zeigen, zu anderen Kindern gehen zu können (besonders wenn er eingeladen ist), andere Kinder zu Hause nicht abzuweisen, sondern dort mit ihnen zu spielen, sich angemessen durchzusetzen und schließlich auf andere zuzugehen und Kontakt anknüpfen zu können. Ein drittes Ziel bezieht sich auf soziale Angst im Schulbereich. Hier soll die Angst vor der Lehrerin, den Klassenkameraden und vor lauten Worten abgebaut werden. Kind 5 muß lernen, sich vor einer größeren Gruppe, wie der Klasse, zu äußern.

3.6 Fallbeschreibung von Kind 6

a) Personenbeschreibung:
Kind 6 (ein Junge) ist 10;5 Jahre alt und besucht zu Beginn des Trainings die 4. Grundschulklasse. Er ist der Beste von allen Schülern; sein kognitives Differenzierungsvermögen wird im Gespräch verschiedentlich deutlich (zum Beispiel beim Ausfüllen einer Verstärkerliste); er hat, seine kognitiven Leistungen betreffend, nach außen ein starkes Selbstbewußtsein, stellt hohe, teilweise unrealistische Leistungsanforderungen an sich selbst sowie an seine Umwelt; sein ausgeprägtes Kritisierverhalten gegenüber Gleichaltrigen ist teilweise von daher bedingt. Dadurch erfährt Kind 6 häufig Ablehnung (zum Beispiel in Form von nicht mitspielen dürfen) von den anderen Kindern. Dieser Junge geht jedoch auch selten selbst auf andere Kinder zu. Er hält sich fast immer nachmittags zu Hause auf; lesend oder "Lego" spielend.
Äußerlich beobachtbare Anzeichen von sozial unsicherem Verhalten sind: verlegenes Lächeln, nervöses Spiel mit den Händen, sich nicht von einer Stelle bewegen, erröten, Unentschiedenheit bei Entscheidungsfreiheit.
Im AFS zeigt er keine "Prüfungsangst", etwas über dem Durchschnitt liegende "manifeste Angst", sehr große Schulunlust und relativ niedriges soziales Anpassungsverhalten.

b) Benennung und Beschreibung des Problemverhaltens:

(5) Gesichtsausdruck: Der ängstliche Gesichtsausdruck zeigt sich vor allem in verlegenem Lächeln, zu Hause wie in fremder Umgebung, und in unsicherem Umherschauen. Neben Kind 3 ist Kind 6 ebenfalls zu Blickkontakt fähig; Kind 6 scheint den Blickkontakt sogar bewußt einzusetzen. Ist Kind 6 wütend, weil es eine Anforderung nicht bewältigen kann oder will, dann wendet es Augen, Kopf und Körper ab und "kämpft mit den Tränen". Sein Gesichtsausdruck kann dann verzerrt sein.

(6) Körperausdruck: Am auffallendsten ist das nervöse Spiel mit den Händen und die sehr kurzen - da abgekauten - Fingernägel. Ist der Junge unzufrieden mit sich selbst oder seiner Umwelt, wird er unruhig und zappelt hin und her; er wechselt zum Beispiel ständig die Sitzstellung. Bei großer Aufregung kann ein Zittern der Hände auftreten.

(8) Tätigkeiten: Kind 6 beschäftigt sich nur allein. Dieser Junge kann sich stundenlang zurückziehen und lesen, Hörspiele und Rollenspiele entwerfen, Kassetten oder Radio hören sowie mit seinen Legosteinen spielen. Bei all seinen Spielen und Beschäftigungen hat er einen hohen Leistungsanspruch und beendet ein Spiel wütend, wenn er seinem Anspruch nicht gerecht werden kann.
In der Schule nimmt das Kind soziale Anforderungen nicht wahr, für die Pause nimmt es ein Buch zum Lesen mit. Bei sozialen Verpflichtungen zu Hause dauert es lange, bis Kind 6 reagiert; oft erst unter großem Druck.

(9) Sozialkontakt: Kind 6 hat keine Sozialkontakte zu Gleichaltrigen. Es schließt sich keinem Kind oder keiner Kindergruppe an und weigert sich, der Aufforderung der Mutter nachzukommen, sich nachmittags mit einem anderen Kind zu treffen. Vor allen Dingen will der Junge dazu das Haus nicht verlassen. Wenn er mit Kindern spielen soll, dann bei ihm zu Hause. Dies kommt jedoch selten vor, da Kind 6 ein Kind aus seiner Klasse präferiert, das aber scheinbar kein Interesse an einem Kontakt zu ihm hat. Kind 6 bekommt deshalb ständig Absagen, wenn es dem Drängen der Mutter nachgegeben hat, sich zu verabreden. Durch einige solcher Erfahrungen ist Kind 6 hinsichtlich der Sozialkontakte mißerfolgsmotiviert.
Schließlich will sich Kind 6 von der Mutter nicht trennen, zu der es einen sehr intensiven Kontakt besitzt.

(10) Sich selbstbehaupten: Kind 6 kann sich insofern selbstbehaupten, als es unangemessen Forderungen stellt (zum Beispiel an die Eltern), eher ablehnt und nein sagt, als angemessen und kompromißbereit auf soziale Verpflichtungen einzugehen. Seine Meinung äußert es eher in negativen Zusammenhängen. Der letzte Aspekt bedeutet, daß Kind 6 dazu neigt, nahezu alles und jeden abzuwerten beziehungsweise negativ zu kritisieren.

(11) Eigenständige Aktivitäten: Eigenständige soziale Aktivitäten kann Kind 6 nicht leisten. Dieser Junge kann sich weder spielenden Kindern anschließen noch Kontakt zu anderen aufbauen noch bei schwierigen sozialen Aufgaben durchhalten. Wenn eine Aktivität erfolgt, dann nur unter dem großen Druck der Mutter.

Andere symptomatische Verhaltensweisen: Jähzornige Wutausbrüche treten auf, wenn etwas nicht nach dem Willen von Kind 6 abläuft oder der jüngere Bruder Kind 6 mit harmlosen Bemerkungen provoziert. Von Bedeutung ist, daß es alles sehr ernst auffaßt und über nichts lachen kann. Andere Kinder, die Spaß miteinander machen oder haben, sind nach der Meinung von Kind 6 albern und kindisch.

c) Entwicklung des Problemverhaltens:

Kind 6 lebt mit seinen Eltern und einem

jüngeren Bruder zusammen. Zum Zeitpunkt der Geburt des Bruders war Kind 6 bereits 7 Jahre alt. Man kann somit bezüglich der ersten sieben Lebensjahre von einer "Einzelkindsozialisation" ausgehen. Für Kind 6 bedeutete die Geburt des Bruders eine große Umstellung. Als zusätzliche Umstellung kam die Einschulung für Kind 6 in dieser Zeit hinzu.

Die Entwicklung von Kind 6 weist zwei Besonderheiten auf: Erstens lernte es sehr früh laufen, nämlich mit neun Monaten; und zweitens lernte es sehr spät sprechen, nämlich mit 2 Jahren. Bis dahin bestand zwischen Kind und Umwelt eine nonverbale Kommunikation. Als Kind 6 dann sprach, benutzte es keine "Babysprache", sondern verfügte über eine ausdifferenzierte und grammatikalisch richtige Sprache. Von 2 3/4 - 7 Jahren besuchte Kind 6 einen Kindergarten, der auf eine Elterninitiative zurückging und von dieser getragen wurde. Das Erziehungskonzept erarbeiteten sich die Eltern in Anlehnung an antiautoritäre Erziehungsvorstellungen. Zwar wurden den Kindern viele Spielangebote gemacht, aber sie wurden zu keiner Tätigkeit angehalten; sie mußten auch keine begonnene Beschäftigung konsequent zu Ende führen; es gab keine Verbote und Grenzsetzungen, und für alles wurden die Kinder gelobt. Durch die Tatsache, daß die Betreuung der Kinder von den Eltern durchgeführt wurde, hatte ein Kind viele Bezugspersonen. In dieser Zeit existierte eine intensive Freundschaft von Kind 6 zu einem vier Jahre älteren Jungen.

In der gesamten Grundschulzeit konnte das Kind keine intensiven freundschaftlichen Kontakte knüpfen. Es nahm eine Außenseiterrolle ein: Anfangs verteidigte es sich nicht, wenn es angegriffen wurde; später reagierte es aggressiv auf seine Klassenkameraden, wenn diese angriffslustig waren, da es sich nicht schlagen lassen, sondern verteidigen sollte. Heute lassen andere Kinder Kind 6 in der Pause einerseits nicht mitspielen, andererseits sind diese ihm zu albern, so daß es in der Pause Bücher liest, die es speziell für diese Situation in die Schule mitnimmt. Im Unterricht beteiligt sich das Kind lebhaft; es steht mit einem Jungen aus seiner Klasse in Rivalität um die Rolle des Klassenbesten.

d) Aufrechterhaltende Faktoren:

Das sozial unsichere Verhalten des Kindes, konkret seine Angst vor Ablehnung und sozialem Ausschluß, wird durch sein eigenes Verhalten im Umgang mit anderen aufrechterhalten. In einer Kindergruppe in der Freizeit (zum Beispiel beim Fußballspiel) versucht Kind 6 Anführer der Gruppe zu sein, und in der Kommunikation redet es die anderen "an die Wand". Seine Unfähigkeit zu Spaß, Albernheit und Freude zeigen oder annehmen erschweren weiter die Kommunikationssituation. Kind 6 wirkt dadurch auf andere Kinder überheblich und arrogant, und es verhindert so selbst einen Kontaktaufbau. Dieses Verhalten scheint es vom Vater imitiert zu haben. Durch sein stark ausgeprägtes Lesen flüchtet sich Kind 6 immer wieder aus der realen Welt in seine Phantasiewelt und setzt sich nicht mit seinem Verhalten und der Realität auseinander. Da das Lesen für diesen Jungen eine angenehme Tätigkeit ist, verstärkt er sich selbst für unangemessenes Sozialverhalten.

Die aufrechterhaltenden Faktoren innerhalb der Familie betreffen zu wenige soziale Anforderungen. Die Eltern gingen bislang von der Überlegung aus, daß erwünschtes Verhalten allein durch die Vorbildwirkung der Eltern angeregt und vom Kind imitiert wird. Weiter wurde über alles diskutiert, alles gerechtfertigt und begründet. Kind 6 mußte sich aufgrund der Familien- und Kindergartenbedingungen sowie aufgrund seiner kognitiven Leistungsfähigkeit in der Schule noch nie etwas unter Anstrengung erarbeiten.

Positive Konsequenzen der Eltern auf das Kindverhalten erfolgen undifferenziert; Kind 6 wird für alles, jedoch überwiegend im kognitiven Bereich, gelobt. Belohnungen werden als gemeinsame Familienaktivitäten vergeben, was jedoch mit Zeitproblemen der Eltern (vor allem des Vaters) verbunden ist. Bei negativen Konsequenzen fehlt die Kontinuität im Elternverhalten; bestrafen äußert sich oft in Jähzorn oder in Vorwürfen der Mutter, was der Junge vermutlich imitiert. Zudem werden die Unausgeglichenheit und Wutausbrüche durch Aufmerksamkeitszuwendung verstärkt. Kind 6 versteht es, negative Konsequenzen mit dem schlechten Gewissen der Eltern bezüglich der Zeit für die Kinder zu durchbrechen.

e) Trainingszieldefinitionen:
Die soziale Isolation und die Kontaktprobleme des Kindes sind abzubauen, indem es zuerst einmal seine Ansprüche an andere und Einstellungen gegenüber anderen der Realität anpaßt. Das Ziel besteht darin, daß der Junge lernt, andere Kinder besser zu akzeptieren und sich beim Durchsetzen nicht intolerant, sondern angemessen sowie die Vorstellungen eines anderen mitberücksichtigend verhält. Schließlich soll er wieder Mut fassen, auf andere zuzugehen.
Das Selbstbild von Kind 6 muß im Hinblick auf eine größere Ausrichtung auf die Realität verändert werden. Erhöhte Erwartungen an sich selbst sollen ab-, und realistische aufgebaut werden. Der Junge muß seine Anforderungen an sich selbst in der Weise reduzieren, daß er diskriminieren lernt, wann es wichtig ist, etwas exakt und penibel durchzuführen sowie eine Angelegenheit ernst zu nehmen und wann er sich selbst mehr Spielraum für Ungenauigkeiten und Spaß lassen kann. Diese Ziele dienen dem Abbau von Versagensängsten und Mißerfolgsmotiviertheit im sozialen Feld. - Zuletzt soll Kind 6 mehr psychische Stabilität und Ausgeglichenheit entwickeln. Das heißt, seine Frustrationstoleranz ist zu erhöhen, seine Wutausbrüche sind zu reduzieren. Dazu muß Selbstkontrollverhalten aktiviert werden.

3.7 Zusammenfassender Fallvergleich

3.7.1 Typische sozial unsichere Verhaltensweisen

In der nachfolgenden Tabelle (Tabelle 1) werden die wichtigsten beschreibenden Adjektive und Zustandscharakteristika vor dem Trainingsbeginn angegeben. Bei diesen zusammengefaßten Merkmalen wird eine größere Ähnlichkeit zwischen den Kindern deutlich, als dies in den detaillierten Beschreibungen zum Tragen kommt. Bei allen Kindern zeigt sich durchgehend eine ausgeprägte Selbstzentriertheit, die mit unterschiedlich sinnvollen und ausdauernden Tätigkeiten verbunden ist (allein spielen, basteln, mit sich selbst sprechen, Geschichten erfinden, Blumen züchten, allein Musik hören, mit den Puppen reden). Ebenso regelmäßig treten Zappelbewegungen und verschiedene Formen der motorischen Unruhe auf (Schaukeln, nervöses Spiel der Hände). In allen Fällen finden sich eindeutige Anzeichen unsicheren Verhaltens im Gesichtsausdruck (verlegenes Lächeln, unsicheres Umherschauen) und in vielen Fällen im Körperausdruck (verkrampfte und starre Körperhaltung). Gemeinsam ist allen Kindern die soziale Isolation und das Festhalten an Sicherheitssignalen, wie zum Beispiel sich in der Kleidung oder im eigenen Zimmer verstecken, die elterliche Wohnung nicht verlassen wollen, sich von der Mutter nicht trennen wollen u. ä.

● Kindtyp: Verweigerungsverhalten
Einige Merkmale deuten jedoch auf eine Typendifferenzierung hin. Die Tendenz, keinen sozialen Verpflichtungen/Anforderungen nachzukommen, zeigt sich bei Kind 3, 5 und 6; bei diesen Kindern tritt eine aktive Verweigerung gegenüber dem Sozialverhalten auf, wenn sich dieses auf Personen außerhalb der unmittelba-

Tabelle 1: Systematische Gegenüberstellung typischer sozial unsicherer Verhaltensweisen.

Kind	Typische sozial unsichere Verhaltensweisen
1	Still sein, verschlossen sein, keine Freude zeigen, keine emotionale Reaktion in Gestik und Mimik erkennbar, unsicheres Umherschauen, verlegenes Lächeln, kein Blickkontakt, verkrampfte und und starre Körperhaltung, zu Hause Zappelbewegungen und nervöses Spiel mit den Händen, kein Sozialkontakt, keine eigene Meinung
2	Unsicheres Umherschauen, verlegenes Lächeln, kein Blickkontakt, Zappelbewegungen, verkrampfte Körperhaltung ("Kleinmachen"), Schaukelbewegungen, kein Sozialkontakt, Selbstzentriertheit (allein Spielen), keine Meinungsäußerung , aus dem Felde gehen
3	Unsicheres Umherschauen, verlegenes Lächeln, Zappelbewegungen, nervöses Spiel der Hände, keinen sozialen Verpflichtungen/Aufforderungen nachkommen bzw. diese unangemessen verweigern, kein Sozialkontakt zu Gleichaltrigen, auf Mutter/Großeltern fixiert sein
4	Still sein, verschlossen sein, unsicheres Umherschauen, verlegenes Lächeln, kein Sozialkontakt zu Gleichaltrigen, Schwierigkeiten, sich einer Gruppe anzuschließen, kann sich gegenüber anderen nicht behaupten, keine eigene Meinung
5	Still sein, verschlossen sein, unsicheres Umherschauen, verlegenes Lächeln, kein Blickkontakt, Zappelbewegungen, Selbstzentriertheit (allein spielen), keinen sozialen Verpflichtungen/ Anforderungen nachkommen, kein Sozialkontakt zu Gleichaltrigen, Verweigerung von Sozialkontakt, aus dem Felde gehen, auf Mutter fixiert sein
6	Verlegenes Lächeln, unsicheres Umherschauen, Zappelbewegungen, nervöses Spiel der Hände, Selbstzentriertheit (allein spielen), keinen sozialen Verpflichtungen nachkommen, kein Sozialkontakt zu Gleichaltrigen, Schwierigkeiten, sich einer Gruppe anzuschließen, aus dem Felde gehen, auf Mutter fixiert sein

ren Familie bezieht. Diese Kinder sind von der Familie beschützt und sehen die Notwendigkeit von Kontakten zu Gleichaltrigen, aber auch von sozialen Verpflichtungen innerhalb der Familie, nicht ein. Im häuslichen Bereich tritt daher ebenfalls Verweigerungsverhalten auf. Auch im schulischen Verband kommen diese Kinder keinen sozialen Verpflichtungen nach. Ihr Selbstbehauptungsverhalten ist unangemessen, da sie immer und zu allem "nein" sagen.

Bei diesen Kindern ist weiterhin bemerkenswert, daß sie wahrscheinlich von dem Motiv "Furcht vor Mißerfolg" geleitet werden und deshalb zu einer überhöhten Aktivität, vor allem im verbalen Bereich, neigen. Dieser Annahme liegen zwei Überlegungen zugrunde. Zum einen sind die Kinder nicht gewöhnt, mit Mißerfolg umzugehen, da in ihrer familiären Sozialisation derartige Erfahrungen aufgrund des beschützenden Elternverhaltens weitgehend fehlen (vgl. Kapitel 3.7.2). Entsprechend kann sich Furcht vor Mißerfolg entwickeln. Zum anderen legen Untersuchungsergebnisse von Caesar (1976, S. 115) den Zusammenhang von Furcht vor Mißerfolg und überhöhter Aktivität in folgender Weise nahe: "Während sich eine geringe Ausprägung der Motivtendenz 'Hoffnung auf Erfolg' eindeutig 'experimentierhemmend' (Experimentierverhalten = Suche nach Lösungen eines sozialen Problems; U.P.) bei allen Kindern auszuwirken scheint, könnte man spekulativ aus den Ergebnissen annehmen, daß eine starke Ausprägung der Motivtendenz 'Furcht vor Mißerfolg' bei manchen Kindern zu einer überhöhten Aktivität ..." führen kann. Dies trifft vor allem für Kind 3 und 6 zu, die im Gegensatz zu den anderen Kindern keine Ausprägung auf der Verhaltenskategorie "still sein" aufweisen, sondern im Gegenteil viel reden, ohne sich dabei auf den Partner und die Interaktionssituation zu konzentrieren. Sie benutzen das Reden quasi als Schutz vor anderen und damit als Schutz vor Mißerfolg. Die Selbstverbalisation ist bei diesen Kindern (3, 5 und 6) ebenfalls hoch ausgeprägt.

Schließlich ist für die sich verweigernden Kinder charakteristisch, daß sie sich sehr gut, das heißt, langandauernd und befriedigend selbst beschäftigen können. Sie leben eher in einer Phantasiewelt, in der alles in Ordnung ist.

- Kindtyp: passives, initiativeloses Verhalten

Dem sich verweigernden Kindtyp kann man einen zweiten Kindtyp gegenüberstellen, der als passiv und initiativelos bezeichnet wird. Diese Kinder fühlen sich von ihrer Familie nicht akzeptiert (vgl. Kapitel 3.7.2) und sehen es von daher als sinnlos an, überhaupt das "undankbare Geschäft" des Kontaktschließens in Angriff zu nehmen. Sie zeigen kein soziales "Experimentierverhalten" (Caesar, 1976) und verharren nach dem Seligmanschen Konzept in einer total passiven Haltung. Diese Kinder erzählen nichts, bitten um nichts und wirken verschlossen; es treten auch kaum Selbstverbalisationen auf; sie können sich schlecht allein beschäftigen, das heißt, ihre Spielaktivitäten sind ohne Ausdauer und Selbstbefriedigung. Eine Ausnahme bildet Kind 2. Es kann stundenlang eigenen Interessen und Fertigkeiten nachgehen und weist bei diesen Aktivitäten ein hohes Selbstverbalisationsverhalten auf. Innerhalb der Familie erledigt Kindtyp 2 quasi in einem Prozeß der sozialen Anpassung Aufgaben und Verpflichtungen. Typisch für diese Kinder ist schließlich das Sich-nicht-selbstbehaupten-können, in der Form von nicht "nein" sagen und keine Meinung haben beziehungsweise vertreten können. Kind 2 macht auch hier begrenzt eine Ausnahme. Es zeigt bei außerfamiliären Aktivitäten, die es allein unternehmen soll, eher eine Verweigerungstendenz beziehungsweise Nein-sagen-Haltung (zum Beispiel bezüglich der Teilnahme an einer Bewegungsgymnastik oder dem Spielen auf dem Spielplatz und in der Pause auf dem Schulhof).

Zusammenfassend kann man feststellen, daß es hinsichtlich des sozial unsicheren Verhaltens für beide Kindtypen gemeinsame und grundlegend das sozial unsichere Verhalten ausmachende Verhaltensweisen gibt. Darüber hinaus können Differenzierungen von Kindtypen vorgenommen werden, die zu dem Kindtyp 1 (Verweigerungsverhalten) und dem Kindtyp 2 (passives, initiativeloses Verhalten) führen. Zu beachten sind hierbei Überschneidungen einzelner Verhaltensweisen bei Kind 2 und 5 (vgl. die in Klammer gesetzten Kinder in Abbildung 5 im nächsten Kapitel).

3.7.2 Entwicklung sozial unsicheren Verhaltens

Die Fallbeschreibungen sollen eine Hilfe dafür sein, die Ansprechbarkeit eines Kindes auf eine bestimmte Intervention - hier das Training für sozial unsichere Kinder - besser abschätzen zu können. Hierfür sind besonders die Faktoren wichtig, die das Problemverhalten wahrscheinlich bedingten. Wenn diese Faktoren auf dem Hintergrund einer Theorie erklärbar sind, dann können mit einer gewissen Wahrscheinlichkeit wissenschaftlich begründete Vorhersagen darüber getroffen werden, in welchem Ausmaß die Intervention erfolgreich sein wird, welche Schwierigkeiten möglicherweise auftreten und wie das therapeutische Vorgehen optimiert werden kann. Für mich bedeutet das, daß die Entwicklung des sozial unsicheren Verhaltens bei Kindern mit den Bedingungen verglichen werden muß, die Seligman (1979) der Entwicklung der Hilflosigkeit zugrunde legt. Diesen Vergleich versuche ich zusammenfassend zu unternehmen:

Nach Seligman (1979) entstehen Hilflosigkeitsphänomene durch zwei Bedingungen: Die Bedingung der Unkontrollierbarkeit und die der Unvorhersagbarkeit, wobei die Bedingung der Unvorhersagbarkeit die der Unkontrollierbarkeit impliziert. Die Fallbeschreibungen sind entsprechend daraufhin zu untersuchen, ob eine oder beide Bedingungen im Sozialisationsprozeß der Kinder auftrat beziehungsweise noch aktuell anzutreffen ist. Unkontrollierbarkeit kann nach Seligman durch übermäßiges Behüten und Verwöhnen einerseits oder Vernachlässigung andererseits sowie durch insgesamt inkonsistentes Erziehungsverhalten hervorgerufen werden. Die Bedingung der Unvorhersagbarkeit kann für ein Kind zum Beispiel durch eine überraschende Mutter-Kind-Trennung, den "plötzlichen" Eintritt eines weiteren Familienmitgliedes (wie die Geburt von Geschwistern, Aufnahme eines Pflegekindes, zweite Heirat der Mutter oder Freund der Mutter), durch den Verlust eines engen Freundes oder Familienmitgliedes u. ä. erfüllt sein.

● Kindtyp 1

In drei Fällen sind im Sozialisationsprozeß Unkontrollierbarkeitsbedingungen vorzufinden, die wahrscheinlich zum sozial unsicheren Verhalten geführt haben. Es handelt sich um Kind 3, 5 und 6. Bei allen drei Kindern besteht die Unkontrollierbarkeit im beschützenden und verwöhnenden Elternverhalten. Diese Kinder mußten sich bisher nicht in der Weise mit einem Problem auseinandersetzen, daß sie es selbst hätten lösen oder konsequent an einer Zielerreichung hätten arbeiten müssen. Auch Grenzsetzungen in Form sinnvoller und begründeter Ge- oder Verbote fehlen oder werden nicht konsequent durchgehalten. Diese Kinder stellen die "Sonntagskinder" im Sinne Seligmans dar, die in einer "rosaroten" Kinderwelt leben und positive Verstärkung unabhängig von ihrem Verhalten und damit für sie unkontrollierbar erhalten. Die Kinder nehmen die Beziehung von eigenem Verhalten und Konsequenz als asynchron wahr. Konsequenterweise folgt daraus, daß bei allen drei Kindern sich das sozial unsichere Verhalten in stark ausgeprägtem Verweigerungsverhalten äußert, besonders hinsichtlich sozialer Aktivitäten und Verpflichtungen.

Bei Kind 6 ist im Sozialisationsprozeß neben der eben beschriebenen Unkontrollierbarkeitsbedingung durch die späte Geburt des Bruders ein unvorhersagbares Ereignis aufgetreten, das mit der Einschulung von Kind 6 ungefähr zusammenfiel. Die Eltern konnten jedoch die "Problematik" des Ereignisses durch einbeziehendes Verhalten gegenüber Kind 6 entschärfen. Dadurch und durch das beschützende und verwöhnende Elternverhalten ist erklärbar, daß Kind 6 trotz des Erlebens der Bedingung der Unvorhersagbarkeit zum Kindtyp der Sonntagskinder gehört.

Bei den sogenannten "Sonntagskindern" kann, auf soziale Situationen mit Gleichaltrigen beschränkt, soziale Angst angenommen werden, die bei diesen Kindern vermutlich aus dem Fehlen des beschützenden Elternverhaltens und damit von Sicherheitssignalen in solchen Situationen resultiert.

● Kindtyp 2

Bei den anderen drei Fällen (Kind 1, 2 und 4) liegen sowohl Unvorhersagbarkeits- als auch Unkontrollierbarkeitsbedingungen vor. Hier haben die Kinder im Laufe ihrer Entwicklung mindestens ein unvorhersagbares traumatisches Ereignis erfahren, nämlich Trennung von der wichtigsten Bezugsperson beziehungsweise Eindringen eines "Störenfriedes" in die Familie (Trennen von der Großmutter und Erkennen, daß der Vater nicht der leibliche Vater ist - Kind 1; zweite Heirat der Mutter, dadurch indirekte Trennung von Mutter und Kind sowie Aufnahme eines Pflegekindes - Kind 2; Trennung von der Mutter für ein halbes Jahr, Bevorzugung des jüngeren Bruders durch die Mutter - Kind 4). Zusätzlich zu diesen unvorhersagbaren Ereignissen erfahren die Kinder Unkontrollierbarkeit durch Vernachlässigung und inkonsistentes Erziehungsverhalten. Die Zuwendung der Eltern beziehungsweise der Mutter erfolgt je nach verfügbarer Zeit oder Stimmung. Für die Kinder ist kein Zusammenhang von Verhalten und Konsequenzen erkennbar, und es ergeben sich für sie keine Sicherheitssignale für ein Ausbleiben von traumatischen Ereignissen. Das sozial unsichere Verhalten dieser Kinder ist überwiegend durch Passivität geprägt; sie stellen im Sinne Seligmans die sogenannten "deprivierten" Kinder dar. Bei diesen Kindern kann aufgrund des Entstehungszusammenhangs das Motiv der sozialen Angst unterstellt werden. Es fehlt ihnen in besonderem Maße an Sicherheitssignalen, und zwar nicht nur in sozialen Interaktionssituationen mit Gleichaltrigen, sondern auch in bezug auf die familiäre Situation. Diese Kinder attribuieren vermutlich, analog ihren Erfahrungen mit Unvorhersagbarkeit und Unkontrollierbarkeit, global und stabil; das heißt, Hilflosigkeitserfahrungen werden über Ereignisse und über die Zeit hinweg generalisiert.

● Selbstkonzept sozial unsicherer Kinder

Die soziale Angst, als Unvorhersagbarkeits- und damit als Unkontrollierbarkeitserwartung kognitiv repräsentiert, beeinflußt das Selbstkonzept der Kinder entsprechend ihrer Erwartung über mangelnde Sicherheitssignale und damit über Unkontrollierbarkeit der Situation. In welcher Weise das Selbstkonzept negativ geprägt wird, scheint damit zusammenzuhängen, ob die Unkontrollierbarkeitsbedingung im Sinne einer Verwöhnung allein oder die Unkontrollierbarkeitsbedingung im Sinne einer Vernachlässigung und die Unvorhersagbarkeitsbedingung vorliegt. Je nach den Bedingungen variieren wahrscheinlich die Attributionsprozesse. Vor allem bei den Kindern mit der ungünstigen Bedingungskombination Unkontrollierbarkeit im Sinne von Vernachlässigung und Unvorhersagbarkeit ist mit internalen, aber auch mit globalen und stabilen Attributionen zu rechnen, was den Verlust des Selbstvertrauens zur Folge hat (Abramson et al., 1978). Mangelndes Selbstvertrauen kann bei allen drei Kindern des "deprivierten" Kindertyps beobachtet werden. Sie neigen zu einem eher negativen Selbst- und Fremdbild. Die drei Kinder, die mit der Unkontrollierbarkeit im Sinne der Verwöhnung aufgewachsen sind, verfügen zwar über ein positives Selbstbild, das sogar übersteigert ist; jedoch ist ihr Fremdbild negativ ("die anderen mögen mich nicht"; "die anderen wollen mich immer schlagen"; "die anderen wollen mich nicht mitspielen lassen"; "woran das liegt, weiß ich nicht"). Dies wird erklärlich, wenn man Untersuchungsergebnisse zum Attributionsstil von Personen mit hoher Selbstwerteinschätzung berücksichtigt. Die Ergebnisse zeigen an, daß solche Personen Mißerfolg extern attribuieren und Erfolg intern (vgl. Herkner, 1980, S. 36 f). An dieser Stelle ist zu beachten, daß die Begriffe "externe und interne Attribution" im Sinne des bekannten Konzeptes von Rotter (1972) und nicht im leicht modifizierten Sinne von Abramson et al. (1978) verwendet sind. Die Art des Selbstkonzeptes, wahrscheinlich bedingt durch die Art der Hilflosigkeitsbedingung, scheint die Prägung des sozial unsicheren Verhaltens zu beeinflussen, das heißt, ob Verweigerung oder Passivität bei einem Kind vorliegt.

Zusammenfassend kann festgestellt werden, daß die Kinder mit der Bedingung der Unkontrollierbarkeit im Sinne einer Verwöhnung ein übersteigertes Selbstbild und ein negatives Fremdbild aufweisen und ihr sozial unsicheres Verhalten sich primär als Verweigerungsverhalten ausdrückt. Die Kinder mit der Bedingung Unvorhersagbarkeit und Unkontrollierbarkeit im Sinne einer Vernachlässigung zeigen ein negatives Selbst- und Fremdbild, und ihr sozial unsicheres Verhalten äußert sich in initiativelosem und passivem Verhalten.

● Sicherheitssignale und Verstärkungslernen

Ein weiteres Problem bei der Erklärung der Entstehung sozial unsicheren Verhaltens ergibt sich aus dem durch Selbst- und Fremdverstärkung geprägten Kreislauf. Entsprechend der Sicherheitssignal-Hypothese suchen Individuen ihre Umwelt nach Sicherheitssignalen ab. Sicherheitssignale können für hilflose Kinder deren Kleidung, deren Zuhause oder die Mutter beziehungsweise die Eltern sein. Diese Sicherheitssignale wollen sie selbstverständlich wegen deren angstreduzierenden Wirkung nicht aufgeben. Entsprechend halten sich hilflos geprägte Kinder überwiegend zu Hause, in einer vertrauten Umgebung oder in der Nähe der

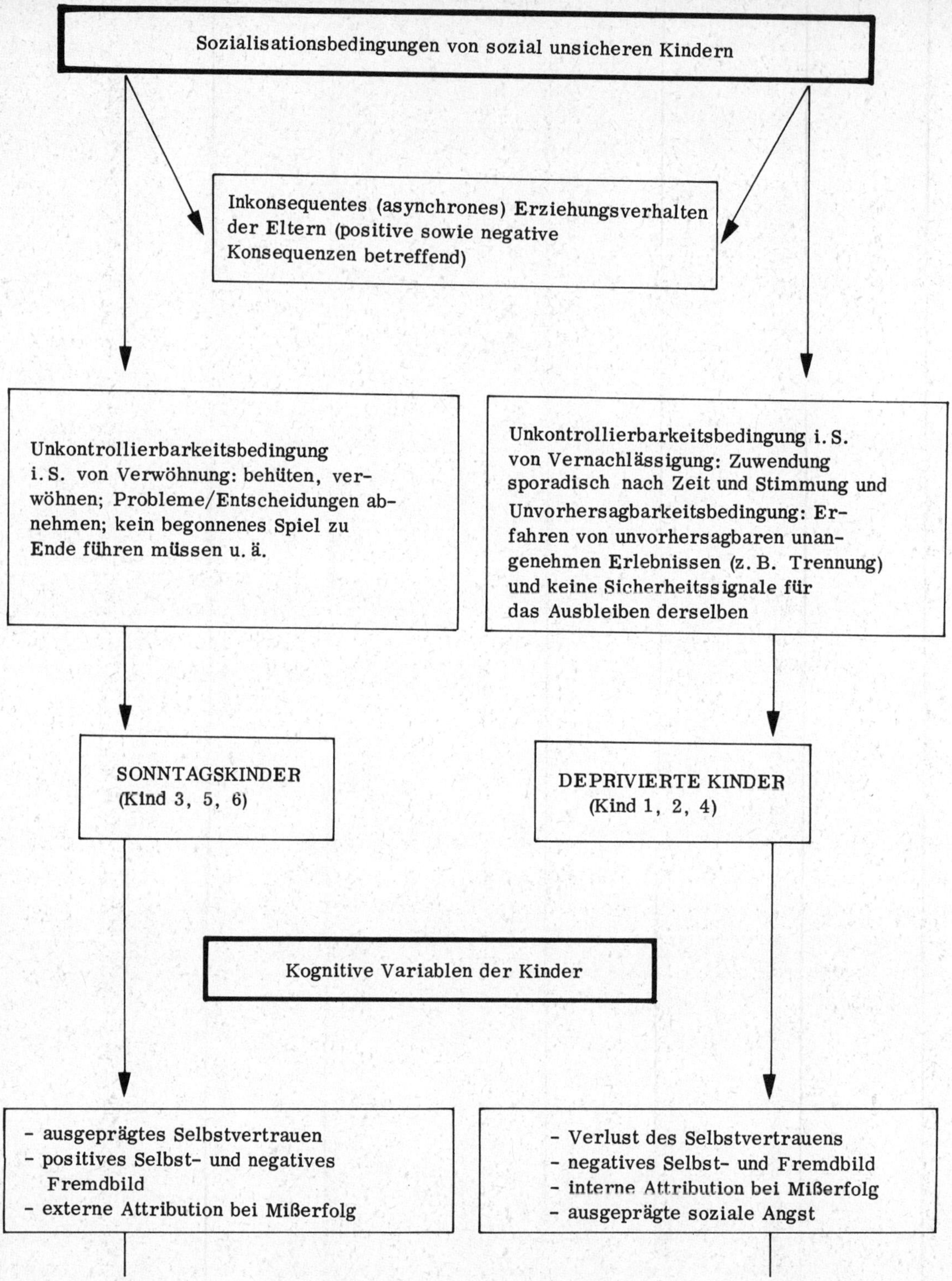

Fortsetzung der Abbildung auf Seite 65

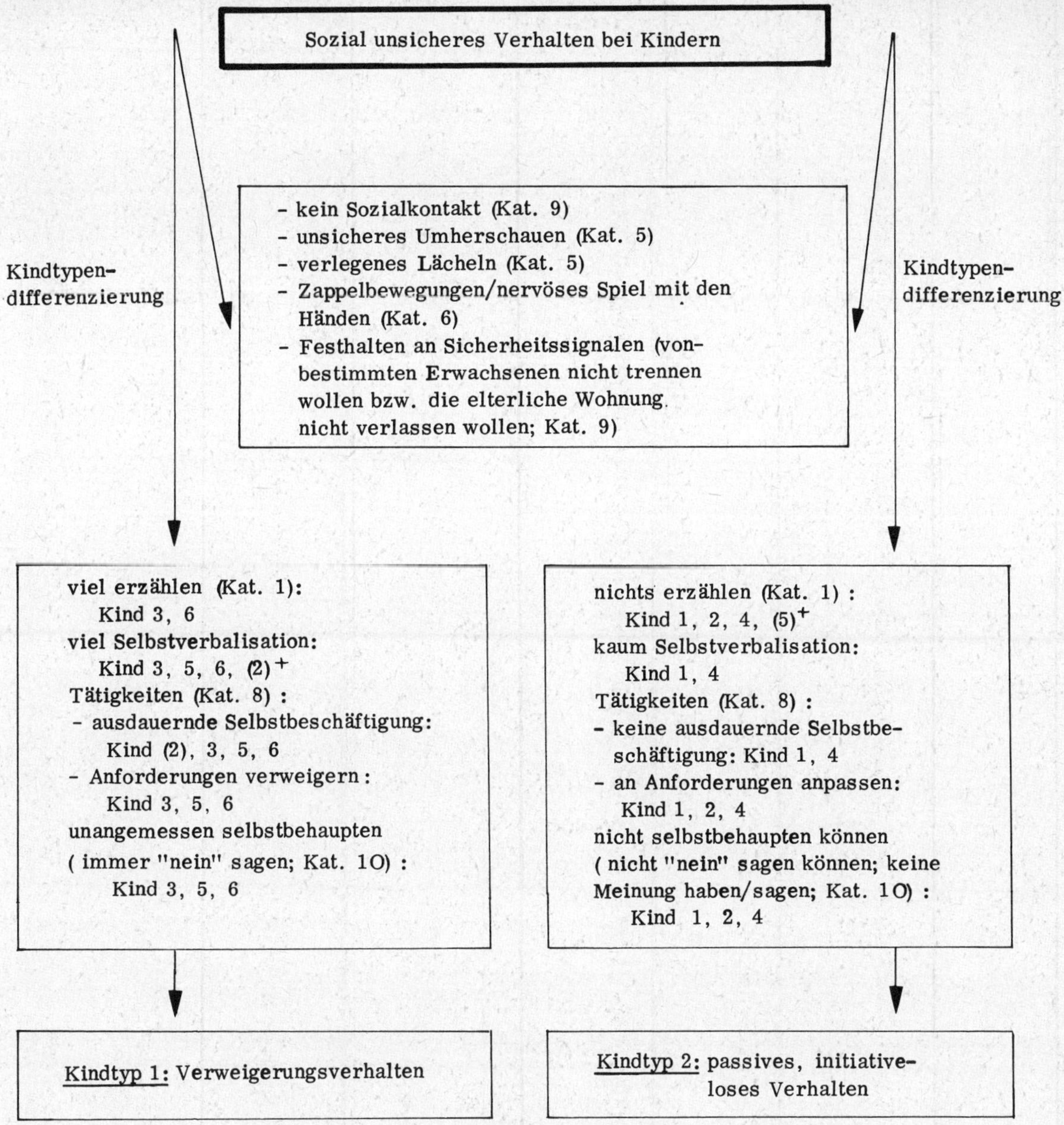

Abbildung 5
Modell der Sozialisationsbedingungen, der kognitiven Variablen und der kindspezifischen Verhaltensweisen sozialunsicheren Verhaltens.
+Die Kinder in Klammer gehören zum anderen Kindtyp (s. Anm. in 3.7.1).

Eltern auf. Die soziale Isolation führt dazu, daß sozial kompetentes Verhalten nicht den realen Anforderungen entsprechend ausgeführt werden muß und deshalb nicht geübt wird. Folglich sind soziale Fertigkeiten im Verhaltensrepertoire nur unzureichend vorzufinden.

Die sozialen Fertigkeiten können jedoch als Sicherheitssignale fungieren; diese fallen aber für ein sozial unsicheres Kind in einer sozialen Interaktion aus, da es über soziale Fertigkeiten kaum verfügt. Somit tritt zusätzlich für diese Kinder, unabhängig von der Art der ungünstigen Sozialisationsbedingung bezüglich Unkontrollierbarkeit und Unvorhersagbarkeit, soziale Angst auf. Das entsprechende Hilflosigkeitsverhalten sozial unsicherer Kinder besteht je nach "Kindtyp" in passivem Rückzugsverhalten oder Verweigerungsverhalten, das heißt in der Situation erfolgt keine Reaktion, oder die Situation wird von vornherein gemieden. Damit erfährt das Kind nicht mehr, daß eine soziale Interaktionssituation kontrollierbar ist und Sicherheitssignale enthalten kann. Dies wird oftmals von dem Elternverhalten verstärkt, indem diese das Vermeidungsverhalten oder die Reaktionsverweigerung ermöglichen, entweder durch Vernachlässigung oder durch falsch gemeintes Beschützenwollen. Das Kind entzieht sich selbst also die Möglichkeit der Kontrolle über Verstärker aus der Umwelt bezüglich einer Interaktion mit Gleichaltrigen.

Besucht das Kind einen Kindergarten oder schließlich die Schule, dann wird es notwendigerweise mit sozialen Interaktionssituationen konfrontiert, verfügt jedoch über keine Fertigkeiten im Sinne der Kontrollierbarkeit der Situation, über kein Durchhaltevermögen bei Problemen in einer Interaktion und über keine Sicherheitssignale. Aus diesen Gründen ist die Gefahr groß, daß das Kind soziale Mißerfolge erlebt. Je nach Sozialisationsbedingungen in der Familie und Attribution des Kindes wird die Erwartung der Hilflosigkeit auf- beziehungsweise ausgebaut und die soziale Angst verstärkt. Das Kind verlernt durch die erfahrene Hilflosigkeit immer mehr, seine Reaktionen und die Umweltkonsequenzen im Zusammenhang zu sehen, was zu der "ich-habe-nicht-", "ich-kann-nicht-" und "ich-will-nicht-Haltung" führt. Diese ist für sozial unsichere Kinder typisch und wird oft durch die Eltern in Form von in Schutz nehmen des Kindes verstärkt. Dadurch bleibt das Kind auch für spätere positive Erfahrungen "immun" (s. Seligman, 1979).

● <u>Vorhersagen über den Trainingsverlauf</u>

Die beiden herausgearbeiteten Kindtypen weisen unterschiedliche Entwicklungsbedingungen auf und zeigen verschieden ausgeprägte Verhaltensweisen sozial unsicheren Verhaltens. Folgende, nicht zufällig gewonnene Vorhersagen erscheinen plausibel: Alle Kinder haben in irgendeiner Form Erfahrungen mit unkontrollierbaren Situationen gemacht. Deshalb ist es für die Kinder von Bedeutung, zu erleben, daß es kontrollierbare Ereignisse und Konsequenzen gibt. Dies kann den Kindern in einem strukturierten Kontakt vermittelt werden. Ein Trainingsprogramm wie das vorliegende bietet dazu Möglichkeiten. Ein Therapeut muß jedoch in Abhängigkeit von den beiden Kindtypen mit unterschiedlichen Schwierigkeiten rechnen: Die "Sonntagskinder" werden vermutlich Verweigerungsverhalten zeigen und die "deprivierten" Kinder passives Verhalten. Man sollte dem Verweigerungsverhalten mit mehr Nachdruck begegnen als dem passiven; das heißt: Der Therapeut muß auf einem Minimum an Aktivität und Beteiligung im Training bei den "Sonntagskindern" bestehen. Bei den "deprivierten" Kindern liegen andere Gründe für ihr passives Verhalten vor, die in den sehr ungünstigen Unvorhersagbarkeits- und Unkontrollierbarkeitsbedingungen zu suchen sind. Sie benötigen deshalb eventuell eine längere Phase, in der sie mit dem Therapeuten allein sind, um neben der Durchführung des Standardprogramms Probleme besser bearbeiten zu können, die sie selbst betreffen. Es könnte auch sein, daß diese Kinder mehr Zeit brauchen, Vertrauen aufzubauen und sich im Rahmen der vorgegebenen Materialien und Spiele zu entfalten.

Die Zusammensetzung der Kindergruppen für das Gruppentraining richtet sich ebenfalls nach den Kindtypen. Eine gemischte Gruppe von "deprivierten" und "Sonntagskindern" kann sich als fruchtbar erweisen, da die Verhaltenskompetenzen unterschiedlich verteilt sind.

In der vorangegangenen Abbildung (Seite 64 - 65) werden die Zusammenhänge der Entwicklung des typischen sozial unsicheren Verhaltens, einschließlich kognitiver Variablen der Kinder, im Überblick dargestellt (vgl. Abbildung 5). Differenzierend kann formuliert werden, daß unterschiedliche Arten von Unkontrollierbarkeitsbedingungen und unter Umständen kombiniert mit Unvorhersagbarkeitsbedingungen innerhalb einer Familie die Entwicklung sozial unsicheren Verhaltens unterschiedlich prägen, so daß sich kindtypische Problemverhaltensweisen herausbilden. Ob sich die angedeuteten Zuordnungen von Kindtyp und Sozialisationsbedingungen aufrechterhalten lassen, konnen nur langzeitlich ausgerichtete Familienforschungen zeigen (vgl. erste Ansätze von Perrez und seinen Mitarbeitern, 1981).

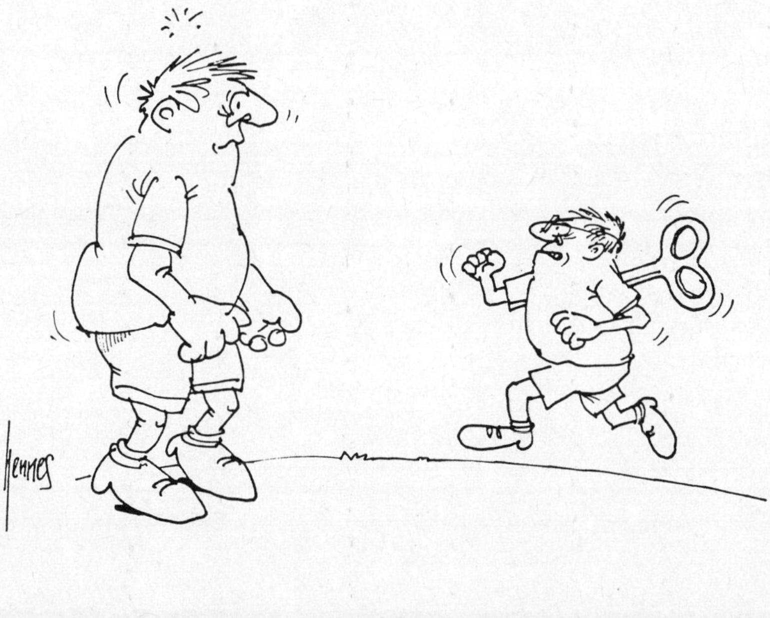

4 Training mit sozial unsicheren Kindern

Nach einem kurzen Überblick über mögliche Ansätze zur Behandlung sozial unsicheren Verhaltens stelle ich die Konzeption des Trainings mit sozial unsicheren Kindern, die Therapieziele und die verhaltenstherapeutischen Techniken des Einzel- und Gruppentrainings sowie der Elternberatung vor. Die Instruktionen und notwendigen Materialien schließen sich an.

Die Arbeit mit den Kindern sowie den Eltern wird durch Fallbeispiele dokumentiert. Die Falldokumentation zur Illustration für das Vorgehen im Einzel-, Gruppentraining und in der Elternberatung ist in den jeweiligen Instruktionsteil integriert. Es handelt sich sowohl um Einzelbeispiele, die eine einzelne Instruktion verdeutlichen sollen, als auch um Beispiele für die Einschätzung des Gesamtablaufs. Die Falldokumentation spiegelt nicht nur den positiven Trainingsverlauf wider, sondern zeigt auch Schwierigkeiten und den Umgang damit auf.

4.1 Ansätze zur Behandlung sozial unsicheren Verhaltens

"Trotz Hinweise auf die prognostische Relevanz sozial gehemmten Verhaltens bei Kindern gibt es kaum Untersuchungen zu Therapiemöglichkeiten. Die 'Unauffälligkeit' gehemmter Kinder scheint eine pädagogische und therapeutische Auseinandersetzung nicht herauszufordern", meint Caesar (1976, S. 8; vgl. auch Butler et al., 1977). Ganz so düster schaut es jedoch nicht aus; es gibt einige wenige experimentelle und Psychotherapiestudien. Die verhaltenstherapeutischen Vorgehensweisen erstrecken sich vor allem auf verschiedene Konditionierungsmethoden (u. a. Selbstsicherheitstraining), systematische Desensibilisierung, Modellerntechniken und Verhaltensübungen (vgl. die Überblicke bei Schröder, 1974; 1977; Rathjen & Foreyt, 1980).

● Selbstsicherheitstraining

Eine besondere Stellung nimmt das Selbstsicherheitstraining zum Aufbau sozial kompetenten Verhaltens ein; Modellerntechniken und Verhaltensübungen in Form von Rollenspielen, neben sozialer Belohnung und Übung in realen Situationen, gehen als wichtige Elemente darin ein. Wichtigste Aufgabe ist das Ausführen von selbstsicheren Verhaltensweisen, damit die Angst einer Person, die diese mit bestimmten (sozialen) Situationen verbindet, gegenkonditioniert wird. Das heißt: Es sollen mittels Verhaltensausführung Erfahrungen vermittelt werden, die mit bisherigen, zum Teil irrationalen Gedanken über negative Reaktionen aus der Umwelt bei selbstsicherem Verhalten inkompatibel sind. Dies soll dem Aufbau von Selbstvertrauen dienen (vgl. Morris, 1977).

● Modellernen und Verhaltensübung

Hersen et al. (1977) setzen sich intensiv mit der klinischen Praxis zur Herausbildung von sozial sicheren Verhaltensweisen auseinander. Ihnen zufolge ist die Verhaltensübung erfolgreicher als direkte Ratschläge oder eine nondirektive Therapie. Die Autoren stellten fest, daß wiederholte Modelldarbietungen von schwierigen Situationen allein bei Verhaltensdefiziten keine Verhaltensveränderung bewirkten: Modellernen und Rollenspiel kombiniert, erwiesen sich allen anderen Behandlungsarten überlegen; die Bedeutsamkeit der Verstärkung eines jeden selbstsicheren Verhaltensansatzes wird von Hersen et al. (1977) betont.

● Rollenspiel

Auch Flowers (1977) weist das Rollenspiel als wichtige Technik in einem Selbstbehauptungstraining aus; seine Wirkung werde einmal durch verschiedenartige, in bestimmter Weise angeordnete Schritte bedingt:

1. Spielen von leichten, strukturierten und vom Therapeuten vorgegebenen Situationen;
2. subjektive Selbsteinschätzung des dabei aufgetretenen Wohlbefindens/Unbehagens, erfaßt mit der SUD Skala von Wolpe & Lazarus (1966);
3. Rollenspiele zu realen Problemsituationen des Klienten;
4. leichte Übungen für die Realität (Hausaufgaben), die jedoch die Problemsituation des Klienten nicht unmittelbar betreffen;
5. schrittweises Einüben von sich selbstbehauptenden Verhaltensweisen in realen Situationen, die für den Klienten relevant sind.

Die Realisierung der fünf Schritte erfolgt in Therapiegruppen. Zum anderen bestehe die Wirkung von Rollenspielen im Hervorrufen einer Situation, in der andere wichtige Behandlungsvariablen mit ihren Effekten zum Tragen kommen könnten. Solche Variablen umfassen Instruktionen, Modellernen, Feedback, Verstärkung, Selbstbeobachtung und Selbstbeurteilung. Schließlich muß sich ein Therapeut vom klinischen Standpunkt aus darüber im klaren sein, "daß er mit dem Rollenspiel eine Technik anwendet, die ohne exakte Instruktionen, Feedback von außen sowie äußere und innere Verstärkungen wahrscheinlich an Effektivität verliert" (Flowers, 1977, S. 195). In diesem Zusammenhang wird die Bedeutung eines strukturierten Vorgehens beim Einsatz von Rollenspielen sichtbar.

● Kognitiv-verhaltenstherapeutischer Ansatz

Aufschlußreich in diesem Kontext sind die Ergebnisse einer Studie von Hammen et al. (1980), die kognitiv-verhaltenstherapeutische Vorgehensweisen mit Fertigkeitstrainings verglichen. Beide Behandlungsverfahren erweisen sich zum Abbau von selbstunsicheren Verhaltensweisen bei Erwachsenen als effektiv; jedoch war kein Vorgehen dem anderen überlegen. Obwohl unangemessene und sozial sicheres Verhalten störende Kognitionen hinsichtlich der Verursachung unsicheren Verhaltens eine entscheidende Rolle spielen, bedingen kognitive Interventionen zusätzlich zu verhaltenstherapeutischen Verfahren keine bedeutsame Erhöhung der Wirksamkeit der Behandlung.

● Modellernen bei Kindern

O'Connor (1972) untersuchte die Modifikationsmöglichkeiten bei 33 Kindergartenkindern mit extremem Absonderungsverhalten. O'Connor verglich die Versuchsbedingungen Modellernen und Shaping, Shaping alleine, Modellernen alleine (der Modellfilm beinhaltete Annäherungsszenen von Gleichaltrigen) und eine Kontrollgruppe (Kontrollfilm). Nur bei den Gruppen Modellernen und Modellernen und Shaping konnten langfristig Wirkungen hinsichtlich erhöhter sozialer Interaktion bei Kindern festgestellt werden. Modellerneffekte als hemmungsabbauende Effekte im Sinne Banduras (1977 a) konnte Keller & Carlson (1974) bei einer Gruppe von 19 sozial isolierten Vorschulkindern nachweisen. Diese Autoren führten den Kindern Modellfilme vor, die neben sozialen Interaktionen bei Kindern auch das Geben sozialer Verstärkung enthielten (zum Beispiel Lachen, physischer Kontakt als Zuneigungsbezeugung, Geben von Gegenständen), was von den Autoren als eine wichtige soziale Fähigkeit betrachtet wurde. Als Kriteriumsverhalten wurden die im Vortest am stärksten ausgeprägten Verhaltensweisen gewählt (Sprechen, Lächeln, Nachahmung). Die Kinder der Versuchsgruppe zeigten mehr interaktions- und verstärkendes Verhalten als die der Kontrollgruppe.

Jakibchuk & Smeriglio (1976) gingen der Frage nach, wie Modellfilme beschaffen sein müssen, um optimale Wirkungen zu erzielen. Sie wollten die Wirkung von Modellfilmen mit Begleittexten und solchen mit verbalen Äußerungen des Modells selbst feststellen. Dazu teilten sie 22 sozial isolierte Vorschulkinder vier Gruppen zu. Die erste Gruppe beobachtete ein selbstverbalisierendes Bewältigungsmodell, die zweite Gruppe sah die gleichen Modellfilme, jedoch mit einem Begleittext, der von einem Kind in der dritten Person gesprochen wurde, die dritte Gruppe schaute Naturfilme an und die vierte nahm lediglich an den Tests teil. Die erste Gruppe zeigte die größten Wirkungen gegenüber allen anderen Gruppen, auch noch bei einer Nachuntersuchung nach drei Wochen.

● Kompakte Trainings

Kompakte Trainings sozialer Fertigkeiten für selbstunsichere Kinder stellen zum Beispiel Bornstein et al. (1977) zusammen. Mit Hilfe von auf konkrete Situationen bezogenes Modellernen, spezifisches Feedback und Rollenspielen konnten die Zielverhaltensweisen (Blickkontaktfähigkeit, Sprachlautstärke und Forderungen stellen können) erreicht werden. Butler et al. (1977) führten eine Einzelfalluntersuchung an einem 6 Jahre alten, stark zurückgezogenen Mädchen durch, das sich zu Hause und in der Schule sehr selten äußerte. In einem eltern- und lehrerbezogenen Fertigkeitstraining von 20 Sitzungen (Instruktionen zum Modell- und Verstärkungslernen, audio-visuelles Feedback) konnte der Blickkontakt und die Sprechbereitschaft des Kindes sowie die Verständlichkeit der Sprache verbessert werden.

Meijers (1978) hatte ebenfalls ein umfassendes Programm zur Reduktion von sozial unsicheren Verhaltensweisen (soziale Angst) bei 10- bis 13-jährigen Kindern entwickelt, das auf dem Problemlöseansatz von D'Zurilla & Goldfried (1971) basierte. Das Vorgehen bezog sich auf die folgenden Teilziele, die in 13 Sitzungen angegangen wurden:

- Differenzieren zwischen verschiedenen Gefühlen, Ausdrücken von Gefühlen (in Pantomimen);
- Lernen, Gefühle auf vorausgegangene Ereignisse zu beziehen;
- Probleme angeben und Beziehungen zwischen Gefühlen, Gedanken und vorausgegangenen Ereignissen wahrnehmen;
- Beschreibung und Erklärung der notwendigen Schritte des Problemlösens;
- persönliche Probleme beschreiben und nach möglichst vielfältigen Lösungen suchen;
- Lernen, konstruktives Feedback zu geben (Rollenspiel mit Problemsituationen);
- Rollenspiel mit Verhaltensübungen bei verschiedenen persönlichen Problemen (nach dem Problemlöseansatz);
- Überprüfung und Bewertung der Problemlösung;
- Lösen von Problemen der Gruppe.

Die empirischen Befunde dieses Ansatzes zeigten, daß der Problemlöseansatz nur mäßige Erfolge brachte, da er für Kinder vermutlich zu kognitiv ist. Meijers empfahl daher, den Problemlöseansatz mit einem Training sozialer Fertigkeiten zu kombinieren.

Weitere Verhaltenstrainings liegen von Booraem et al. (1979) vor. Eine Zusammenstellung verschiedener Ansätze zur Verbesserung spezifischer Kompetenzen (zum Beispiel im schulischen Bereich) findet man in den Sammelbänden von Cartledge & Milburn (1980) und Rathjen & Foreyt (1980). Eine Reihe von Anregungen, rational-emotive Verhaltensweisen beim Umgang mit sozial unsicheren Kindern nutzbringend anzuwenden, geben Keßler & Hoellen (1982).

Wie die beschriebenen Ansätze zeigen, sind für Interventionen mit Unsicheren immer wieder dieselben Techniken von Bedeutung: Modellernen, Verhaltensübung beziehungsweise Rollenspiele und Verstärkungslernen. Sie sind als mehr oder weniger effektiv ausgewiesen und werden in dem vorzustellenden Training aufgegriffen.

4.2 Trainingskonzeption: Theoretische Voraussetzungen

Ich beziehe mich zum einen auf die Hilflosigkeitstheorie von Seligman (1979) und zum anderen auf die sozial-kognitive Lerntheorie von Bandura (1976 b; 1979). Mit Hilfe der beiden Theorien soll gezeigt werden, daß:

1. Die Art des Trainings in Abstimmung mit den spezifischen Schwierigkeiten des sozial unsicheren Verhaltens aus einer Theorie abzuleiten und
2. die konkrete Vorgehensweise theoretisch zu begründen ist.

1. Der Beitrag der Hilflosigkeitstheorie von Seligman

Es sind die spezifischen Schwierigkeiten sozial unsicheren Verhaltens beziehungsweise der Hilflosigkeit zu beachten, die in der mangelnden Reaktionsbereitschaft und der damit verbundenen Erwartung liegen, daß Reaktionen zu keinem gewünschten Ergebnis führen. Folglich müssen zum Aufbau der Reaktionsbereitschaft die zugrunde liegenden Erwartungen bei einer Behandlung verändert werden. Die Frage ist, wie dies zu erreichen ist?

Die Dramatik des erwähnten Problems soll am Beispiel eines hilflosen Hundes illustriert werden (Seligman, 1979, S. 52 und 53): "Meine Kollegen und ich haben lange Zeit erfolglos an diesem Problem gearbeitet: zunächst entfernten wir die Trennwand aus der shuttle box, so daß der hilflose Hund auf die sichere Seite laufen konnte, wenn er wollte; aber er blieb einfach liegen. Dann stieg ich in die sichere Käfighälfte und rief den Hund, aber der rührte sich nicht. Wir ließen den Hund hungern und legten dann eine von ihm bevorzugte Salami auf die sichere Seite, aber er rührte sich nicht. Wir versuchten mit allen Mitteln, den Hund dazu zu bringen, während der elektrischen Schläge zu reagieren, um ihn zu der Einsicht zu bringen, daß seine Reaktion den Schock beendete. Schließlich zeigten wir einen unserer hilflosen Hunde James Geer, einem Verhaltenstherapeuten, der sagte: "Wenn ich so einen Patienten hätte, würde ich ihm schnell und unvermittelt einen Tritt geben, um ihn in Bewegung zu setzen." Geer hatte recht: diese Therapie führte bei allen hilflosen Hunden und Ratten immer zum Erfolg (...)."

Die Erwartungs- und damit Verhaltensänderung gelingt, wie dieses Beispiel zeigt, also nur, wenn man das hilflose Individuum zu einer Reaktion zwingt. Dieser Nachdruck, eine Reaktion zu zeigen, muß immer wieder erfolgen, bis die Erwartungshaltung hinsichtlich der Reaktionsunabhängigkeit modifiziert ist. Bei hilflosen Hunden in der shuttle box kann der Zwang zur Reaktion von fünfundzwanzig bis zu zweihundert mal notwendig sein. Nach gelungener Veränderung der Erwartungshaltung wird die Reaktionsbereitschaft beibehalten und sogar ein selbständiger Lernfortschritt möglich. Den Erfolg bei der Heilung von hilflosen Hunden und Ratten konnte Seligman (1979) in je fünfundzwanzig Fällen replizieren.

Die totale Passivität und der große Energieaufwand der Kinder, soziale Interaktionssituationen zu vermeiden und soziale Anforderungen strikt zu verweigern, läßt Ähnlichkeiten hinsichtlich des Verhaltens des soeben beschriebenen Hundes und sozial unsicherer Kinder erkennen. Von daher erscheint es gerechtfertigt, Seligmans Erkenntnisse über den Lernprozeß bei Hundeversuchen zum Hilflosigkeitsabbau für eine Therapiesituation fruchtbar zu machen. Dabei sind drei Schritte im Lernprozeß zu beachten:

a) Es bedarf großer Anstrengung von seiten des Therapeuten, den Klienten zu einer Reaktion zu bringen. Er muß vielleicht sogar Zwang ausüben. Es kann vorkommen, daß Widerstand vom Klienten in dieser Phase geleistet wird. Es gilt jedoch, als Therapeut konsequent zu bleiben. Geht man von einer hierarchischen Therapiezieldefinition aus, so dürfte der Klient vom Schwierigkeitsgrad der zu realisierenden Verhaltensweisen her nicht überfordert sein; deshalb kann ein Therapeut auf der Verhaltensausübung bestehen.
b) Im weiteren Verlauf der Behandlung wird die Zwangsausübung und die damit verbundene Anstrengung des Therapeuten immer weniger benötigt, bis nur noch ein kleiner Anstoß zur Hilfestellung für aktives Verhalten erforderlich ist.
c) Schließlich reagiert der Klient, nach mehr oder weniger häufigen Verhaltensausübungen und Hilflosigkeitsüberwindungen, von sich aus und ohne Hilfestellung. Den Erwartungen über die Unkontrollierbarkeit einer

Situation stehen nun andere Erfahrungen über Handlungskompetenzen gegenüber. Der Lernprozeß ist abgeschlossen.

Es ist deutlich geworden, daß eine direkte Vorgehensweise zur Beseitigung des sozial unsicheren Verhaltens notwendig ist. Dem Kind muß unter Umständen unter Zwang die Kontrollierbarkeit einer sozialen Situation vermittelt werden, wobei tatsächliche wie vermutete Kontrollierbarkeit Hilflosigkeitsreaktionen verhindern, wie dies Lärmexperimente mit Studenten zeigten (vgl. Seligman, 1979). Diese verdeutlichen, "daß die subjektive Erwartung und nicht die objektiven Bedingungen von Kontrollierbarkeit die entscheidende Determinante für Hilflosigkeit ist" (Seligman, 1979, S. 45). Die Hilflosigkeitstheorie von Seligman weist somit auf die Art der Intervention für sozial unsicheres Verhalten hin; nämlich auf ein lerntheoretisch orientiertes Training. Von daher bevorzuge ich verhaltenstherapeutische Vorgehensweisen.

2. Der Beitrag der sozial-kognitiven Lerntheorie von Bandura

Um das therapeutische Vorgehen theoretisch fundiert zu spezifizieren, bietet m. E. die sozial-kognitive Lerntheorie (Bandura, 1976 b; 1979) gute Möglichkeiten. Sie wurde vielfach sehr ausführlich dargestellt, so daß wir uns hier auf die wichtigsten Bestandteile zur Ableitung des verhaltenstherapeutischen Vorgehens mit sozial unsicheren Kindern beschränken können.

● Reziproker Determinismus

Die sozial-kognitive Lerntheorie stützt sich auf einen reziproken Determinismus, dessen Kernaussage sich auf die ständige reziproke Interaktion zwischen Determinanten der Person, des Verhaltens und der Umwelt bezieht. "Der Terminus reziprok steht hier für die wechselseitige Wirkung zwischen Ereignissen" (Bandura, 1979, S. 192). Die Determinanten der Person und ihres Verhaltens werden als personale Determinanten von Bandura (1979) bezeichnet, wobei sich die internen Faktoren einer Person und ihr Verhalten ebenfalls wechselseitig beeinflussen. Als Beispiel nennt Bandura (1979) die Erwartungen als interne Faktoren einer Person, die deren Verhalten beeinflussen; und umgekehrt bedingen Verhaltensergebnisse die Erwartungen. Umweltabhängige Determinanten sind Umweltereignisse bzw. Umwelteinflüsse. Personale wie umweltabhängige Determinanten stellen mögliche Einflußgrößen dar, die nicht als "separate Ganzheiten" zu begreifen sind. "Partiell bestimmt also das Verhalten, welche der vielen potentiellen Umwelteinflüsse ins Spiel gebracht werden und welche Form diese annehmen. Umwelteinflüsse wiederum bestimmen partiell, welche Verhaltensrepertoires entwickelt und aktiviert werden. In diesem gegenläufigen Einflußprozeß ist die Umwelt ebenso beeinflußbar wie das Verhalten, das von ihr reguliert wird" (Bandura, 1979, S. 193).

Abstrakt drückt Bandura den Umweltdeterminismus mit der Lewinschen Formel V= f(U) und den persönlichen Determinismus mit der Lewinschen Formel U= f(V) aus. "Im ersten Falle ist das Verhalten die Wirkung und im zweiten die Ursache" (Bandura, 1979, S. 201). Der reziproke Determinismus V ⇄ P ⇄ U bildet das Gerüst der sozial-kognitiven Lerntheorie. Die Umwelteinflüsse machen die traditionelle soziale Lerntheorie aus, die personalen Einflüsse zielen auf eine kognitive Lerntheorie i. S. einer Selbstbestimmung durch die Anwendung von Selbstkontrolltechniken ab.

● Lerneffekte und Modellernprozesse

Die soziale Lerntheorie, auch als Modellernen, Beobachtungs- und Imitationslernen bezeichnet, geht von drei verschiedenen Lerneffekten aus, nämlich dem Beobachtungslerneffekt, dem hemmungsabbauenden und Hemmungseffekt sowie dem Reaktionserleichterungseffekt (vgl. Bandura, 1977 a; Petermann & Petermann, 1978). Diese verschiedenen Lerneffekte werden durch vier in Wechselwirkung stehende Subprozesse des Modellernens bedingt: durch Aufmerksamkeits-, Gedächtnis-, motorische Reproduktions- und Verstärkungs- bzw. Motivationsprozesse (vgl. Bandura, 1979; 1977 a; Petermann & Petermann, 1984). Die Aufmerksamkeitsprozesse haben eine selektive Wirkung hinsichtlich der vielen auf den Beobachter einwirkenden Umweltreize, wobei unterschiedliche Reizbedingungen, wie Deutlichkeit, Aufforderungscharakter, Komplexität, Verbreitung und funktionaler Wert, sowie Beobachtermerkmale, wie Wahrnehmungskapazität, Erregungsniveau, Wahrnehmungseinstellung und frühere Bekräftigung, entscheidende Einflüsse haben. Die Gedächtnisprozesse beruhen auf den zwei Repräsentationssystemen der Vorstellung und der Sprache (symbolische Kodierung und kognitive Organisation) und entscheiden darüber, welche der durch die Aufmerksamkeit gesteuerten wahrgenommenen Umweltreize behalten werden. Symbolische und motorische Nachbildungen spielen beim Behaltensprozeß ebenfalls eine Rolle. Die motorischen Reproduktionsprozesse bauen einerseits auf physischen Fähigkeiten und andererseits auf der Verfügbarkeit von Teilreaktionen auf. Feedback durch Selbst- und Fremdbeobachtung zur Angemessenheit der Reproduktionen ist notwendiger Bestandteil. Auch wenn alle drei Subprozesse bis dahin optimal durchlaufen sind und Modellernen im Prinzip stattgefunden hat, so hat dies noch nicht zwingend zur Folge, daß das entsprechende Verhalten vom Beobachter gezeigt wird. Erst bestimmte Motivationsprozesse, reguliert durch externe, interne oder stellvertretende Bekräftigung, garantieren eine Verhaltensausführung.

● Kognitive Aktivitäten

Die zweite Komponente der sozial-kognitiven Lerntheorie betrifft die persönliche Determinante, die partiell die Umwelt aufgrund kognitiver Kontrolle beeinflussen kann. Das bedeutet, viele äußere Einflüsse wirken über zwischengeschaltete kognitive Prozesse auf das Verhalten einer Person ein. Auch ohne diese mittelbaren externen Reize kann Verhalten aufgrund kognitiver Aktivitäten zustande kommen und Umwelt prägen. Solche kognitiven Aktivitäten beziehen sich auf Motivationen und Erwartungen. Eine kognitive Motivationsquelle stellt die Fähigkeit der Antizipation von Konsequenzen dar: Viele Handlungen sollen zu vermuteten (antizipierten) Vorteilen führen und spätere Schwierigkeiten vermeiden.

Durch die kognitive Repräsentation von Handlungsergebnissen, zum Beispiel in Form von Bekräftigung, werden Erwartungen erzeugt. Das bedeutet, daß nicht die Bekräftigung an sich auf ein Verhalten motivierend wirkt, sondern die Erwartung, daß ein spezifisches Verhalten eine gewünschte Konsequenz nach sich zieht. Verfügt ein Individuum nicht über die Erwartung des Zusammenhanges einer bestimmten Reaktion und Konsequenz, so ist es auch nicht motiviert zu handeln oder in der Terminologie von Seligman (1979): Es zeigt Hilflosigkeitsreaktionen aufgrund der Unkontrollierbarkeit beziehungsweise Asynchronität von Reaktionen und Konsequenzen.

Eine andere Motivationsquelle repräsentieren Zielsetzungen und damit verbundene selbstregulierte Bekräftigung. Ein Ziel, das in Abhängigkeit von individuellen Standards gesetzt wird, wird solange verfolgt, bis die Leistung den Standards entspricht beziehungsweise das Ziel erreicht ist. Das dann resultierende Gefühl der Selbstzufriedenheit kann eine selbstregulierte positive Bekräftigung darstellen.

● Kognitive Therapie

Wie ersichtlich ist, erweitert die Berücksichtigung der kognitiven Kontrolle die soziale Lerntheorie in der Weise, daß sie den menschlichen Fähigkeiten besser gerecht wird. Dies schlägt sich in neuen Therapierichtungen nieder, die als "Kognitive Therapie" (Mahoney, 1977) und "Kognitive Verhaltensmodifikation" (Meichenbaum, 1979) bezeichnet werden. Sie verfolgen die Veränderung der kognitiven Determinanten, die zu einer Verhaltensstörung führen können. Die Veränderung wird mit

Selbstverbalisations- beziehungsweise Selbstinstruktionstechniken, in der Regel vermittelt über Modellernen, angestrebt und kann durch verbale oder nonverbale Selbstbekräftigung unterstützt werden. Es soll die Kontrolle über eigenes Verhalten, als spezifisches Zielverhalten verschiedener Klientengruppen definiert, erreicht werden (vgl. Meichenbaum, 1979 sowie Petermann & Petermann, 1984).

● Verhaltenstherapie mit sozial unsicheren Kindern

Übertragen auf verhaltenstherapeutisches Vorgehen mit sozial unsicheren Kindern bedeutet das: Analog den theoretischen Voraussetzungen richtet sich das therapeutische Handeln sowohl an personalen als auch an Umweltdeterminanten aus. Die Umweltdeterminanten sind den personalen insofern vorgeordnet, als sie einmal den Zwang des Kindes zur Aktivität (siehe Hilflosigkeitstheorie) und einmal positive Verstärkerbedingungen für gezeigte Aktivität betreffen. Weiterhin bestehen die Umwelteinflüsse in der Vermittlung von Informationen zu sozial kompetentem Verhalten über Modellernen und Verhaltensübung. Wenn das Kind mit Hilfe der Umwelteinflüsse, konkret der therapeutischen Intervention, begonnen hat, seine sozial unsicheren Verhaltensweisen abzubauen, dann müssen die personalen Determinanten, konkret die Selbstkontrollmechanismen, verändert werden. Vermittelte Selbstinstruktionstechniken sowie Informationen zu sozialen Interaktionssituationen und schließlich die Umsetzung und Übung konkreter Verhaltensweisen sollen das Kind in seinem beginnenden sozial kompetenten Verhalten autonom machen. Dazu tragen auch die vom Kind immer wieder gesammelten Erfahrungen aufgrund von äußerem Zwang und Selbstkontrolle bei, die die Attributionsprozesse und Erwartungen hinsichtlich der Kontrollierbarkeit einer sozialen Situation modifizieren.

3. Annahmen über den Aufbau der Therapeut-Klient-Beziehung

Der Aufbau eines positiven Therapeut-Klient-Kontaktes wird durch eine Reihe von beziehungsfördernden Faktoren ermöglicht. Solche Faktoren hat Goldstein (1977) für die Erwachsenenpsychotherapie zusammengestellt. Es handelt sich hierbei um allgemeine Variablen der Beziehungsgestaltung (Empathie, emotionale Wärme, Akzeptieren) und sehr spezifische Aspekte, die die Vorstrukturierung der Erwartungsbildung beim Klienten, die Kompetenz des Therapeuten, die körperliche Entfernung und Plazierung von Therapeut und Klient etc. betreffen. Alle Bemühungen sollen dazu führen, daß Achtung, Vertrauen und Sympathie zwischen Therapeut und Klient aufgebaut werden. Die Variablen auf den Umgang mit Kindern zu übertragen, ist Aufgabe der folgenden Überlegungen. Bei der Zielgruppe der sozial unsicheren Kinder dürfte vor allem der Aufbau von Vertrauen schwierig sein; dieses Problem soll im Mittelpunkt des Interesses stehen.

● Vertrauensaufbau durch Kompetenzübertragung

Ich gehe von der These aus, daß Vertrauensaufbau in der Kinderpsychotherapie erfolgt, indem man dem Kind Kompetenzen überträgt. Die Kompetenzübertragung, das Erfahren von Kompetenz, spiegelt sich am ehesten in emotionalen Reaktionen wider wie: Freude zeigen, Lächeln, Blickkontakt und Körperkontakt (Streicheln) aufnehmen, Zuwendung zeigen usf. Im Prinzip geht es bei diesem Vorgehen darum, daß dem Kind das Gefühl vermittelt wird, daß es sich in der therapeutischen Situation wiederentdeckt. Das Kind muß erfahren, worin und womit es sich von anderen unterscheidet. Es muß durch die Interaktion mit dem Therapeuten seine Eigentümlichkeit erleben. Dadurch, daß der Therapeut auf die Besonderheiten des Kindes hinweist, fühlt sich das Kind angenommen (positive Wertschätzung), und es kommt zum Aufbau von Vertrauen.

Die Überlegungen zum Vertrauensaufbau wurden durch empirische Studien belegt und in ausführlicher Weise von F. Petermann (1985) auf das Handeln in der Kinderpsychotherapie übertragen. Der interessierte Leser, vor allem der, der von einem klientzentrierten Ansatz ausgeht, sei auf dieses Buch verwiesen.

● Kompetenzübertragung im Einzelkontakt

In der praktischen therapeutischen Arbeit bedeutet dies, daß dem Kind Kompetenzen zugewiesen werden müssen, die "typisch" für es sind. Das heißt: Das Kind muß die Kompetenzen als zu seiner Person gehörig wahrnehmen und anerkennen; es muß sie positiv bewerten und bejahen können. Dies ist die Voraussetzung dafür, daß sich das Kind mit diesen Kompetenzen identifiziert. Die Kompetenzen beziehen sich auf zweierlei und erfüllen folgende Funktionen:

a) Dem Kind wird Verantwortung für ein bestimmtes Handeln/Verhalten übergeben; es soll diese Handlungskompetenzen zeigen und dadurch einüben; gleichzeitig wird sein Freiraum vergrößert, indem es durch Handeln seine Identität finden kann.
b) Dem Kind werden in Form von spaßigen Redewendungen und Lob/Anerkennung seine individuellen Eigenarten aufgezeigt, so daß es sich mit diesen identifizieren kann. Es erhält dadurch zugleich ein Feedback darüber, daß man seine Person für so wichtig hält, um sich mit ihr auseinanderzusetzen und für sie typische Dinge im Gedächtnis zu behalten. Durch diesen Schritt wird eine "persönliche Beziehung" zwischen Therapeut und Kind aufgebaut.

Das Übertragen von Kompetenzen ist ein eigenständiges Element in der Kindertherapie (und in der begleitenden Elternarbeit). Das Übertragen von Kompetenzen muß im Kontext der therapeutischen Bemühungen erfolgen, es ist nicht durch hervorgehobene soziale Situationen gekennzeichnet. In der Praxis ist es hilfreich, verschiedene Formen des Vertrauensaufbaus zu unterscheiden, die sich in verschiedenen Phasen der Therapie ergeben. In diesem Zusammenhang kommt dem Erstkontakt eine besondere herausgehobene Stellung zu. Gerade beim Erstkontakt ist ein einfühlendes Verständnis von Therapeutenseite erforderlich. Es ist notwendig, daß die Rollenerwartungen des Kindes vorstrukturiert werden. Anders formuliert: Das Kind sollte erfahren, daß es sich bei den Sitzungen um keine Schulstunden handelt, daß der Therapeut kein Lehrer ist, daß aber trotzdem ein bestimmter Stundenaufbau und eine bestimmte Stundenanzahl angestrebt wird. Auch die freien Spielphasen des Trainings müssen dem Kind von Anfang an mitgeteilt werden. Alle Erwartungen werden in einem Therapievertrag ausgehandelt und dem Kind ausführlich erklärt. Das Kind kann Vorschläge zur Veränderung des Therapievertrages einbringen; es macht die Erfahrung, daß es bei der Vertragsunterzeichnung ein akzeptierter Partner des Therapeuten ist.

● Kompetenzübertragung in der Kindergruppe

In der Arbeit mit Kindergruppen kann Kompetenzübertragung folgende Formen besitzen: Eine Kompetenz wird dadurch definiert, daß zum Beispiel ein Kind für das andere in einer Gruppensitzung soziale Verantwortung übernimmt. Soziale Verantwortung übernehmen heißt, positives Sozialverhalten zu zeigen und sich einer anderen Person zuzuwenden. Kompetenzen in Kindergruppen sind auch dadurch gegeben, daß ein Kind die Zuwendung akzeptieren kann.

Die Rolle des Therapeuten in der Kindergruppe läßt sich als dreifache auffassen:

a) Der Therapeut ist Motivator, der auf die Gruppe Einfluß nimmt und mit der Gruppe auf Lösungen von Problemsituationen in Rollenspielen hinsteuert. Der Therapeut gibt Ziele vor und bietet auch Problemlösungsmöglichkeiten an. Es handelt sich um eine Strategie, die zu Beginn der Gruppensitzungen empfehlenswert ist, aber nicht durchgängig als Interaktionsstil erfolgen soll. Dieses Vorgehen ist vor allem bei sozial unsicheren Kindern, die eher passiv sind, eine langfristig betrachtet wenig wünschenswerte Vorgehensweise.
b) Der Therapeut ist Initiator, der nur bei kritischen Situationen (Verständnisprobleme

der Kinder, langfristiger Ausschluß eines Kindes aus der Gruppe) eingreift und gezielt Anregungen gibt. Der Therapeut unterbreitet der Kindergruppe dann nicht den gesamten Lösungsweg für die Rollenspiele.

c) Der Therapeut ist Moderator, der sich auf das Interpretieren des Handelns der Kindergruppe beschränkt, keine Lösungen vorgibt und jederzeit in den Hintergrund des Geschehens treten kann. Ziel des Therapeuten ist es, Verantwortung auf die Kindergruppe zu übertragen. Die Kindergruppe soll schrittweise lernen, daß sie als Gruppe selbständig Probleme lösen kann. Die Haltung, wie der Therapeut mit der Gruppe umgeht, drückt sich in vielfacher Weise in den verbalen Anweisungen und in der Körperhaltung des Therapeuten aus. Wichtig bei beidem ist eine ruhige und akzeptierende, aber bestimmte Haltung. Leider liegen bislang zur Erforschung des Interaktionsstils in der Kindertherapie nur unzureichende Ergebnisse vor.

● Umgang mit den Eltern

Die Überlegungen zur Kompetenz und zur Kompetenzübertragung als Variable des Vertrauensaufbaues treffen in der gleichen Weise für den Umgang mit den Eltern zu. So gilt es, im Umgang mit Eltern Sicherheitssignale aufzubauen, an denen sich die Eltern orientieren können. Diese Sicherheitssignale stellen die Basis dafür da, daß die Eltern überhaupt in der Lage sind, über ihr Verhalten zu berichten und in einem zweiten Schritt dieses Verhalten zu verändern. Der Begriff "Sicherheitssignale" ist hierbei sehr weit gefaßt. So können konkrete Ratschläge, Akzeptieren der Eltern als kompetente Erzieher oder auch der Interaktionsstil selbst diese Sicherheit den Eltern vermitteln. Der Interaktionsstil sollte durch folgende Faktoren bestimmt sein: Verständnis, Einsatzbereitschaft des Therapeuten für die Probleme der Eltern, gute und transparente Vorbereitung der Elternsitzungen sowie Spontaneität, also das Eingehen auf situationale Bedürfnisse der Eltern.

Man sieht, daß die Therapeut-Klient-Beziehung in dem vorliegenden Ansatz auf drei verschiedenen Ebenen liegt: der Kontakt Therapeut-Kind im Einzeltraining, die Beziehung des Therapeuten zur Kindergruppe im Gruppentraining und der Interaktionsstil des Therapeuten in der Elternberatung. Auf den verschiedenen Ebenen sind vertrauensbildende und damit für die Beteiligten identitätsschaffende Maßnahmen erforderlich, die heute in ihrer Reichweite leider noch unzureichend erforscht sind.

4.3 Wie die theoretischen Voraussetzungen umgesetzt werden

● Einzeltraining oder Gruppentraining?

Die Umsetzung der theoretischen Voraussetzungen bezieht sich erstens auf die Interventionsmaßnahmen bei dem Kind und zweitens auf die bei dessen Eltern. Die Interventionsmaßnahmen bei dem Kind sind in Einzel- und Gruppentraining untergliedert. Für die Modifikation von Sozialverhalten ist ein Gruppentraining zur Verhaltenseinübung unabdingbar (vgl. Bauer, 1979). Baut eine Interventionsstrategie jedoch ausschließlich auf einem Gruppenansatz auf, so erscheint dies aus verschiedenen Gründen nicht geeignet:

Erst : Einzelkontakt

1. Ausgehend von dem sozial unsicheren Verhalten der Kinder, sind diese überfordert, wenn die Interventionsmaßnahmen mit einem Gruppentraining beginnen. Manche Kinder werden ein noch ausgeprägteres Verweigerungsverhalten zeigen. Zudem kann keine optimale, durch Vertrauen geprägte Kind-Therapeut-Beziehung aufgebaut werden, so wie ich sie mir vorstelle (vgl. Abschnitt 4.2). Dies ist jedoch eine Voraussetzung für gut gelingende Kindergruppen.
2. Um Verhaltensübungen effektvoll durchführen zu können, müssen alle Kinder die gleichen "Lernvoraussetzungen" mitbringen; das heißt, sie müssen für sozial kompeten-

Überblick über den Aufbau der Intervention

EINZELTRAINING

vorwiegend kognitiv ausgerichtet

A THERAPIEZIELE
- Bewußtmachen von sozialer Angst und unsicherem Verhalten
- Sensibilisierung der Wahrnehmung
- Reflexion von Erwartungen, Beurteilungskriterien und Verhaltensweisen
- Selbstkontrolle

B VERHALTENSTHERAPEUTISCHES VORGEHEN
- Modellernen
- Diskriminationslernen
- Differentielle Verstärkung
- Selbstbeobachtung und Selbstinstruktion
- Verhaltensübung

C MATERIALIEN
- Videofilm
- Arbeitsblätter
- "Comic"-Blätter
- "Detektiv"-(Beobachtungs-)bogen

GRUPPENTRAINING

vorwiegend konativ ausgerichtet

A THERAPIEZIELE
- Einüben von Verhaltensweisen aus unterschiedlichen Verhaltensbereichen
- in Abstimmung zu verschiedenen Interaktionspartnern
- Reflexion von Erwartungen, Beurteilungskriterien und Verhaltensweisen
- Selbstkontrolle

B VERHALTENSTHERAPEUTISCHES VORGEHEN
- Verhaltensübungen, Hör- und Rollenspiele
- Modellernen
- Diskriminationslernen
- Differentielle Verstärkung
- Selbstbeobachtung und Selbstinstruktion

C MATERIALIEN
- Situationsbeschreibungen mit bildlicher Darstellung
- Videofilm
- Tonbandkassette
- "Detektiv"-(Beobachtungs-)bogen
- Instruktionskärtchen

ELTERNBERATUNG

kognitiv und konativ ausgerichtet

A BERATUNGSZIELE
- Sensibilisierung der Wahrnehmung der Eltern bezüglich bestimmter Kindverhaltensweisen
- Erkennen von Zusammenhängen zwischen Kind- und Elternverhalten

B VERHALTENSTHERAPEUTISCHES VORGEHEN
- Durchführen von Verhaltensbeobachtungen
- Diskriminationslernen
- Verhaltensübungen

C MATERIALIEN
- Beobachtungsbogen
- Lehr-Lern-Folien
- Verhaltens- und Verstärkerpläne

tes Verhalten über relevante Informationen und für die Verhaltensübung über grundlegende Fertigkeiten verfügen. Dies betrifft zum Beispiel das Wahrnehmen und richtige Deuten-Können von verbalen und nonverbalen Informationen bei Interaktionspartnern; es bezieht sich auch darauf, daß die Prinzipien der Selbstbeobachtung und Selbstinstruktion bereits erlernt sein müssen, um sie in relativ realitätsnahen Situationen und Gruppentrainings anwenden und üben zu können.

3. Generell sollen Voraussetzungen für Lernen überhaupt bei allen Kindern gegeben sein; das bedeutet, daß die Aufmerksamkeits- und Gedächtnisprozesse der Kinder trainiert, Teilfertigkeiten für die motorische Reproduktion ausgeprägt und motivationale Grundlagen geschaffen werden müssen.

Das kognitiv ausgerichtete Einzeltraining schafft somit gleiche Lernchancen für alle Kinder, von denen ausgehend und darauf aufbauend das Gruppentraining durchgeführt wird. Aus diesen Gründen ist das Einzeltraining dem Gruppentraining vorgeschaltet, das dem Erfahrung-Sammeln und dem Erleben von damit verbundenen Gefühlen aufgrund von Verhaltensübungen dient. Das Einzeltraining umfaßt minimal vier Sitzungen, das Gruppentraining minimal sechs Sitzungen und die parallel dazu verlaufende Elternberatung mindestens vier Treffen. Berücksichtigt man die Passivität beziehungsweise Reaktionsverweigerung der Kinder, also ihre Hilflosigkeitsreaktionen, dann ist eine Trainingsstunde von 60 Minuten sicher angemessen. Diese Zeit wird für das Einzel- wie Gruppentraining festgesetzt. Die Elternberatung umfaßt pro Treffen ca. zwei Zeitstunden und wird in Form von Hausbesuchen durchgeführt.

4.3.1 Einzeltraining[1]

Das Einzeltraining ist vorwiegend kognitiv ausgerichtet. Die für das Gruppentraining notwendigen Teilfertigkeiten sowie die im Sinne der Kontrollierbarkeit Seligmans zu modifizierenden Attributionen und Erwartungen stellen zentrale Inhalte des Einzeltrainings dar. Diese Inhalte werden anhand attraktiver Materialien erarbeitet und in Rollenspielen zwischen Therapeut und Kind in Handlungen umgesetzt.

4.3.1.1 Therapieziele und verhaltenstherapeutisches Vorgehen

Die für das Einzeltraining festgesetzten Therapieziele besitzen für alle Kinder Gültigkeit und prägen zusammen mit dem verhaltenstherapeutischen Vorgehen und den Materialien die gesamte Vorgehensweise. Das Training eröffnet trotzdem die Möglichkeit, spezifische Therapieziele für jedes Kind anzustreben. Diese Spezifizierung erfolgt über die Wahl der konkreten Inhalte und Materialien, die Selbstbeobachtung und Selbstinstruktion sowie über die Elternberatung. Die Bestimmung der allgemeinen Thera-

[1] Die Einzelfallstudien wurden in einer Beratungsstelle im Rhein-Sieg-Kreis (in der Nähe Bonns) Anfang 1981 in Angriff genommen. Von den Mitarbeitern der Beratungsstelle wurden nach einer umfassenden Diskussion der Kriterien sechs Kinder im Alter von ca. 8-12 Jahren für das Training ausgewählt, wobei in allen Fällen die Eltern mit der Bitte um psychologische Beratung oder Psychotherapie an die Institution herantraten. Bei allen Fällen war noch keine spezifische therapeutische Behandlung begonnen worden, und während des Trainingszeitraumes wurden alle psychologischen Maßnahmen unterlassen, die die Effektprüfung des vorgestellten Trainings hätten beeinträchtigen können. Aufgrund des Entgegenkommens der Mitarbeiter der Beratungsstelle konnte an zwei Nachmittagen in der Woche, weitgehend unbeeinflußt von der sonstigen Arbeit der Institution, das Trainingsprogramm durchgeführt werden. Im einzelnen standen ein Therapie-, ein Aufnahmeraum und ein Spielzimmer zur Verfügung. Alle Trainingssitzungen konnten durch eine Einwegscheibe auf Video mitgeschnitten werden.

pieziele orientiert sich an den Vorstellungen zur Zielbestimmung von Dreesen & Fischer (1978), die ein Training zur Erweiterung des berufsbezogenen Verhaltensrepertoires entwickelten.

Videofilm

Zur Realisierung des ersten Therapiezieles werden vor allem Modell- und Diskriminationslerntechniken eingesetzt. Es steht dazu ein speziell angefertigter Videofilm zur Verfügung[2],

THERAPIEZIELE DES EINZELTRAININGS

↓

1. Trainingsstunde

Bewußtmachen von sozial unsicherem Verhalten, von dieses Verhalten auslösenden Situationen und der zugrunde liegenden Motivation "soziale Angst"

↓

2. Trainingsstunde

Sensibilisierung der Wahrnehmung für zwischenmenschliche Situationen bzw. Interaktionsabläufe

a) bezüglich des anderen (personen- und situationsbezogene Empathie) und

b) bezüglich der eigenen Person (Selbstbeobachtung, Selbstkonzept, Selbstvertrauen, Selbstsicherheit)

↓

3. Trainingsstunde

Reflexion

a) der Erwartungen an Verhaltensweisen von bestimmten Personen und

b) von eigener sozialer Angst und unsicherem Verhalten

↓

4. Trainingsstunde

Reflexion

a) der Beurteilungskriterien an Verhalten in sozialen Interaktionen und

b) von Verhaltensalternativen zu sozial unsicherem Verhalten

Abbildung 6:
Überblick über die Therapieziele des Einzeltrainings.

---

[2] Neuproduzierte Videosituationen in Farbe liegen zum käuflichen Erwerb vor und können über die Firma ELVIKOM, Film-Verlag GmbH, Kronprinzenstr. 13, 4300 Essen 1 bezogen werden.

der sechs soziale Situationen mit unterschiedlichen Ausgängen enthält. Es handelt sich um typische Schwierigkeiten in Alltagssituationen bei sozial unsicheren Kindern. Die Videosituationen werden, wie auch die Inhalte der Rollenspiele für das Gruppentraining, aus 40 Situationen zur Kennzeichnung sozial unsicheren Verhaltens bei Jugendlichen ausgewählt. Es handelt sich dabei um inhaltlich validierte Testsituationen aus einem unveröffentlichten Manuskript von Fischer et al. (1980). Die Situationen wurden für die Altersgruppe der 8- bis 12jährigen umgestaltet.
Durch Aufforderungen, aufmerksam zu beobachten, das Gesehene wiederzugeben und durch die rollenspielmäßige Umsetzung der Videosituation werden die Modellernprozesse initiiert (vgl. den Aufmerksamkeits-, Behaltens- und motorischen Reproduktionsprozeß bei Bandura, 1979). Das genaue Beschreiben und Analysieren der Problemsituation rückt das sozial unsichere Verhalten und die soziale Angst in den Mittelpunkt; es erfolgt eine "bewußte" Auseinandersetzung des Kindes mit der Problematik. Die Bewertung der unterschiedlichen Situationsausgänge bedingt neben dem genauen Beschreiben der Situation Diskriminationslernen.

Diskriminationslernen bezieht sich prinzipiell auf das Feststellen von Unterschieden, wobei eine Differenzierung sich auf Reize sowie auf Reaktionen beziehen kann (Reiz- und Reaktionsdiskrimination; vgl. U. Petermann, 1981). Die Reiz- und Reaktionsdiskrimination erfolgt in einem zweistufigen Prozeß, das heißt, zuerst müssen die für eine Person, ein Objekt oder eine Situation typischen und wichtigen Reize differenziert wahrgenommen werden; dann kann zweitens eine relevante und adäquate Reaktion diskriminiert und gewählt werden. Die genaue Beschreibung der Personen und Situationen der Videoszene durch das Kind entspricht der Reizdiskrimination, und die Bewertung der verschiedenen Situationsausgänge sowie das Spielen des sozial kompetenten Ausgangs entspricht der Reaktionsdiskrimination.

- Tokenprogramm

Ein parallel zu den Einzeltrainingsstunden durchgeführtes Tokenprogramm, das sich auf vom Kind realisierbare und vom Therapeuten beobachtbare Verhaltensweisen bezieht, dient einerseits weiteren Diskriminationslernprozessen hinsichtlich des Bewußtmachens von kindspezifischem, sozial unsicherem Verhalten, und andererseits kann kompetentes Verhalten des Kindes differentiell verstärkt werden (vgl. externe Verstärkung bei den Motivationsprozessen Banduras, 1979). Um Verhaltensweisen nur wegen der materiellen Back-up-Verstärker zu vermeiden, wird ein Tokenprogramm nach dem Premack-Prinzip angewandt; das heißt, die Kinder können ihre "verdienten" Tokens gegen eine beliebte Spieltätigkeit am Ende der Trainingsstunde eintauschen. Wird keine genügende Tokenzahl erreicht, dann ist kein Eintausch möglich, und die gesammelten Tokens verfallen. Dadurch kann "Handlungszwang" (vgl. Seligman, 1979) auf die Kinder ausgeübt werden. Ein weiterer "Handlungszwang" wird durch den mit jedem Kind abgeschlossenen Vertrag über die Teilnahme am Training bewirkt. Die mit dem Tokenprogramm angegangenen Verhaltensweisen werden als Regeln in den Beobachtungsbogen des Kindes übertragen, die es jeden Tag bis zur nächsten Trainingsstunde üben soll (vgl. den "Detektivbogen"). Auf diese Weise werden Selbstkontrollmechanismen über Selbstbeobachtung angestrebt (vgl. Bandura, 1979; Meichenbaum, 1979). Die differentielle Verstärkung durch das Tokenprogramm und die Einleitung der Selbstkontrolle mit Hilfe der Selbstbeobachtung werden über alle Einzeltrainingsstunden torgeführt.

- "Gesichtsausdrücke"

Zur Erreichung des zweiten Therapiezieles wird ein simultanes Diskriminationstraining (vgl. U. Petermann, 1981) mit Papier-Bleistift-Material durchgeführt (vgl. die Serie der Gesichtsausdrücke). Gesichtsausdrücke zur Sensibilisierung der Wahrnehmung bezüglich der eigenen und einer fremden Person werden deshalb gewählt, weil das Gesicht den ausdrucksfähigsten Teil des Körpers darstellt und wichtige Informationen vermittelt (vgl. Argyle, 1972, S. 100 ff.). Eine mögliche Kategorisierung von Gesichtsausdrücken stellt zum Beispiel die Mitteilungsfähigkeit von Gesichtern dar, wie Glück, Überraschung, Trauer, Furcht, Wut, Ekel, Verachtung und Interesse. Ein Gesichtsausdruck kann interpersonale Einstellungen oder Gefühlszustände von Interagierenden verraten; er kann verbale Aussagen hervorheben und eine "Feedback-Quelle" sein (vgl. Argyle, 1972). Gleichzeitig kann in diesem Zusammenhang die Notwendigkeit des Blickkontaktes dem Kind einsichtig gemacht und diese Fertigkeit mit ihm eingeübt werden.

● Selbstverbalisation

Neben der Sensibilisierung der Selbst- und Fremdwahrnehmung lernen die Kinder über Modellerntechniken mit den Gesichtern und "deren Gedanken" die Selbstverbalisation beziehungsweise Selbstinstruktion (vgl. ausführlich dazu: Meichenbaum, 1977; 1979). An dieser Stelle des Trainings wird bereits die Verzahnung der personalen mit der Umweltdeterminante (nach Bandura, 1979) und damit die aus der sozial-kognitiven Lerntheorie abgeleitete und begründete Trainingskonzeption deutlich.

● Selbstbild und Fremdbild

In einem nächsten Schritt werden mittels Diskriminationslerntechniken und Selbstbeobachtung die Erwartungen des Kindes an Verhaltensweisen von fremden Personen sowie der eigenen Person reflektiert (3. Therapieziel). Es gilt in diesem Lernprozeß, die Vorstellungen des Kindes hinsichtlich seines Selbstkonzeptes zu modifizieren; das heißt, seine Selbst- und Fremdbildwahrnehmungen sowie die damit verbundenen Attributionsstile sollen dem Kind vor Augen geführt und eventuell korrigiert werden. Hierzu werden die Papier-Bleistift-Spiele "Wovor hat Superman/Micky Maus Angst?" und "Wovor habe ich Angst?" eingesetzt. Das Selbstvertrauen, besonders der "deprivierten Kinder", kann an dieser Stelle indirekt angehoben werden, da ihnen vermittelt wird, daß auch nach außen stark erscheinende Personen Angst haben können und man auch mit Angst handlungskompetent sein kann. Durch dieses Vorgehen gelingt es, aufgrund der Identifikation des Kindes mit einem starken Modell über seine Ängste zu reden.

● Comics

Zum Abschluß des Einzeltrainings werden vollständige Interaktionssequenzen, unter Einbeziehung der Gestik und Mimik, mit dem Kind betrachtet. Mit diesem Vorgehen sollen die Beurteilungskriterien an Sozialverhalten reflektiert werden (4. Therapieziel). Besonders ausführlich wird die Diskrimination von Körperhaltungen, Gestik und Blickrichtung in Angriff genommen, die spezifische Gefühlszustände anzeigen können (Argyle, 1972). Die Diskriminationsfähigkeit des Kindes ist am Ergänzen verbaler Anteile in den comicähnlichen Interaktionssequenzen zu erkennen, wobei das Kind die Position des selbstunsicheren Interaktionspartners einnehmen und "ausfüllen" muß. Dies geschieht in der Absicht, Einstellungen und Verhaltensweisen mit den nicht gewünschten Einstellungen und Verhaltensweisen in geringen "Dosen" zu immunisieren (vgl. McGuire, 1979). Weiter macht die Analyse des verbalen und nonverbalen Verhaltens die Abhängigkeit von Reaktion und Konsequenz und damit die Kontrollierbarkeit einer sozialen Situation einem Kind deutlich. Eventuell falsche Attributionsprozesse beim Kind sollen eine Veränderung erfahren. Verhaltensalternativen zu sozial unsicherem Verhalten werden mit Rollenspielen zwischen Therapeut und Kind eingeübt.

● Baukastensystem

Es ist deutlich geworden, daß die einzelnen Therapieziele und damit verbundenen Vorgehensweisen sowie Materialien im Sinne eines Baukastensystems aufeinander abgestimmt sind. Für die praktische Durchführung bedeutet dies auch, daß die Therapieziele einer Sitzung auf zwei Sitzungen verteilt und dabei das Einzeltraining erheblich ausgeweitet werden kann. Oft wird es nicht ratsam sein, die noch darzustellenden Materialien in eine Stunde zu drängen und dem Kind nicht die erwartete Verstärkung zuteil werden zu lassen. Bei allen Sitzungen soll das Kind in jedem Fall ausreichend Zeit (ca. 10 Minuten) zur Verfügung haben, um die von ihm verdienten freien Spielaktivitäten am Ende der .Sitzung realisieren zu können. Werden die Inhalte einer Stunde auf mehrere verteilt, dann müssen auch bei der Verstärkung des Kindes entsprechende Veränderungen vorgenommen werden; sollte das Kind durch das Vorgehen belastet werden, dann können die Stunden auch verkürzt werden (zum Beispiel auf 45 Minuten). Ebenso verhält es sich mit den Zielen und der Durchführung des Gruppentrainings, das auf das Einzeltraining bezogen ist und dieses sowohl voraussetzt als auch notwendigerweise ergänzt.

4.3.1.2 Instruktionen und Beispiele

Erste Einzeltrainingsstunde

Vor der ersten Einzeltrainingsstunde erhält das Kind vom Therapeuten Informationen über Aufbau, Materialien und Ablauf des Trainings. Dies kann im Rahmen des Erstkontaktes beziehungsweise der Diagnosestunde geschehen. Es wird das Ziel verfolgt, mit dem Kind einen größtmöglichen Konsens hinsichtlich der Bereitschaft, regelmäßig an den Trainingsstunden teilzunehmen und mitzuarbeiten, zu erreichen.

Um den Konsens für das Kind sichtbar zu machen, wird zwischen dem Kind und dem Therapeuten ein schriftlicher Vertrag geschlossen. Der Vertrag erhöht zugleich das Verpflichtungsgefühl des Kindes, verantwortlich mitzuarbeiten und zum Gelingen der Stunden beizutragen. Das Kind kann, wenn dies während des Trainings notwendig wird, auf seine vertraglich eingegangene Verpflichtung hingewiesen und es kann von daher ein Aktivitätszwang auch gegenüber dem Kind legitimiert werden.

Da die Kinder die ersten Informationen über das Training sowie ihre Teilnahme daran von den Eltern mitgeteilt bekommen, ist meist eine minimale Teilnahmebereitschaft vorhanden. Es kann passieren, daß ein Kind die Teilnahme verweigert. Bei uns war es Kind 5 (s. Fallbeschreibung), das nur durch "einfühlendes Argumentieren" dazu veranlaßt werden konnte, zumindest einen Vertrag über das Einzeltraining abzuschließen. Für die freie Spielaktivität, die zwischen Einzeltraining und Gruppentraining vorgesehen ist, war nur eine geringe Motivierung erforderlich. Hinsichtlich der ersten Stunde des Gruppentrainings wurde eine mündliche Absprache getroffen. Kind 5 sollte sich wenigstens einmal ansehen, was gemacht wird, um dann eine endgültige Entscheidung über die Teilnahme zu treffen. Die Rollenspiele wurden in der Kindergruppe, der Kind 5 zugeteilt war, mit Begeisterung aufgenommen, und es selbst wurde von den anderen Kindern akzeptiert, wodurch eine entspannte Atmosphäre vorherrschte; nach dieser Stunde machte es Kind 5 Spaß, (freiwillig) zu kommen.

Mit dem Abschließen eines Vertrages können Verpflichtung und Verantwortung bei den Kindern erzeugt werden. Zudem können die Kinder unmittelbare Erfahrungen mit vorhersagbaren Bedingungen und damit von Kontrollierbarkeit einer Situation sammeln, indem die im Vertrag vereinbarten Punkte zuverlässig eintreffen: In dem Vertrag ist inhaltlich und zeitlich der Ablauf des Trainings beschrieben. Der Therapeut verpflichtet sich gegenüber dem Kind, die im Vertrag gemachten Angaben einzuhalten.

Ein Vertragsexemplar verbleibt beim Therapeuten und eines behält das Kind, das es in seine Materialienmappe heftet. Diese Materialienmappe erhält jedes Kind vor Trainingsbeginn. Sie besteht aus einer einfachen Heftmappe in einer auffallenden und ansprechenden Farbe, ist mit dem Vornamen des Kindes versehen und hat ein individuelles Erkennungsbild. Den Namen schreibt das Kind selbst auf seine Mappe. Das individuelle Erkennungsbild kann entweder ein selbstgemaltes Bild des Kindes oder ein Foto von ihm sein, das unter den Namen auf die Mappe geklebt wird. Die Mappe ist zu Trainingsbeginn leer. Das erste Materialblatt stellt der Vertrag dar. Die Mappe füllt sich von Stunde zu Stunde. Die Kinder dürfen die Mappe mit nach Hause nehmen, müssen sie aber zu jeder Trainingsstunde mitbringen. Die Blätter dürfen von den Kindern mit Bildern, Aufzeichnungen und ähnlichem beliebig ergänzt werden. Wie es sich gezeigt hat, vergessen die Kinder die Mappe selten.

Das Therapieziel der ersten Trainingsstunde ist auf das Bewußtmachen von sozial unsicherem Verhalten konzentriert. Das Ziel wird auf zwei Wegen angegangen: Zuerst erhält das Kind ein Arbeitsblatt mit sechs Regeln. Sie werden mit dem Kind zusammen durchgelesen (vorgelesen). Der Satz auf dem Arbeitsblatt: "Kein Mensch kann alles können!" wird als Ausgangspunkt für die weiteren Erklärungen und Vorgehensweisen verwendet. Er sollte von dem Kind nocheinmal mit Farbe hervorgehoben werden. Das Kind soll alle Regeln, die es nicht beherrscht, markieren, zwei von den nicht gekonnten Verhaltensweisen auswählen und in der Trainingsstunde üben. Der obengenannte Satz soll das Kind ermutigen, ehrlich seine Verhaltensdefizite auf dem Arbeitsblatt anzuzeigen und die zwei ausgegrenzten defizitären Verhaltensweisen versuchen zu realisieren. Bei den angegebenen Regeln handelt es sich um in der Trainingsstunde gut beobachtbares sozial unsicheres Verhalten. Es kann deshalb ideal mit einem Tokenprogramm verbunden werden. Für jedes Regeleinhalten in einem Zeitraum von dreimal ca. 8 Minuten gibt es einen Token. Es können in einer Stunde insgesamt 6 Tokens vergeben werden, die am Blattrand bei der entsprechenden Regel in Form von Punkten, Kreuzen oder ähnlichem, festgehalten werden. Werden zwei Drittel der möglichen Tokens "verdient", dann kann diese das Kind kurz vor Ende der Stunde gegen eine Tätigkeit eintauschen. Das Kind darf als Belohnung die letzten 10 Minuten spielen, was es möchte. Erreicht es nicht die nötige Tokenzahl, wird es ohne "Spielminuten" entlassen.

Jedes Kind sollte als Motivationshilfe die ersten beiden Stunden die notwendige Tokenzahl sammeln können und deshalb seine "Spielminuten" erhalten. Das bedeutet, daß die notwendige Tokenzahl kinsspezifisch verändert werden muß.

Der Therapeut sucht für den Fall, daß ein Kind angibt, alle Verhaltensweisen zu beherrschen, zwei Regeln vor der ersten Trainingsstunde aus. Er zeigt dem Kind auf, daß es diese Verhaltensweisen nicht realisieren kann. Unter Umständen können noch Regeln, die für ein bestimmtes Kind spezifisch sind, auf dem Arbeitsblatt ergänzt werden.

Der zweite Schritt, mit dem das Therapieziel der ersten Stunde angestrebt wird, beinhaltet den Einsatz von Videofilmsituationen[1]. Es wird eine annähernd typische Situation für das sozial unsichere Verhalten des Kindes ausgesucht. Kind 1 zum Beispiel sah die Situation "Das ausgeliehene Buch" und Kind 3 "Vorlesen vor der Klasse". Nach der Aufforderung an das Kind, aufmerksam zu sein, sehen sich Kind und Therapeut die Problemsituation mit der ersten Lösung an. Danach soll das Kind einem der Filmkinder, das noch keinen Namen hat, einen Namen geben. Der Therapeut fragt, was passiert ist und läßt sich detailliert den Geschehensablauf beschreiben. Hierbei ist es wichtig, ruhiges und abwartendes Interesse (Geduld) zu zeigen, da die Kinder oftmals lange Reaktionszeiten haben, bis sie zu erzählen beginnen. Einige Kinder beschränken sich dabei auf wenige kurze Sätze. Wichtig ist, daß das Kind die Personen (Anzahl, Ge-

[1]Für den Fall, daß die Videosituationen aus technischen Gründen nicht eingesetzt werden können, sind die Inhaltsprotokolle der Situationen mit jeweils einem charakterisierenden Foto in der Materialiensammlung wiedergegeben.

schlecht, personenspezifische Merkmale), die Umwelt der Person (Schule, zu Hause ...) sowie das Problem erkennt. Es wird genau das Fehlverhalten des sozial unsicheren Kindes im Film erarbeitet: "Wie hat der Junge/das Mädchen in der Filmgeschichte geredet? Wo hat er/es hingeschaut? Was war mit seinen/ihren Armen? Was hat es gemacht? Wie hat es sich gefühlt?" sind hilfegebende Fragen des Therapeuten.

Ein zweiter, je nachdem, ob vorhanden oder nicht, dritter und vierter Lösungsausgang der Geschichte wird zusammen verfolgt und das Verhalten des Filmkindes genauestens untersucht. Es wird danach bewertet, ob ein bestimmter Interaktionspartner sein gestecktes Ziel erreicht (zum Beispiel etwas fordern) beziehungsweise eine berechtigte Bedürfnisbefriedigung realisiert werden kann (zum Beispiel Kontakt anknüpfen). Nach jeder Lösung wird das Videoband angehalten.

Alle Kinder zeigten Interesse an den Videosituationen und erfaßten die Problemsituationen und ihre Lösungen. Vermutlich verlieh ihnen die "Fernsehsituation" Sicherheit, da sie mit diesem Medium sehr vertraut sind. Um noch einen besseren Bezug zum filmischen Geschehen herzustellen, wird das Kind danach gefragt, wie es anstelle des Kindes im Film reagieren würde. Die Antwort wird besprochen und die Geschichte mit einem sozial sicheren Ausgang (Videofilm- oder Kindvorschlag) gespielt. Therapeut und Kind spielen die Geschichte zusammen, und zwar mit Rollentausch. Die erste Rolle darf sich das Kind aussuchen.

In die Phase des Videofilmanschauens, -besprechens und -spielens wird das Tokenprogramm eingebaut. Zweimal an entsprechenden Einschnitten und am Ende der Videofilm- und Rollenspielphase unterbricht der Therapeut kurz das Vorgehen und lenkt die Aufmerksamkeit des Kindes auf die anfangs besprochenen Regeln, die es einzuhalten versucht. Das Kind soll eine Selbsteinschätzung seines Verhaltens abgeben, die eventuell vom Therapeuten korrigiert wird. Es trägt den verdienten Punkt vor der Regel auf seinem Arbeitsblatt ein. Mit der Selbsteinschätzung wird das Ziel verfolgt, daß das Kind das im Training geübte Verhalten auch außerhalb der therapeutischen Situation zeigt (vgl. Flowers, 1977). Wie sich gezeigt hat, strengen sich die Kinder in der ersten Sitzung an, die Regeln einzuhalten, so daß jedem die "Spielminuten" gewährt werden konnten. Es kann sein, daß ein Kind sehr kritisch mit sich selbst ist: Sich ärgert, wenn es nicht alle beiden Regeln "übergenau" realisieren kann.

Zum Abschluß der ersten Einzeltrainingsstunde macht man die Kinder mit dem Selbstbeobachtungsbogen bekannt. Er wird "Detektivbogen" genannt, mit dessen Hilfe "die Kinder sich selbst wie ein Detektiv auf der Spur sind" und ihre Beobachtungsergebnisse darin eintragen. Den Kindern wird erklärt, daß sie nur dann etwas lernen, wenn sie es jeden Tag üben. Deshalb sollen sie die beiden Verhaltensregeln der ersten Stunde in den Detektivbogen eintragen und ebenso das Datum der entsprechenden Tage einer Woche. Sie erhalten die Aufgabe, über jeden Tag am Abend nachzudenken, ob sie die Regel mindestens einmal eingehalten haben. Entsprechend wird für jeden Tag bei Ja oder Nein ein Kreuz oder ein Kreis gemacht. Den Detektivbogen heftet das Kind zusammen mit der Regelliste in seine Arbeitsmappe.

Nach der Feststellung der erreichten Tokens in der Trainingsstunde wird dem Kind die Spielphase gewährt oder auch nicht. Es sollte für alle Kinder in der ersten Trainingsstunde eingerichtet werden, daß sie die letzten Minuten zur eigenen gestalterischen Verfügung haben. Dies scheint besonders für die "Sonntagskinder" von Bedeutung zu sein, da es ihnen aufgrund ihrer Verweigerungshaltung schwerfällt, den Aktivitätsanforderungen zu entsprechen.

Zweite Einzeltrainingsstunde

Die zweite Einzeltrainingsstunde beginnt mit der Auswertung des Detektivbogens. Der Therapeut notiert sich die Häufigkeiten der Ja-/Nein-Antworten pro Regel und bespricht mit dem Kind, in welchen Situationen es Probleme hatte. Ein Beispiel: Mit einem Kind wurden folgende Regeln in den ersten Detektivbogen eingetragen: "Wenn ich etwas sage, dann rede ich laut und deutlich, damit mich der andere verstehen kann." Diese Regel konnte das betreffende Kind an drei Tagen mindestens einmal realisieren und viermal nicht. "Wenn ich mit jemandem zusammen bin, dann zappel ich nicht herum, und meine Hände sind ruhig." Diese Regel hielt das Kind an vier Tagen mindestens einmal ein und an drei Tagen nicht.

Ein anderes Kind (3) arbeitete noch von sich aus mit der Möglichkeit der Zusatzregel. So war zum Beispiel über die verschiedenen Detektivbogen verteilt zu lesen: "13.1. war mit Mama Schlitten fahren. Mama ist später gegangen. Ich bin noch allein geblieben." oder: "22.1. letztes Stück allein zur Schule gegangen." Dieses Kind berichtete jedesmal sehr stolz über seine Fortschritte und konnte mit Lob zu weiteren Aktivitäten angeregt werden.

Selten kommt es vor, daß ein Kind nicht zuverlässig die Selbstbeobachtungen durchführt: Zum Beispiel aufgrund stark ausgeprägter Initiativelosigkeit oder Verträumtheit oder Vergeßlichkeit. Ab der zweiten Trainingswoche klappt dies besser.

Eine Regel, die dreimal oder mehr mit "Nein" angekreuzt wurde, wird noch einmal geübt und deshalb in den zweiten Detektivbogen eingetragen. In jedem Fall werden in den Detektivbogen der zweiten Stunde eine beziehungsweise zwei neue Regeln eingetragen. Sie werden den auf der Regelliste verbliebenen, nicht beherrschten Regeln entnommen. Ist dies nicht möglich, da nur zwei oder drei Regeln von dem Kind als Defizit in der ersten Stunde angegeben wurden, dann überlegt sich der Therapeut zuvor kindtypische, sozial unsichere Verhaltensweisen. Diese werden mit dem Kind besprochen und als Regeln formuliert. Es sollte sich nach Möglichkeit noch einmal um ein in der Trainingsstunde beobachtbares Verhalten handeln, um das Tokenprogramm analog der ersten Stunde fortführen zu können. Handelt es sich um keine in der Sitzung beobachtbaren Verhaltensweisen, dann kann man prinzipiell für die zweite Trainingsstunde auf die beiden Regeln der ersten Stunde zurückgreifen, zumal sich wiederholtes Üben eines Verhaltens günstig auswirkt. Um die Schwierigkeit für das Kind zu erhöhen, kann die notwendige Tokenzahl zum Eintauschen der "Spielminuten" erhöht werden; das heißt, alle zu vergebenden Tokens müssen erreicht werden.

Das Therapieziel der zweiten Einzeltrainingsstunde befaßt sich mit der Sensibilisierung der Wahrnehmung für zwischenmenschliche Situationen. Das Ziel wird mit einer Serie von Gesichtsausdrücken zu realisieren versucht; das Kind soll die Gesichter mit ihren verschiedenen Ausdrucksformen diskriminieren lernen.

Dabei wird in fünf Schwerpunkten vorgegangen:

1. Das Kind lernt, nonverbale Informationen zu deuten:
   "Du siehst hier sechs Gesichter, die immer etwas anderes zum Ausdruck bringen. Schaue sie Dir einmal genau an. Zeige oder sage mir, was bei jedem Bild anders ist. Das heißt also, Du sollst die Unterschiede von jedem Bild herausfinden. Sage mir zu jedem Bild, was ein Kind mit so einem Gesicht wohl fühlt und denkt."
2. Das Kind lernt, nonverbale Situationen zu ordnen bzw. eine Abfolge zu erkennen:
   "Bringe die Gesichter in eine Reihenfolge und erzähle dazu eine Geschichte, die zu den Gesichtern paßt." Bei 1. und 2. wird jeweils mit sechs Gesichtern der Serie ohne Gedanken und Selbstinstruktionen gearbeitet.

3. Das Kind lernt, verbale und nonverbale Informationen zu diskriminieren und zu ordnen:
Das Kind erhält eine weitere Serie mit den gleichen sechs Gesichtern, jedoch mit den Gedanken und Selbstinstruktionen zu jedem Gesicht. "Hier sind noch einmal sechs Gesichter. Oben im Kopf stehen die Gedanken, die ein Kind mit so einem Gesicht denken könnte. Schaue Dir die Gesichter genau an und lies die Gedanken. Sind es dieselben Gesichter wie ohne Gedanken? Lege die Gesichter mit den Gedanken in eine Reihenfolge und erzähle eine passende Geschichte dazu."

4. Das Kind lernt, zwischen Selbst- und Fremdbild zu diskriminieren:
Der Therapeut hat sich eine auf das konkrete Problemverhalten des Kindes bezogene Geschichte vor der Trainingsstunde überlegt, die zu einer bestimmten Abfolge der Gesichter und Gedanken paßt. Er erzählt die Geschichte, zeigt jeweils das entsprechende Gesicht dazu und integriert in seine Geschichte die Gedanken und Selbstinstruktionen der Gesichter. Für Kind 1 zum Beispiel erzählte der Therapeut folgende Geschichte: "In meiner Klasse ist ein Junge, den ich gerne mag. Ich wünsche mir, daß wir uns einmal treffen und zusammen spielen. Am liebsten bei mir zu Hause. Ich würde ihn gern einmal fragen. Aber ich traue mich nicht. Stop - so etwas darf ich erst gar nicht denken. Aber ich bin mir nicht sicher, ob ich ihn fragen soll. Stop - Sofort. Immer diese blöden Gedanken. Aber ob ich das kann? Ob ich ihn fragen kann? Ich bin nicht sicher! Ich kann das nicht! Morgen vielleicht, nicht jetzt, nicht heute! Wenn ich ehrlich bin, dann will ich mich jetzt drücken. Aber ich bin doch keine Flasche. Ich kann es vielleicht doch?! Ich muß es nur wollen!!! Denn eines ist sicher: Wenn ich will, dann kann ich auch und deshalb bin ich sicher, daß ich fragen kann. Ich werde mich mit ihm für heute oder morgen verabreden." Es ist dabei von Bedeutung, dem Kind aufzuzeigen, daß mit einem bestimmten Gesicht auch spezifische Gedanken verbunden sein können und daß die Art und Abfolge von Gedanken auch ein Handlungsergebnis beeinflussen.

5. Das Kind lernt, einen Bezug zu seiner Realität herzustellen (Realitätstransfer):
"Hast Du so eine ähnliche Geschichte schon einmal erlebt und gedacht, daß Du etwas nicht kannst? Erzähle!" Fällt dem Kind keine Geschichte ein, dann spricht der Therapeut ein konkretes sozial unsicheres, ausweichendes Verhalten des Kindes an. Mit der Gesichterserie ohne Gedanken wird die Geschichte des Kindes konstruiert: "Wir wollen mit diesen verschiedenen Gesichtern Deine Geschichte zusammenbasteln. Dabei schreibst Du oder ich in den Kopf hinein, was Du erlebt und dabei gedacht hast. Du mußt alle sechs Gesichter verwenden und zu Deiner Geschichte ordnen. Gibt es ein Gesicht, das hier noch nicht vorhanden ist, dann kannst Du es hier hineinmalen und zu Deiner Geschichte dazunehmen."

Als Beispiel einer Geschichte und feinfühliger Umsetzung von Gefühlen und Gedanken in Gesichtsausdrücke sollen der Handlungsablauf und die Gedanken eines Kindes beschrieben werden. Die Abfolge der Gesichter entspricht der im Materialteil (vgl. Abschnitt 4.3.1.3); das fünfte Gesicht ist jedoch von diesem Kind ergänzend eingeschoben worden. Der Inhalt der Geschichte bezieht sich auf die Wahrung berechtigter Interessen:

1. "Ich kann Arthur nicht sagen, daß er mit meiner Lok vorsichtiger umgehen soll."
2. "Ich versuche es einmal!"
3. "Aber ich weiß nicht so recht! Ich kann das sicher doch nicht!"

4. "Auf einen Versuch kommt es an."
5. "Ich überlege es mir doch erst noch einmal."
6. "Jetzt versuche ich es einmal."
7. "Ich fühle mich jetzt ganz sicher. Ich werde ihm jetzt einfach sagen, daß er mit meiner Bahn vorsichtiger umgeht: "Kannst Du bitte mit meiner Bahn etwas besser umgehen. Die Loks sind gerade erst repariert!" (Kind 2)

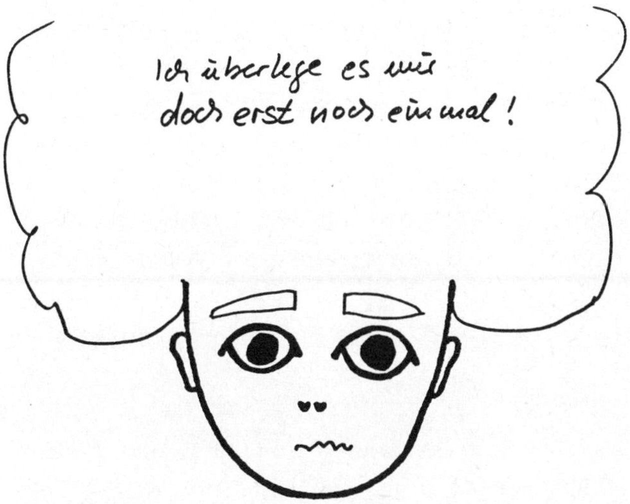

Meistens können sich alle Kinder sehr gut in die Gesichter eindenken. Es kann vorkommen, daß ein Kind Schwierigkeiten hat, die Gesichtsausdrücke richtig zu deuten; bei den Einwänden vom Therapeuten kann es wütend reagieren und jede Aktivität verweigern (Weinen aus Wut), wenn es zu den "Sonntagskindern" gehört; denn diese sind es nicht gewöhnt, mit negativer Kritik umzugehen. Der Therapeut hat dann zu warten, bis das Wut-Weinen nachläßt; er erzählt dann seine Geschichte zu den Gesichtern und Gedanken, um so dem Kind die Deutung der Gesichter zu erläutern. Das Kind läßt sich normalerweise, obschon zurückhaltend und schlecht gelaunt, darauf ein.

Für lernbehinderte oder sehr junge Kinder kann die zweite Trainingsstunde von der zu bewältigenden Stoffülle her eine Überforderung sein. Es empfiehlt sich daher, im dritten Schwerpunkt ("Das Kind lernt, verbale und nonverbale Informationen zu diskriminieren und zu ordnen") vor dem Erzählen der Geschichte abzubrechen und in der nächsten Sitzung an dieser Stelle fortzufahren.

Die mindestens zwölf Arbeitsblätter und der Detektivbogen werden in die Mappe des Kindes geheftet. Die Tokens werden kontrolliert, und das Kind kann sie bei erreichter Mindestzahl gegen eine beliebte Tätigkeit eintauschen.

Dritte Einzeltrainingsstunde

Zu Beginn der dritten Stunde werden die für das Tokenprogramm notwendigen zwei Regeln ausgesucht. Es werden entweder Verhaltensweisen gewählt, die das Kind noch nicht gut realisieren kann oder bei bereits erlerntem Verhalten die Auftretenshäufigkeit durch ansteigende Tokenzahl erhöht. Dazu werden die Zeitabstände der Unterbrechungen auf ca. vier Minuten verringert, so daß zwölf statt bisher sechs Tokens verdient werden können. Zwei Drittel der möglichen Punkte sollten wieder zum Eintauschen vom Kind minimal erreicht werden, wobei die notwendige Punktzahl kindspezifisch geändert werden kann.

In der dritten Einzeltrainingsstunde werden die Erwartungen an Verhaltensweisen von bestimmten Personen reflektiert und es wird die eigene soziale Angst erneut bewußt gemacht. Zur Umsetzung dieses Lernzieles geht man einerseits von der Angst und dem unsicheren Verhalten einer anderen Person und andererseits von der Angst des Kindes aus. Typisch für die Fremdperson soll sein, daß sie nach außen eine starke Person ohne Angst verkörpert. Es gilt aufzuzeigen, daß auch stark erscheinende Personen Angst haben um so das Kind zu ermutigen, über die eigenen Ängste zu sprechen. Als Fremdperson kann eine bekannte Film-, Buch- oder Comicfigur sowie eine für das Kind individuell stark erscheinende Person, Puppe oder sonstige Figur gewählt werden. Für die Jungen des Trainings wurde "Superman" und für die Mädchen "Micky Maus" ausgewählt. Konkret werden drei voneinander abhängige Spiele in der Stunde gespielt:

1. Das Superman- bzw. das Micky Maus-Spiel:
   Das Kind überlegt, wovor Superman (Micky Maus) Angst haben könnte. Dazu erhält es ein Arbeitsblatt mit der Abbildung der Person beziehungsweise der Figur und der Frage: "Wovor hat Superman (Micky Maus) Angst?" Ebenfalls auf dem Blatt ist die Instruktion, das, was dem Kind einfällt, auf das Blatt zu schreiben und/oder zu malen. Nachdem das Kind alles aufgeschrieben beziehungsweise aufgemalt hat, darf es auch die Figur ausmalen.

Wenn sich auch die meisten Kinder interessiert mit dieser Aufgabe auseinandersetzen, kann es ein Kind geben, das aktives Verweigerungsverhalten zeigt, nicht antwortet oder alberne Bemerkungen macht. Das Kindverhalten kann eine Verweigerung der vorwiegend kognitiven Anforderungen darstellen. Reagiert ein Kind auch nicht auf die folgenden auf es eingehenden Bemühungen des Therapeuten, muß dieser die Sitzung zwar mühevoll aber konsequent zu Ende führen. Das "verweigernde" Kind muß die Stunde ohne "Spielminuten" verlassen. Beispielhaft sollen die von den Kindern genannten Ängste der nach außen stark erscheinenden Fremdperson aufgeführt werden: "Superman hat Angst vor einem Kryptonid, weil der Kryptonid stärker ist als er". "Er könnte davor Angst haben, daß einmal etwas kommt, was er nicht kann". "Er hat Angst, daß jemand stärker ist als er und ihn verprügeln will". "Micky Maus hat Angst vor dem Hund". "Micky Maus hat Angst davor, daß seine Mutter ihn schlägt".

2. Das Was-habe-ich-Spiel:
   Bei diesem Spiel soll das Kind überlegen, wovor es selbst Angst hat und die einzelnen Dinge beziehungsweise Ereignisse sammeln. Dazu erhält es wieder ein Arbeitsblatt, auf dem die angstauslösenden Situationen festgehalten werden. Der Therapeut hat für sich zu diesem Arbeitsblatt für jedes Kind einige Angstsituationen zusammengestellt. Falls das Kind keine oder für das Training nicht relevante Angstereignisse nennt, führt der Therapeut das Kind durch geschicktes Fragen und Erzählen zu typischen Situationen, die bei ihm im Alltag Angst auslösen.

Die Kinder sprechen im allgemeinen ohne Probleme und Hemmungen gegenüber dem Therapeuten von ihren Ängsten. Einige Ängste treten wiederholt auf: "Ich habe Angst davor, wenn ich etwas falsch gemacht habe, und meine Eltern schimpfen mich aus" (Kind 1). "Ich habe Angst bei Fehlern vor einigen Lehrern" (Kind 2). "Ich habe Angst bei Fehlern; dann schimpft meine Mutter" (Kind 4). Bei allen drei Kindern handelt es sich interessanterweise um die sogenannten "deprivierten" Kinder. Ein anderes Kind hat zwar auch Angst bezüglich ihm abverlangter Leistungen, aber nicht in der Kombination mit Bestrafung: "Ich habe Angst vor einer Aufgabe: hoffentlich kann ich das!" Auch direkt auf Sozialkontakt bezogene Ängste treten auf: "Ich habe Angst davor, daß jemand sich über mich lustig macht". "Ich habe Angst, wenn mich andere Kinder auslachen. Ich habe Angst, bei Klassenkameraden und fremden Erwachsenen meine Meinung zu sagen". "Ich habe Angst vor bösen Jungen und Mädchen, vor einigen Lehrern und fremden Menschen und vor einer neuen Umgebung". "Ich habe Angst vor anderen Kindern, die mich zanken wollen". "Wenn mich andere verprügeln, traue ich mich nicht, zurückzuschlagen".

Den Kindern ist im Gespräch über ihre Ängste deutlich zu machen, daß Angst vor etwas das eigene Verhalten und die eigenen Gedanken beeinflußt. Zum Beispiel führt die Angst vor anderen dazu, daß man sie nicht anschaut, daß man keine Freude zeigt, daß man keine Worte findet, um etwas zu erzählen, daß man nervös mit den Fingern spielt oder Fingernägel kaut ... . Über das dritte, sich anschließende Spiel (in Anlehnung an Ullrich de Muynck & Ullrich (1976 a – c) entwickelt) kann dies dem Kind gut aufgezeigt werden.

3. Das Verlernen- und Erlernen-Spiel:
Dieses Spiel folgt unmittelbar aus dem vorherigen Spiel. Auf dem dritten Arbeitsblatt, das dem Kind ausgehändigt wird, werden zuerst alle sozial unsicheren Verhaltensweisen sowie angstauslösenden Situationen und Dinge gesammelt und unter der Spalte Verlernen eingetragen. Hier kann sowohl auf das vorherige Arbeitsblatt als auch auf die Regelliste der ersten Stunde und den noch nicht gekonnten Zielverhaltensweisen Bezug genommen werden. Anschließend wird zu den einzelnen Punkten das entsprechende Zielverhalten formuliert und unter Erlernen aufgeschrieben. Mit dem Kind werden Vorschläge gesammelt, was es tun kann, um das Zielverhalten zu realisieren. Zwei Verlern-/Erlern-Verhaltensweisen werden mit dem Kind zusammen ausgewählt und das Zielverhalten, als Regel formuliert, in einen dritten Detektivbogen eingetragen. Anschließend tragen Therapeut und Kind die Verhaltensweisen aus den ersten Detektivbögen, die das Kind bereits erfolgreich gelernt hat, in die Verlern-Erlern-Liste ein. Dieses Verhalten wird durch Markierungen hervorgehoben. Somit erhält das Kind eine Rückmeldung und gleichzeitig Kontrolle über sein eigenes Verhalten sowie eine Motivationshilfe.

Beispiele für eine solche Verlern-Erlern-Liste sind von Kind 4 und 2 aufgeführt (vgl. dazu die Liste im Materialteil).

Vierte Einzeltrainingsstunde
Therapeut und Kind befassen sich zuerst mit der Auswertung des Detektivbogens. Das Verhalten, das das Kind gut zeigen kann, wird in der Verlern-/Erlern-Liste entsprechend markiert, um dem Kind wiederum seinen Fortschritt zu dokumentieren und zu demonstrieren. Mit Hilfe der Verlern-/Erlern-Liste werden

	VERlernen	ERlernen
Kind 4	1. Ich habe Angst vor dem Schimpfen der Mutter	1. Ich habe keine Angst vor dem Schimpfen, da ich mich anstrenge, keine Fehler zu machen
	2. ● Ich erzähle der Mutter nichts	2. ▲ Ich kann der Mutter schon etwas erzählen
Kind 2	1. Ich schaue niemanden an	1. Ich schaue dem anderen in die Augen
	2. Ich habe vor Zeugnissen und Klassenarbeiten Angst	2. Ich will keine Angst mehr vor Zeugnissen und Klassenarbeiten haben
	3. ● Ich sage nur Ja oder Nein, wenn ich mich mit jemanden unterhalte	3. ▲ Wenn ich mit jemandem zusammen bin, dann erzähle ich auch manchmal etwas, stelle Fragen oder bitte um etwas
	4. ● Wenn ich etwas sage, dann kann mich der andere oft nicht verstehen	4. ▲ Wenn ich etwas sage, dann rede ich laut und deutlich, damit mich der andere verstehen kann

dann ein oder zwei neue Regeln für den vierten Detektivbogen ausgesucht und darin eingetragen. Bei einer alten, bereits geübten, aber noch nicht gut beherrschten Verhaltensregel, wird die geforderte Auftretenshäufigkeit pro Tag erhöht.

Stellen die Regeln für den Detektivbogen nicht in der Trainingsstunde beobachtbare Verhaltensweisen dar, so werden für das Tokenprogramm der Stunde zwei gewählt, die in den Stunden vorher schon geübt wurden und zu einem hartnäckigen defizitären Verhaltensbereich des Kindes gehören. Die Erhöhung der Auftretenshäufigkeit beziehungsweise der Tokenzahl erfolgt wie in der dritten Einzeltrainingsstunde beschrieben.

In der vierten Einzeltrainingsstunde werden Interaktionssequenzen, die eine gesamte Interaktionssituation ausmachen, untersucht. Das Kind soll lernen, Beurteilungskriterien an Verhalten von sicheren wie unsicheren Personen in Interaktionssituationen zu durchschauen. Dazu werden comicähnliche Geschichten herangezogen, wobei jede Geschichte aus sechs Bildern beziehungsweise Situationseindrücken besteht. Die Bilder sind so einfach gehalten wie möglich, um dem Kind einen größtmöglichen Phantasiefreiraum zu lassen. Einzelheiten sollen von dem Kind (verbal oder malerisch) ausgestaltet werden. Die meisten Kinder fragen, warum die Personen keine Gesichter haben. Dann sagt man ihnen, daß sie am Ende die Gesichter aus der zweiten Stunde den Personen zuordnen sollen. Von Bedeutung ist die Körperhaltung und Gestik der Interaktionspartner, aufgrund derer sowie aufgrund der ausgefüllten Sprechblasen eines Interaktionspartners das Kind den Zusammenhang des Geschehens erschließen soll. Dazu muß der Körperausdruck eindeutig sein, was in Gesprächen mit Kindern überprüft wurde. Aus den drei vorhandenen Comicgeschichten wird für ein Kind die ausgesucht, die der Kindproblematik am nächsten kommt und sich mit der Videosituation der ersten Stunde nicht überschneidet.

Manche Personen der Geschichten haben noch keinen Namen. Das Kind gibt einer solchen Person einen Namen. Bei einer Person sind die Sprech- und Gedankenblasen nicht ausgefüllt. Es ist der Interaktionspartner mit sozial unsicherem Verhalten. Das Kind hat die folgende Aufgabe:

"Du siehst hier kleine Bilder, die zusammen eine Geschichte ergeben. Wie heißt die Geschichte? Woran kannst Du erkennen, was gesprochen und was gedacht ist? Fällt Dir bei dieser Bildergeschichte etwas auf? Ja, bei einer Person sind die Sprech- und Gedankenblasen nicht ausgefüllt. Schau Dir die Personen einmal genau an, zum Beispiel wie sie dastehen, laufen, ihre Hände und Arme halten. Lies Dir auch dazu den Text durch. Du sollst nun herausfinden, was das Kind sagt, bei dem nichts in den Sprech- und Gedankenblasen steht. Schreib Du es hinein."

Bei jedem Vorschlag des Kindes zu einem Bild wird die Richtigkeit der Aussage überprüft. Der Therapeut diskutiert mit dem Kind die Beurteilungskriterien, die es veranlaßten, diesen Sprech-/Gedankenvorschlag zu machen: "Warum glaubst Du, sagt das Kind das? Gibt es irgend etwas, woran Du ablesen kannst, was das Kind sagen und fühlen könnte?" Es werden

- die Kopfstellung (gesenkt, geradeaus, zur Seite, Blickkontakt vermeidend/suchend),
- die Arme und Hände (lässig hängend, versteckend, eng an den Körper angelegt),
- die Beine (engbeinig/breitbeinig, lässig/verkrampft stehend) und
- die Körperrichtung (zu-/abgewandt)

analysiert und dem Kind offengelegt. Dadurch lernt es verschiedene Kriterien kennen, die die Körperhaltung betreffend - Sicherheit oder Unsicherheit - signalisieren. Auch der Zusammenhang von Gestik und verbalem Ausdrucksverhalten kann dem Kind auf diese Weise verdeutlicht werden. Einfühlungsvermögen sowie Rollenübernahmefähigkeit muß ein Kind zeigen, um die Anforderungen erfüllen zu können.

Ohne Ausnahme sprechen alle Kinder gut auf diese Aufgabe an, und jedes Kind gestaltete "seine" Comicgeschichte mit mehr oder weniger hilfegebenden Fragen und Hinweisen. Für drei Kinder wurde die Geschichte "Was will Ralf?" ausgewählt. Bei zwei von ihnen konnte hierbei noch einmal auf die in der Trainingsstunde vorher zutage gekommene Angst vor Fehlern, Mißerfolg und eventuell damit verbundener Bestrafung eingegangen werden. Zwei Kinder bearbeiteten die Geschichte "Was hat Ralf nur?", in der es um einen mißglückten Kontaktversuch geht. Diese Kinder haben große Schwierigkeiten, Kontakte zu schließen, und sie sollen mit Hilfe dieser Geschichten ihr eigenes sozial unsicheres Verhalten reflektieren und zugleich erkennen, wie dieses Verhalten auf einen anderen wirkt. Für ein Kind war es bedeutend, sich mit selbstbehauptendem Verhalten bezüglich der eigenen Meinung auseinanderzusetzen, was beim "Angstspiel" in der Stunde vorher u. a. zutage kam. Es bearbeitete die Geschichte "Svens Meinung/Jörgs Meinung". Eine Geschichte soll beispielhaft wiedergegeben werden (das Unterstrichene sind die vom Kind ausgefüllten Sprechblasen):

1. Bild: Da kommt Ralf!
   <u>Da ist Dieter.</u>
2. Bild: Guten Tag Ralf!
   <u>Tag Dieter!</u>
3. Bild: Was hat er nur?
   <u>Wenn er mich doch fragen würde, ob ich mit ihm spiele.</u>
4. Bild: Komisch, jetzt geht er einfach weiter, ohne etwas zu sagen.
   <u>Na, er fragt ja sowieso nicht. Dann gehe ich halt wieder.</u>
5. Bild: Es hat ihm doch keiner etwas getan, oder?
   <u>Schade, jetzt bin ich wieder allein.</u>
6. Bild: Dann spiel' ich eben mit jemand anderem! (Kind 6).

Bemerkenswert ist, daß das Kind den Vornamen seines Vaters wählte.

Hat das Kind die Comicgeschichte fertiggestellt, die Interaktionsabläufe begründet und mit dem Therapeuten die Beurteilungskriterien hinsichtlich der Gestik erarbeitet, wird die Mimik der Interaktionspartner bestimmt: "Was glaubst Du, machen die Personen für ein Gesicht in den einzelnen Bildern?" Dazu nimmt das Kind die Gesichter aus der zweiten Trainingsstunde aus seiner Mappe und ordnet sie sowohl dem sozial sicheren als auch unsicheren Kind in den einzelnen Bildern zu. Fehlt ein Gesichtsausdruck, zum Beispiel der des sozial sicheren Kindes, dann malt ihn das Trainingskind in ein "leeres" Gesicht. Es ist wichtig, daß die Kinder auf diese Weise alle relevanten Signalquellen (Gestik, Mimik, Verbalverhalten) eines Interaktionspartners in ihrer Zusammenwirkung erfahren, und zwar bezogen auf sozial unsicheres wie kompetentes Verhalten. Um einen Realitätstransfer zu ermöglichen, wird dem Kind eine Selbsteinschätzung abverlangt: "Wenn Du Dich selbst ehrlich betrachtest, welche Person bist Du dann am ehesten in der Geschichte?" Das Kind soll seine Angaben begründen und der Therapeut spricht mit ihm darüber. Im folgenden Rollenspiel spielt das Kind die Person, die es glaubt, am ehesten zu sein. Die Comicgeschichte wird dabei in der vorgegebenen Weise gespielt. Für ein zweites Rollenspiel mit modifiziertem Verhalten des sozial unsicheren Kindes werden die veränderten Verhaltensweisen bezüglich Gestik, Mimik und Verbalverhalten mit dem Kind abgesprochen. Es sollen dazu verschiedene Möglichkeiten sozial kompetenten Verhaltes diskutiert werden. Dadurch lernt das Kind, Alternativen zu sozial unsicherem Verhalten kennen und übt mindestens einmal kompetentes Interaktionsverhalten. Die eingesetzten Rollenspiele nehmen die Kinder gut auf; neben der Übertragung und dem Üben von sozial kompetentem Verhalten lockern sie die Atmosphäre auf und schaffen eine auf Vertrauen begründete enge Beziehung zwischen Therapeut und Kind.

Die Überprüfung der Tokenzahl und der verdiente Eintausch gegen die Spieltätigkeit schließen die vierte und letzte Einzeltrainingsstunde ab.

Bei den sogenannten deprivierten Kindern erscheint das sozial unsichere Verhalten als schwerwiegendere Problematik als bei den Sonntagskindern. Dies kann einmal aus den Sozialisationsbedingungen, nämlich der Unkontrollierbarkeit im Sinne einer Vernachlässigung und Unvorhersagbarkeit, und einmal aus dem verzögerten Ansprechen der Kinder auf das Training geschlossen werden. Deshalb kann es angezeigt sein, das Einzeltraining bei diesen Kindern zu verlängern (um ca. zwei bis drei Stunden). Prinzipiell können die Inhalte einer Trainingsstunde auf zwei bis drei verteilt werden und/oder von den vorhandenen Inhalten - es liegen sechs Videosituationen und drei Comicgeschichten vor - mehrere für das Kind relevante Inhalte ausgewählt und bearbeitet werden.

4.3.1.3 Materialien

INHALTSPROTOKOLL DER VIDEOSITUATIONEN
(1. Einzeltrainingsstunde)

Die Protokolle wollen dem Leser einen Eindruck vermitteln, was die Videosituationen an konkreten Probleminhalten aufweisen und mit wie vielen und welchen Reaktionen sie versehen sind. Besondere Bedeutung gewinnen die Inhaltsprotokolle für denjenigen, der nicht über die Einsatzmöglichkeit eines Videofilmes verfügt. Dann können die Situationsbeschreibungen mit den Bildern verwendet werden, um das Therapieziel der ersten Trainingsstunde zu erreichen.

1. Vorlesen vor der Klasse
   Die Situation spielt in einer Schulklasse. Alle Schüler sitzen auf ihren Plätzen. Eine Schülerin steht vorne vor der Klasse und liest etwas vor. Das Problem der Situation bezieht sich auf den Umgang mit sozialer Hervorhebung in vertrautem Personenkreis. Zur Erläuterung der sozialen Hervorhebung übernimmt ein Kind zu Beginn der Situation die Funktion eines Sprechers.

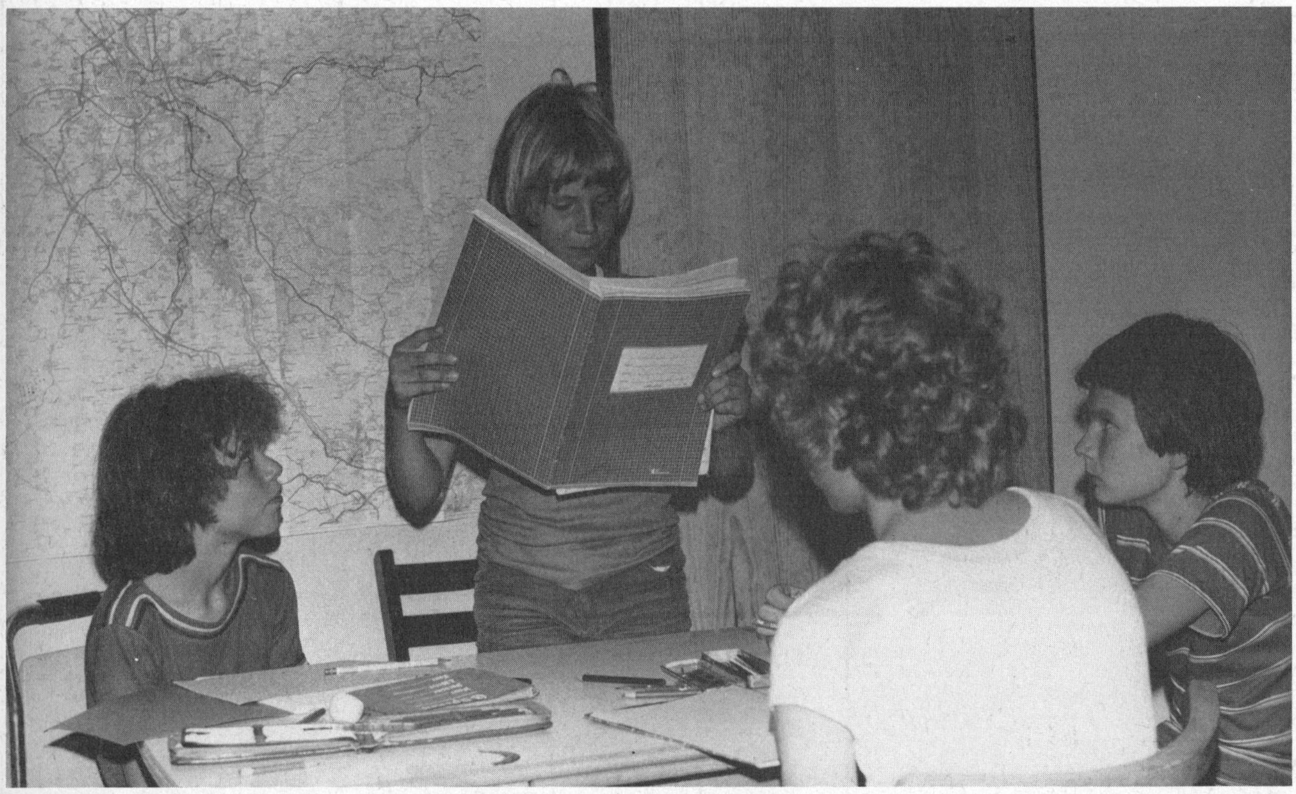

Sprecher: "Hast Du schon einmal vor der ganzen Klasse gestanden und etwas vorgetragen? Oder etwas vorgelesen? Kennst Du das Gefühl, wenn alle Augen nur auf Dich gerichtet sind? Wärst Du dann am liebsten so klein wie eine Maus und würdest Du Dich in ein Mauseloch verkriechen wollen? Iris soll ihren Aufsatz der Klasse vorlesen. Der Lehrer sagt, sie solle sich vor die Klasse stellen, damit sie jeder gut hören kann. Wir wollen Iris beim Vorlesen einmal zuschauen!"

Reaktion 1.1:
In der folgenden Szene sieht man Iris vor anderen Kindern mit einem Heft in den Händen stehen. Sie ist unsicher und hat vor dieser sozialen Hervorhebung Angst. Dies zeigt sich in zu leisem und stotterndem Lesen sowie häufigem Verlesen und Versprechen. Der Aufsatz lautet:

"Unser Klassenausflug. Am letzten Dienstag kamen alle Schüler unserer Klasse ohne Schultaschen in die Schule und alle waren viel lustiger und lauter als sonst. Das lag daran, daß wir einen Klassenausflug unternahmen. Wir fuhren mit dem Bus nach Idar-Oberstein, um dort eine Edelsteinschleiferei zu besuchen. Wir konnten beobachten, wie der Edelsteinschleifer arbeitet. Er stellt vor allem Schmuck, aber auch kleine Figuren und Reliefbilder her. Jeder von uns bekam ein paar Edelsteinabfälle geschenkt. Anschließend besuchten wir noch ein Schieferbergwerk. Wir mußten alle einen Helm aufsetzen, und dann ging es mit einem Führer in den Berg hinein: durch schmale und niedrige Gänge, über steile Treppen. Überall waren die Wände und der Boden feucht. Manchmal tauchten Bergmänner in merkwürdiger Kleidung und ihrem Werkzeug auf. Aber sie waren nur aus Wachs. Als wir wieder ans Tageslicht kamen, war ich froh. Am Abend fuhren wir wieder mit dem Bus nach Hause, und ich konnte viel erzählen, was ich alles gesehen hatte."

Nachdem Iris geendet hatte, geht sie sofort mit gesenktem Kopf und nur vor sich auf den Boden schauend zu ihrem Platz zurück.

Reaktion 1.2:
Eine zweite mögliche Reaktion wird von einem Jungen dargestellt. Er steht sicher vor der Klasse und liest laut, verständlich, langsam und nur selten sich versprechend vor. Am Ende des Vorlesens blickt er auf und geht sicher zu seinem Platz zurück.

2. Das ausgeliehene Buch
Die Situation beginnt mit der Darstellung eines Jungen zu Hause, der in seinem Zimmer gerade die Hausaufgaben beendet hat und anschließend seine Spielsachen aufzuräumen beginnt. Dabei stellt er fest, daß eines seiner Bücher fehlt. In Selbstgesprächen erinnert er sich, daß er es verliehen hatte: "Mein Freund Andreas hat noch mein Märchenbuch. Ich habe es ihm schon vor einiger Zeit geliehen. Eigentlich kann er es mir zurückgeben; er hat es jetzt schon drei Wochen. Das Märchenbuch ist neben dem Buch 'Die Schatzinsel' mein Lieblingsbuch. In ihm sind Märchen aus vielen verschiedenen Ländern erzählt und viele große, bunte Bilder sind auch darin. Ich werde Andreas gleich anrufen, daß er mir morgen mein Buch mit in die Schule bringen soll."

Die nächste Szene zeigt den Jungen am nächsten Tag in der Schule. Der Freund hat daran gedacht, das Buch mitzubringen und gibt es dem Jungen zurück. Dieser blättert das Buch durch und entdeckt dabei in ihm Flecken und Eselsohren. Der Junge macht ein betroffenes Gesicht, besonders weil es sich um eines seiner Lieblingsbücher handelt. Das Problem, das der Junge lösen muß, ist nun, Gefühle, Meinungen und Kritik gegenüber einer vertrauten Person, nämlich dem Freund, äußern zu können. Zwei mögliche Reaktionen folgen, eine selbstsichere und sich selbst behauptende sowie eine selbstunsichere.

Reaktion 2.1:
"Ich finde es nicht gut, daß Du mit dem Buch nicht sorgfältig umgegangen bist. Ich habe Dich extra gebeten, aufzupassen, da es mein liebstes und schönstes Buch ist. Und jetzt? Schau her - Flecken und Eselsohren. Eines weiß ich, ich werde Dir nie mehr etwas leihen, da Du die Sachen nicht ordentlich behandelst."
Der Junge nimmt sein Buch, läßt den Freund stehen und geht zu seinem Platz.

Reaktion 2.2:
Der Junge nimmt das Buch entgegen und sagt leise: "Danke, daß Du mir das Buch zurückgegeben hast!" Er wendet sich seinem Platz zu und sieht sich das Buch an. Das freudig lachende Gesicht wird ernst und traurig. Der Junge traut sich nicht, den Freund zur Rede zu stellen, sondern denkt lediglich für sich: "Dem Andreas werde ich nichts mehr leihen! Lauter Flecken und Eselsohren sind in dem Buch!"

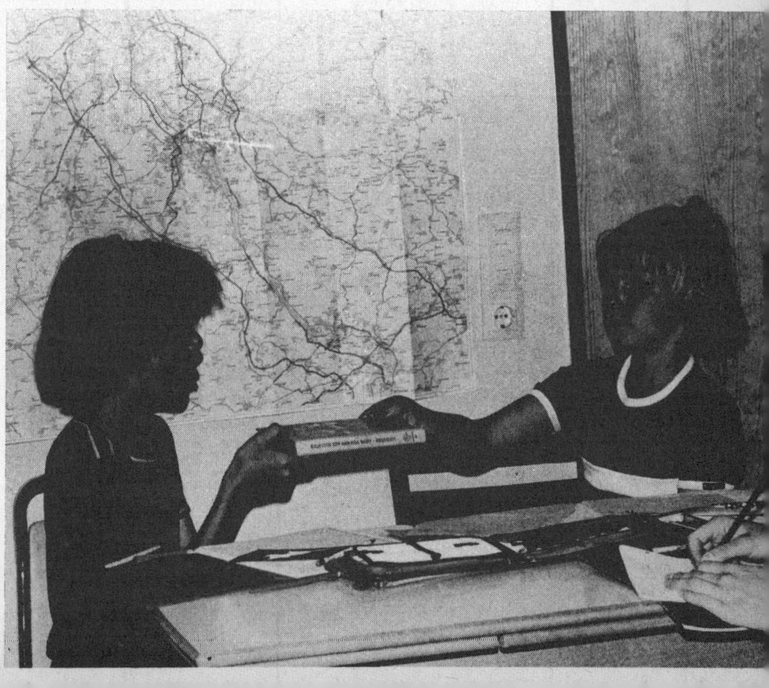

3. Die Beleidigung
Bei dieser Alltagssituation geht es um die Fähigkeit, Kritik, gedankenlose, aber verletzende Bemerkungen oder auch spöttische Bemerkungen von bekannten Personen anzunehmen und angemessen damit umzugehen. Die Szenen spielen zu Hause und in der Schule.

Ein Mädchen steht morgens in ihrem Zimmer vor dem Kleiderschrank und überlegt, was es anziehen soll: "Was ziehe ich heute für ein T-Shirt in die Schule an? - Am liebsten würde ich mein neues T-Shirt anziehen, das ich bekommen habe. Es paßt in der Farbe so gut zu meinen Haaren. Ja, das neue T-Shirt ziehe ich an."

Sie zieht das T-Shirt an, macht die Hosen zu, streicht sich über die Haare, zieht Schuhe, Jacke und Mütze an, nimmt den Schulranzen und ruft schließlich: "Tschüs Mami, ich gehe!" In der Schule angekommen, geht sie zu ihrem Platz und zieht Mütze und Jacke aus. Eine Mitschülerin auf dem Nachbarplatz sagt: "Tag Iris, was hast Du denn für ein komisches T-Shirt an? So etwas würde ich nie anziehen!"

Reaktion 3.1:
Bei der ersten sozial sicheren Reaktion wendet sich das Mädchen direkt an ihre Mitschülerin: "Du brauchst es auch nicht anzuziehen. Hauptsache, mir gefällt das T-Shirt und wichtig ist, daß es mir steht. Du bist nur neidisch, weil ich ein neues T-Shirt habe und Du nicht. Deshalb willst Du mich jetzt ärgern." Darauf wendet sich das Mädchen von der Mitschülerin ab und ihren Schulsachen zu.

Reaktion 3.2:
Das Mädchen wendet sich verlegen von der Mitschülerin ab, wagt es nicht zu widersprechen und denkt für sich: "Das ist nicht nett von ihr, so etwas zu sagen. Ich habe in vielen Geschäften mit Mutti gesucht, bis ich endlich dieses T-Shirt gefunden hatte, das mir gefällt und auch paßt. Beinahe hätte ich zu weinen angefangen, und sie hätte noch mehr Grund gehabt, sich über mich lustig zu machen. Am liebsten würde ich jetzt gleich nach Hause gehen und etwas anderes anziehen."

4. Der ungelegene Besuch
Die Videosituation beginnt mit einer Szene zu Hause. Ein Junge sitzt an einem Tisch und macht seine Hausaufgaben. Er spricht zu sich selbst darüber, was er noch alles am Nachmittag vorhat: "So, mit Deutsch bin ich jetzt fertig, nur noch Mathe muß ich machen. Dann muß ich mein Zimmer aufräumen; danach säge ich ein Schiffchen für Muttis Geburtstag aus. Um fünf Uhr gehe ich dann mit Mutti einkaufen. Heute ist Freitag, da kaufen wir immer viel für das Wochenende ein, und ich muß tragen helfen."
Der Junge wendet sich wieder seinen Mathematikaufgaben zu. Nach einiger Zeit klingelt es: "Wer kann das sein? Ich seh' 'mal nach! ... Ach, ... Du bist es. Guten Tag!" Ein Nachbarjunge kommt herein und sagt ebenfalls: "Guten Tag! Ich hab' gedacht, ich komm' 'mal kurz 'rüber zu Dir. Wir könnten heute Nachmittag etwas zusammen unternehmen."
Nun kommt es darauf an, wie der Junge auf den ungelegenen Besuch reagiert; denn er hat ja noch viel vor am Nachmittag.

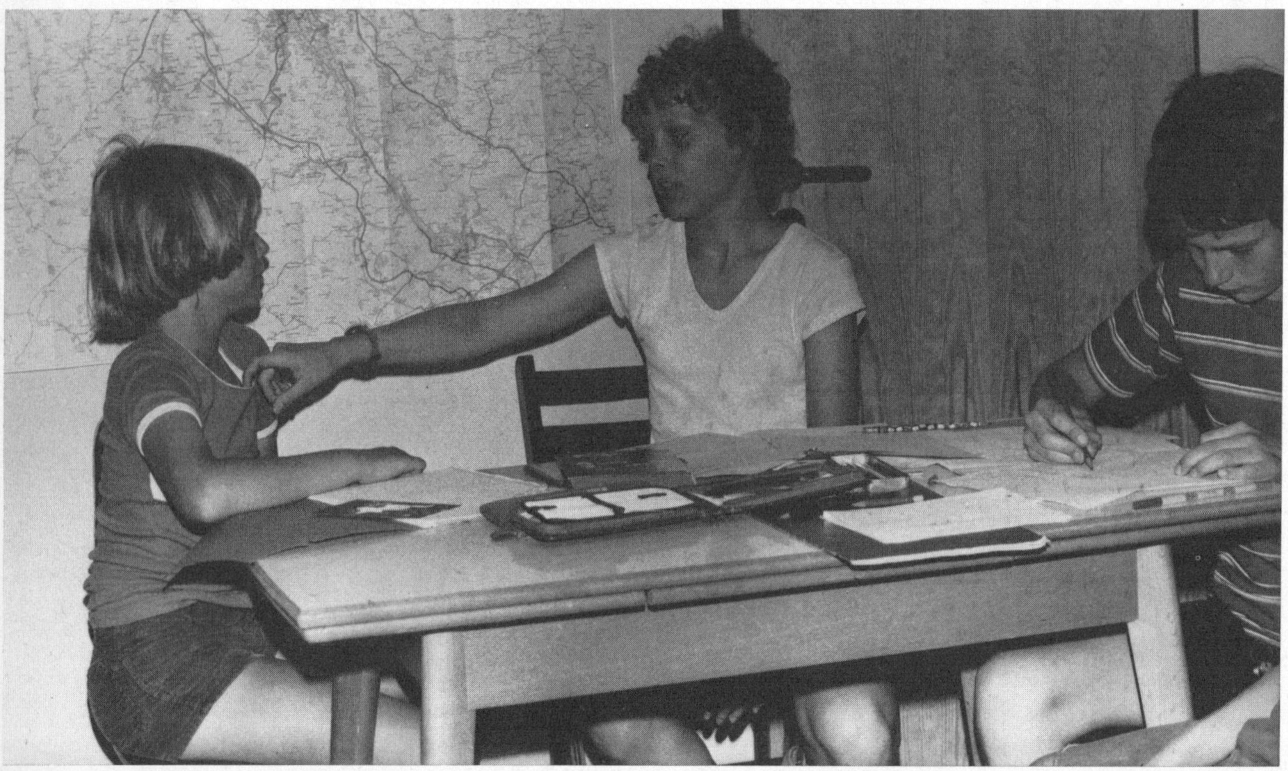

Kann er sich gegenüber der gutgemeinten Aufforderung von der vertrauten Person durchsetzen? Vier Reaktionen werden vorgestellt, die dem beobachtenden Kind einige Diskriminationsleistungen abverlangen.

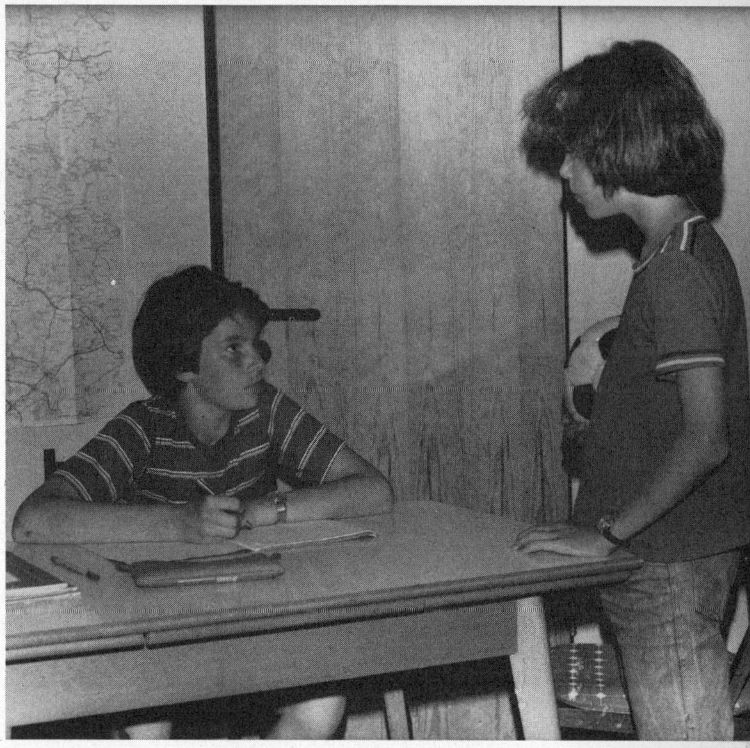

Reaktion 4.1:
Die erste Reaktion zeigt ein sich angemessen selbstbehauptendes Verhalten des besuchten Jungen. Auch das Verhalten des Nachbarjungen ist angemessen, was als positive Konsequenz auf das erste Verhalten gewertet werden kann. Der Dialog zwischen den beiden Jungen ist ungefähr folgender: "Ich habe heute leider keine Zeit. Ich muß noch Mathe machen, mein Zimmer aufräumen und an dem Schiffchen für meine Mutter zum Geburtstag weitersägen. Dann gehe ich noch mit meiner Mutter einkaufen. Komme lieber an einem anderen Tag wieder vorbei." - "Wenn Du heute keine Zeit hast, okay. Wann kannst Du denn?" "Wir könnten uns vielleicht am Montag treffen?" - "Montag? Ja, das geht gut. Also dann bis Montag. Ich komme um 3 Uhr. Tschüs." - "Tschüs."

Reaktion 4.2:
Auch bei der zweiten Reaktion verhält sich der besuchte Junge angemessen selbstbehauptend. Die Reaktion des Nachbarjungen kann jedoch als negative Konsequenz wirken: "Ich habe leider keine Zeit. Ich muß noch Mathe fertig machen, mein Zimmer aufräumen und an dem Schiffchen für meine Mutter zum Geburtstag weitersägen. Dann gehe ich noch mit meiner Mutter einkaufen. Komme lieber an einem anderen Tag wieder vorbei." "Hm, ist gut. Dann hast Du halt eben keine Zeit."
Der Nachbarjunge ist beleidigt, dreht sich um und geht. Der andere Junge geht wieder zu seinem Arbeitstisch und sagt dabei zu sich selbst: "Jetzt ist er beleidigt, aber daran kann ich auch nichts ändern. Er hätte sich ja vorher mit mir verabreden können."

Reaktion 4.3:
In dieser Szene kann sich der besuchte Junge nur schwer behaupten. Er reagiert viel zu langsam und unentschlossen und setzt dadurch für den Nachbarjungen falsche Signale. Als sich die Situation dann doch klärt, ist der Nachbarjunge verärgert und beleidigt. Hier liegt wieder eine negative Konsequenz auf das Verhalten des besuchten Jungen vor. Der Dialog entwickelt sich in folgender Weise: "Ich hab' gedacht, ich komm' 'mal kurz 'rüber zu Dir. Wir könnten heute nachmittag etwas zusammen unternehmen." - "Ja, hm, das ist sehr nett von Dir." - "Kann ich reinkommen?" Der Junge tritt zurück, der Nachbarjunge kommt herein und zieht seine Jacke aus. "Ja weißt Du, ich habe eigentlich heute mittag noch einiges zu erledigen und hm (Pause) eigentlich nicht viel Zeit." - "Ach so, warum sagst Du das nicht gleich; dann gehe ich eben wieder." - "Jetzt ist er beleidigt. Hab' ich etwas falsch gemacht?"

Reaktion 4.4:
Die vierte Reaktion weist ebenfalls sozial inkompetentes Verhalten des besuchten Jungen auf. Der Nachbarjunge besitzt jedoch genügend soziale Kompetenz, um in dieser Situation angemessen und für den besuchten Jungen im Sinne einer positiven Konsequenz zu reagieren: "Ich hab' gedacht, ich komm' 'mal kurz 'rüber zu Dir. Wir könnten heute nachmittag etwas zusammen unternehmen." - "Ja, hm, das ist sehr nett von Dir." - "Kann ich reinkommen?" - "Ja, hm." Der Nachbarjunge tritt ein und zieht schon seine Jacke aus. - "Ja, weißt Du, ich habe eigentlich heute mittag noch einiges zu erledigen und hm (Pause) eigentlich nicht soviel Zeit." - "Ach so, warum sagst Du das nicht gleich. Dann komme ich ein andermal wieder. Hast Du am Montag Zeit?" - "Ja, ähm, ja, Montag ist gut. Um 3 Uhr?" - "Ja, in Ordnung. Also Tschüs bis Montag." - "Tschüs."

5. <u>Wie komme ich zu meinem Geld?</u>
Es handelt sich bei dieser Situation um das Durchsetzen-Können von Ansprüchen gegenüber bekannten Personen. Dazu wird die schulische Umwelt gewählt. Eine Schülerin möchte sich in der Pause von einem Mädchen aus ihrer Klasse Geld leihen: "Du, ich muß mir nach der Schule noch schnell ein Heft kaufen und habe mein Geld zu Hause vergessen. Kannst Du mir 1,50 DM leihen? Du bekommst das Geld morgen wieder." - "Ja, ist in Ordnung. Ich schau' 'mal, ob ich soviel dabei habe: 1,-- DM. 20 Pfennig, 10 Pfennig und noch zweimal 10 Pfennig. Ja, ich habe 1,50 DM. Hier! Aber Du bringst mir das Geld morgen wieder mit?" - "Ganz bestimmt. Danke schön."

Das Problem besteht für das Mädchen darin, ihr verliehenes Geld nach einer angemessenen Zeit zurückzufordern. Denn es erhält am nächsten Tag sein Geld nicht zurück. Wieso, erfährt der Zuschauer aus dem Selbstgespräch des Mädchens: "Zu dumm, ... jetzt ist sie nach der letzten Stunde so schnell aus der Klasse gegangen und hat wohl vergessen, mir das Geld zurückzugeben. Hoffentlich gibt sie es mir morgen." Am übernächsten Tag, in der Pause, stellt sich das Problem in ähnlicher Weise: "Sie gibt mir einfach mein Geld nicht von sich aus zurück. Dabei brauche ich es heute und ich habe kein weiteres Geld mehr. Taschengeld bekomme ich erst nächste Woche wieder."

Was kann das Mädchen nun tun? Es werden vier unterschiedliche sozial kompetente Verhaltensmöglichkeiten gezeigt.

Reaktion 5.1:
"Ich werde sie einfach fragen, ob sie mein Geld dabei hat und mir zurückgeben kann." Das Mädchen geht auf die Mitschülerin zu: "Hallo ...., kannst Du mir bitte meine 1,50 DM zurückgeben? Ich benötige das Geld dringend, denn ich habe kein weiteres Geld mehr." - "Ach ja, Dein Geld, ich habe es leider vergessen. Ich bringe es Dir morgen mit." - "Ich brauche mein Geld aber heute. Und Du hast versprochen, es schon gestern mitzubringen." - "Aber ich habe kein Geld bei mir. Ich kann es ja nicht herbeizaubern." - "Du kannst es Dir entweder von jemand anderem ausleihen, oder ich gehe nach der Schule kurz mit Dir nach Hause, und Du gibst es mir dann." - "Okay, dann gehst Du kurz mit mir nach Hause."

Reaktion 5.2:
Auch bei der zweiten Reaktion geht das Mädchen sozial sicher auf die Mitschülerin zu und fragt nach ihrem Geld: "Kannst Du mir bitte mein Geld zurückgeben? Ich benötige das Geld dringend, denn ich habe kein weiteres mehr." - "Natürlich kann ich Dir Dein Geld geben. Ich hatte es auch gestern schon dabei, aber vergessen, es Dir zu geben. Hier ist die 1,50 DM." - "Danke schön."

Reaktion 5.3:
In dieser Szene zeigt sich das Mädchen sehr sozial unsicher. Dies ist erkennbar an dem inneren Dialog, den es mit sich führt: "Ob ich 'mal fragen soll wegen des Geldes? Ich komme mir dabei etwas blöd vor. Aber es ist mein Geld, das ich ihr geliehen habe. Soll ich sie fragen oder nicht? Ich versuche es!" Das Mädchen geht auf die Mitschülerin zu und fragt schüchtern: "Ähm, ich ... ich wollte nur 'mal fragen, ob Du meine 1,50 DM dabei hast?" - "Ich habe Dein Geld leider schon wieder vergessen. Ich bringe es Dir morgen mit." - "Hm, hast Du nicht wenigstens 1,-- DM dabei?" - "Nein, keinen Pfennig." - "Naja - aber Du bringst es morgen ganz bestimmt mit?" - "Ja, ganz sicher." Das Mädchen kann seinen berechtigten Anspruch nicht durchsetzen und läßt sich vertrösten.

Reaktion 5.4:
Auch in dieser letzten Verhaltensalternative wird von dem sozial inkompetenten Verhalten des Mädchens ausgegangen. Es hat jedoch Glück, so daß die Konsequenz aus der Umwelt für es positiv ausfällt. "Ob ich 'mal fragen soll wegen des Geldes? Ich komme mir dabei etwas blöd vor. Aber es ist mein Geld, das

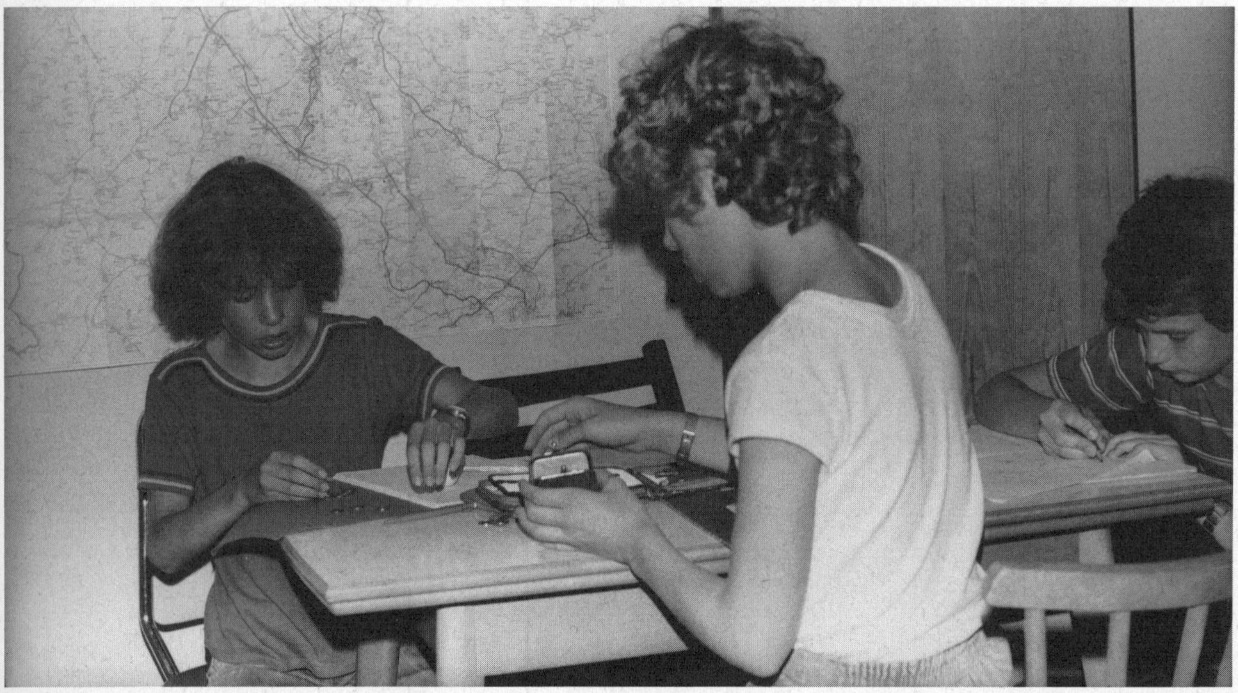

ich ihr geliehen habe. Soll ich sie fragen oder nicht? Ich versuche es!" Das Mädchen geht auf die Mitschülerin zu und fragt schüchtern: "Ähm ... kannst Du mir bitte mein Geld zurückgeben?" - "Ach ja, klar kann ich Dir Dein Geld zurückgeben. Ich hatte es gestern schon dabei, aber vergessen, es Dir zu geben. Hier ist es." - "Danke schön."

6. Eine Verabredung
Diese Situation berührt ein zentrales Problem der meisten sozial unsicheren Kinder, nämlich die Kontaktaufnahme mit bekannten Personen. Hierfür wird eine für die Kinder naheliegende Situation herangezogen: Sich in der Schulpause mit einem Klassenkameraden verabreden. Die Problematik und die zugleich zu bewältigende Aufgabe wird von einem Jungen verdeutlicht, der abseits von seinen Mitschülern sitzt und vor sich hin denkt: "In der Schule bin ich eigentlich immer allein. Einen richtigen Freund habe ich nicht. Ich habe aber auch mit niemandem Streit. Da drüben steht Ralf mit Birgit und Kora zusammen. Er ist sehr nett. Manchmal lacht er mit mir; allerdings kenne ich ihn nicht gut. Ich würde ihn gerne fragen, ob wir uns heute oder morgen nachmittag nicht einmal treffen könnten."

Reaktion 6.1:
Der Junge geht langsam auf die Kindergruppe zu und stellt sich, jedoch nicht eindeutig, zu den Kindern. Er verhält sich eine Weile ganz ruhig und hört zu, was die anderen reden. In einer Gesprächspause zupft er Ralf am Hemdsärmel und fragt schüchtern und leise: "Ähm, ich ... ich wollte Dich etwas fragen." - "Ja?" - "Ähm, hast Du vielleicht Zeit, daß wir uns, ähm, einmal treffen könnten?" - "Hm, ja, das könnten wir einmal machen. Übermorgen habe ich vor, schwimmen zu gehen. Wenn Du Lust hast, kannst Du gerne mitgehen." - "Ja, das ist eine gute Idee. Um wieviel Uhr?" - "Um 4 Uhr. Da ich in der Nähe vom Hallenbad wohne, kommst Du am besten bei mir vorbei und holst mich ab." - "In Ordnung, ich freue mich schon riesig!"

Reaktion 6.2:
Ausgangspunkt ist das gleiche unsichere und sozial inkompetente Verhalten des Jungen: "Ähm, ich ... ich wollte Dich etwas fragen." - "Ja!" - "Ähm, hast Du vielleicht Zeit, daß wir uns, ähm, einmal treffen könnten?" - "Hm, morgen kann ich nicht und übermorgen - (Pause) - kann ich auch nicht. Vielleicht nächste Woche." - "Danke, ich wollte nur 'mal fragen." Diesmal jedoch hat er keinen Erfolg. Er wendet sich ab und geht traurig weg.

Reaktion 6.3:
Die letzten beiden Reaktionsmöglichkeiten gehen von sozial sicherem Verhalten des Jungen aus. Er instruiert sich, bevor er auf die Kindergruppe zugeht, selbst und macht sich Mut: "Ich probiere es einfach einmal. Mehr als nein sagen kann er nicht!" Dann geht er entschlossen auf die Kindergruppe zu und fragt: "Ralf, hast Du heute oder morgen nachmittag Lust, Dich mit mir zu treffen?" - "Hm!" - "Wir könnten vielleicht zusammen ins Hallenbad schwimmen gehen, oder Du besuchst mich zu Hause!" - "Ja, das ist eine gute Idee mit dem Schwimmen; heute kann ich aber nicht. Wir können uns morgen gerne treffen." - "Prima, morgen um 3 Uhr?" - "Ja!" - "Ich freue mich!"

Reaktion 6.4:
Bei der vierten Reaktion ist das Vorgehen des Jungen das gleiche wie bei der dritten: "Ich probiere es einfach einmal. Mehr als nein sagen kann er nicht." - "Ralf, hast Du heute oder morgen nachmittag Lust, Dich mit mir zu treffen?" - "Hm, tut mir leid, ich habe heute und morgen keine Zeit." - "Naja, macht nichts, dann vielleicht ein andermal." - "Ja, ein andermal." Allerdings hat der Junge keinen Erfolg. Dies kann er jedoch aufgrund der vorherigen Selbstinstruktion gut verarbeiten.

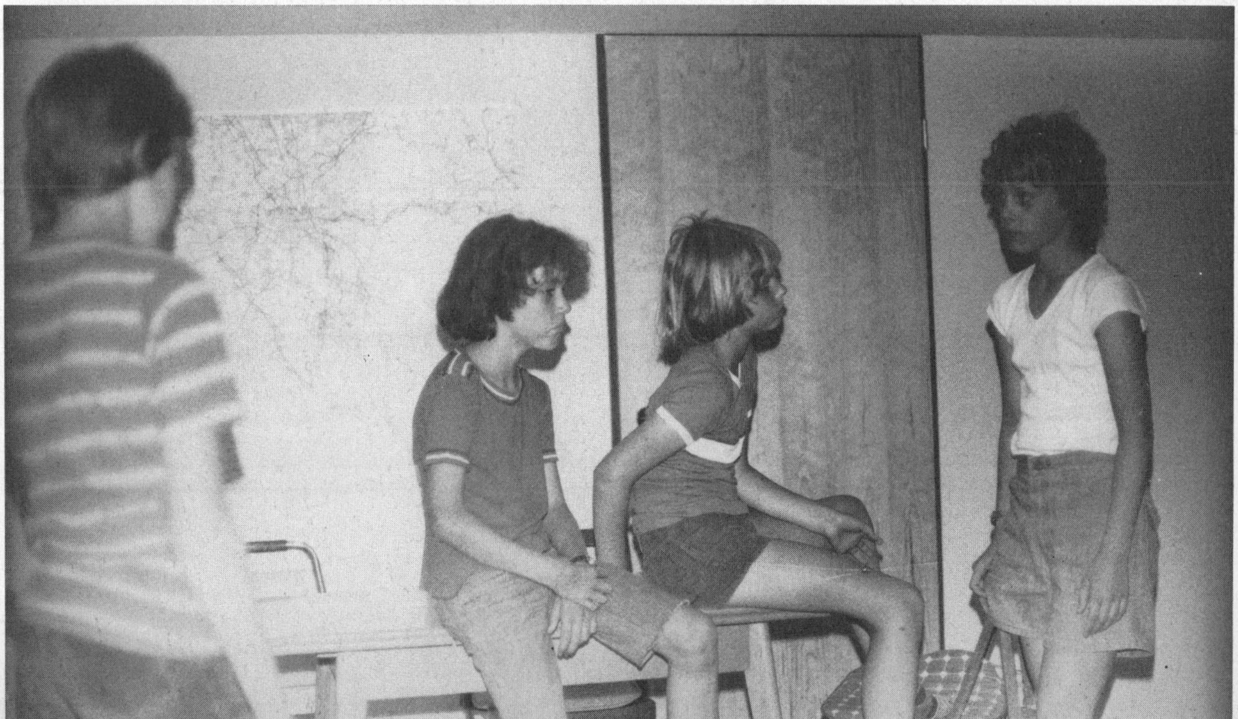

Therapeut-Kind-Vertrag (vor Trainingsbeginn abzuschließen)

VERTRAG

zwischen ....

und

Frau/Herr ....

In der Erziehungs- und Familienberatungsstelle .... wird von Frau/Herrn .... ein Training durchgeführt, an dem ich neben .... anderen Kindern teilnehmen darf. Das Training will mir helfen, daß ich besser mit anderen zurechtkomme; zum Beispiel mit Freunden, dem Lehrer oder meinen Eltern. Besser mit anderen zurechtkommen heißt, mit ihnen reden können und mit ihnen spielen oder arbeiten können.

Mit anderen etwas zusammen machen, bringt viel Spaß und Freude. Ich muß dazu wissen, wie ich mit anderen rede, spiele, arbeite ... . Um dies zu lernen, finden mit Frau/Herrn .... allein vier Treffen und mit den anderen Kindern zusammen zehn Treffen statt. In den vier Treffen mit Frau/Herrn .... allein darf Frau/Herr .... bestimmen, was gemacht wird. In den ersten vier Treffen mit den anderen Kindern zusammen, dürfen wir Kinder bestimmen, was wir machen und spielen wollen. In den letzten sechs Treffen mit den anderen Kindern darf wieder Frau/Herr .... sagen, was wir machen. Jede Woche findet ein Treffen statt. Das Training wird ungefähr am .... beendet sein.

Ich erkläre mich dazu bereit, zu allen Treffen zu kommen und bei allen Spielen und Aufgaben mitzumachen.

....

Ort, Datum Unterschrift

....

Unterschrift

Arbeitsblatt: Regeln für das Tokenprogramm (1. Einzeltrainingsstunde)

Hier sind einige Dinge beschrieben, die wichtig sind, wenn man mit anderen zusammen ist. Lies sie Dir durch!

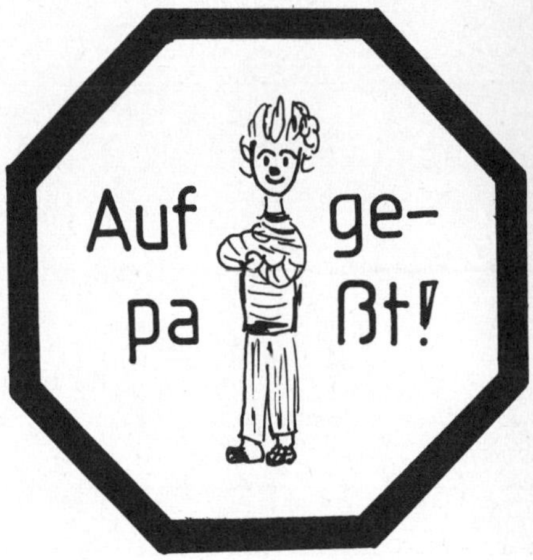

1. Wenn ich mit jemandem zusammen bin, dann erzähle ich auch etwas, ich stelle Fragen oder ich bitte um etwas.
2. Wenn mir etwas sehr gut gefällt bei jemandem, zum Beispiel ein Spiel, ein Buch oder daß jemand sehr gut basteln oder schwimmen kann, dann sage ich ihm das.
3. Wenn ich etwas sage, dann rede ich laut und deutlich, damit mich der andere verstehen kann.
4. Wenn ich mit jemandem spreche oder spiele, dann schaue ich ihn an.
5. Wenn ich mit jemandem zusammen bin, dann zapple ich nicht herum, meine Hände sind ruhig, und ich kaue auch nicht an den Fingernägeln.
6. Wenn ich mit jemandem zusammen bin, dann bewege ich mich im Zimmer, wie wenn ich zu Hause in einem Zimmer bin und mich sehr wohl fühle.

Wir wollen die sechs Punkte "Regeln" nennen; sie sollen Dir helfen, mit anderen so zu spielen und zu sprechen, daß es Dir und den anderen Spaß macht, zusammen zu sein.

Kein Mensch kann alles können!

Was glaubst Du, welche der Regeln Du kannst und welche nicht? Markiere die, die Du kannst, mit einem Zeichen oder einer Farbe. Von den Regeln, die Du nicht gut beherrschst, suche zwei aus. An diese beiden Regeln sollst Du Dich jetzt und hier halten. Für jedes Einhalten einer Regel bekommst Du einen Punkt. Diesen malst Du vor die entsprechende Regel, sammelst die Punkte und tauschst sie am Ende der Stunde ein: Bei vier erreichten Punkten darfst Du zehn Minuten am Ende der Stunde spielen, was Du möchtest.

Detektiv-(Beobachtungs-)Bogen (1. Einzeltrainingsstunde)

Ich, ..., bin mein eigener Detektiv:
Was habe ich diese Woche alles geschafft?

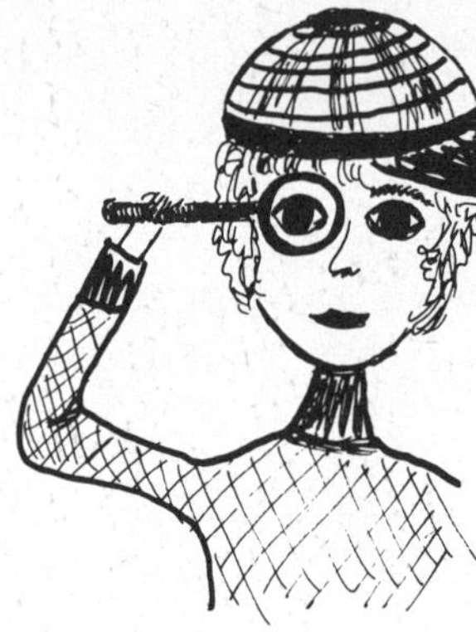

	Ich habe heute mindestens einmal die 1. Regel angewendet:		Ich habe heute mindestens einmal die 2. Regel angewendet:	
Montag (198)	Nein	Ja	Nein	Ja
Dienstag (198)	Nein	Ja	Nein	Ja
Mittwoch (198)	Nein	Ja	Nein	Ja
Donnerstag (198)	Nein	Ja	Nein	Ja
Freitag (198)	Nein	Ja	Nein	Ja
Samstag (198)	Nein	Ja	Nein	Ja
Sonntag (198)	Nein	Ja	Nein	Ja

Zusatzregel:

Arbeitsblätter: Gesichtsausdrücke (2. Einzeltrainingsstunde)

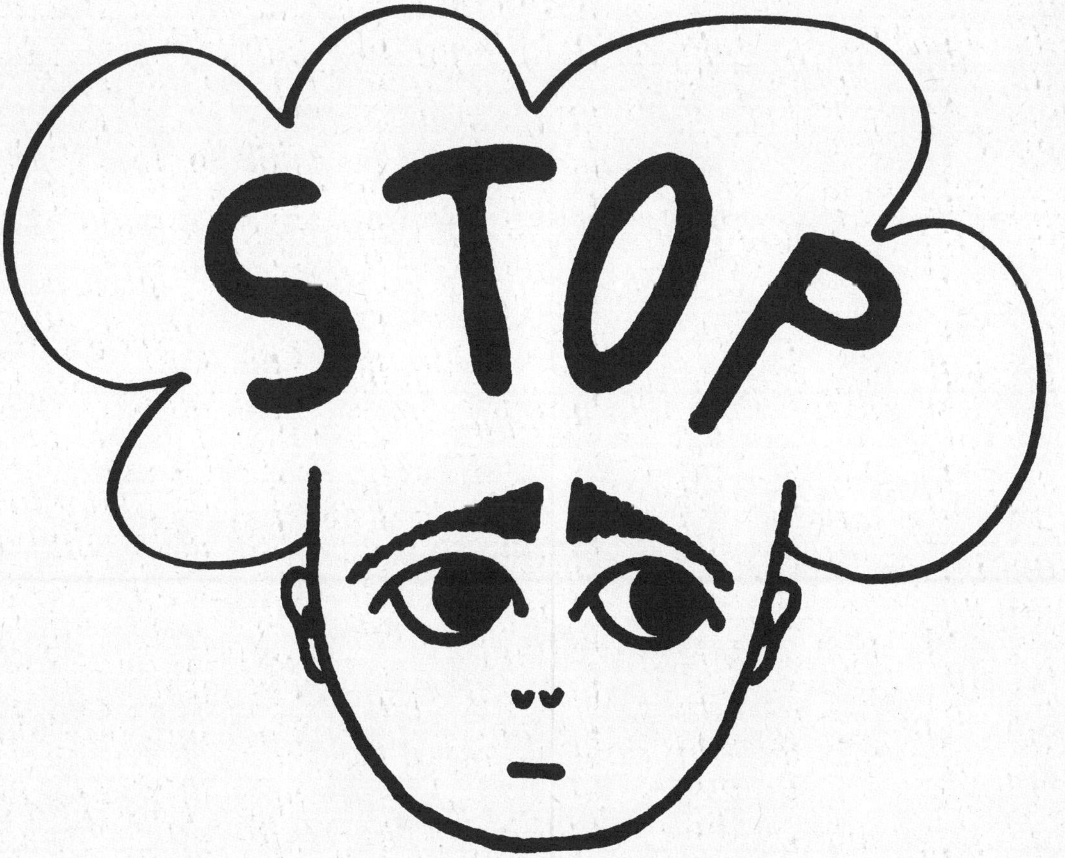

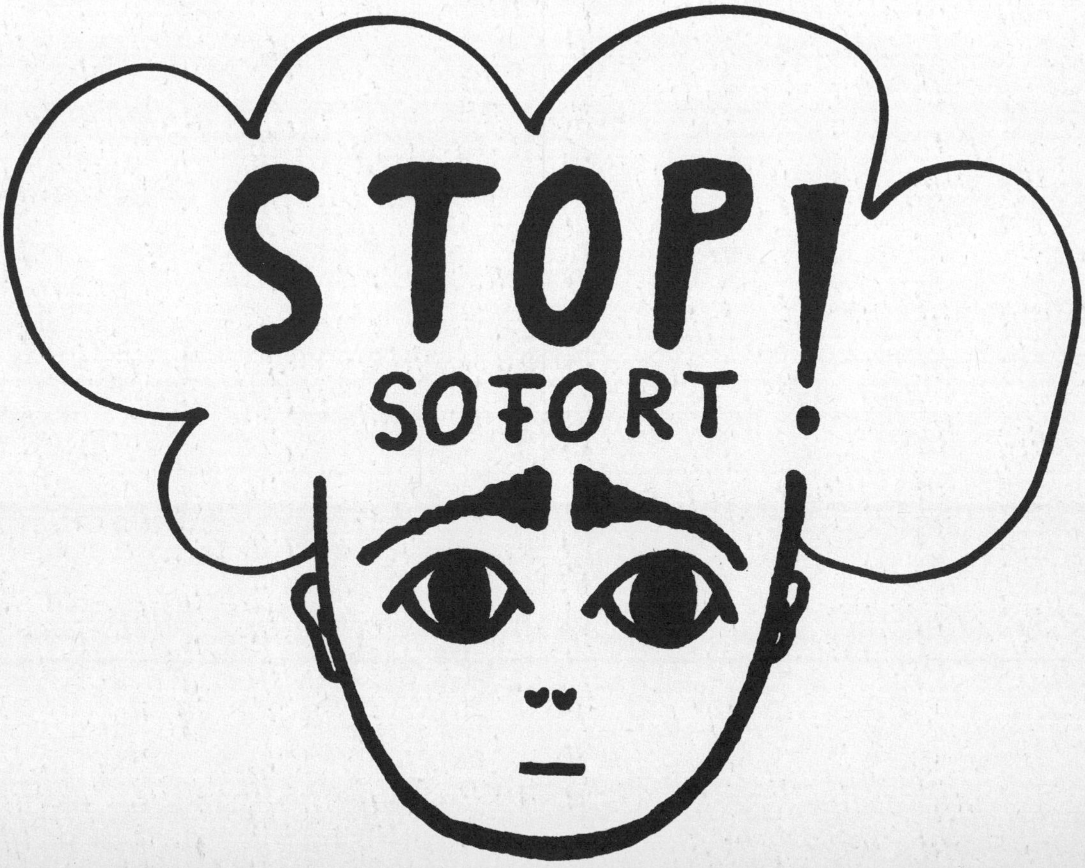

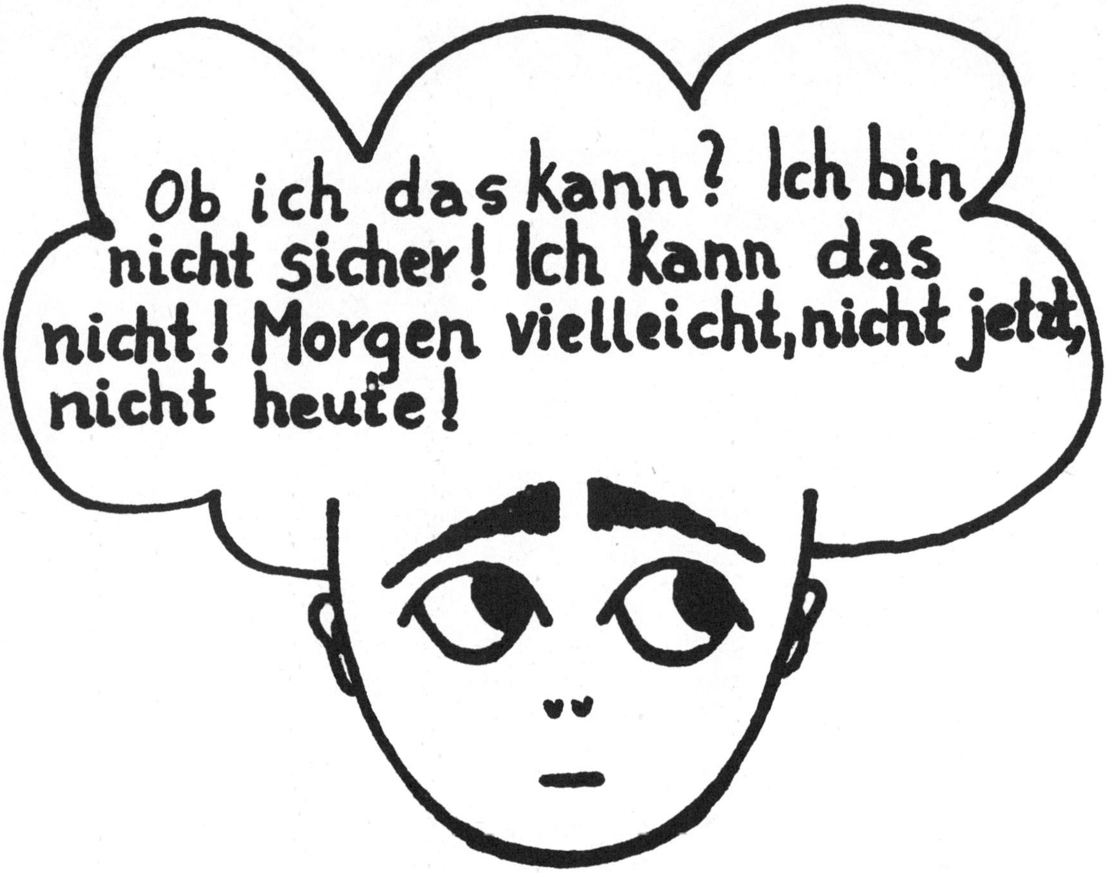
Ob ich das kann? Ich bin nicht sicher! Ich kann das nicht! Morgen vielleicht, nicht jetzt, nicht heute!

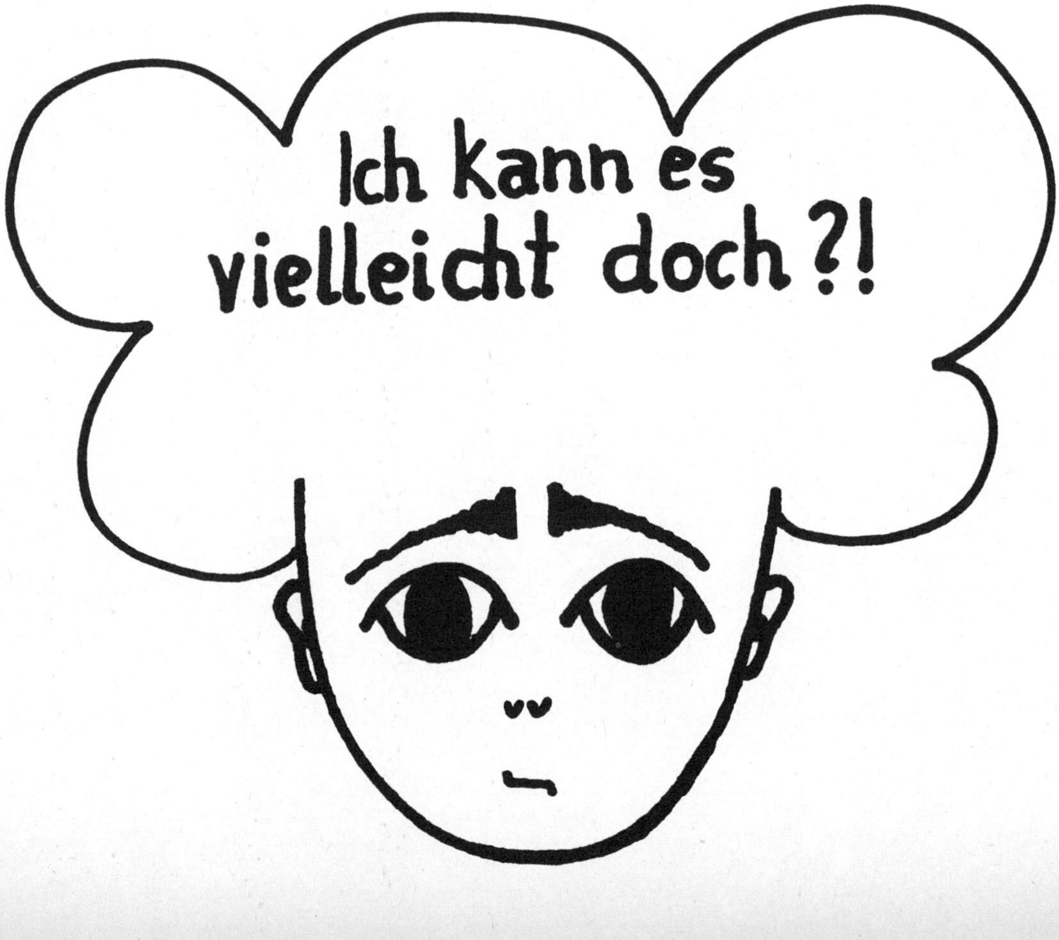
Ich kann es vielleicht doch?!

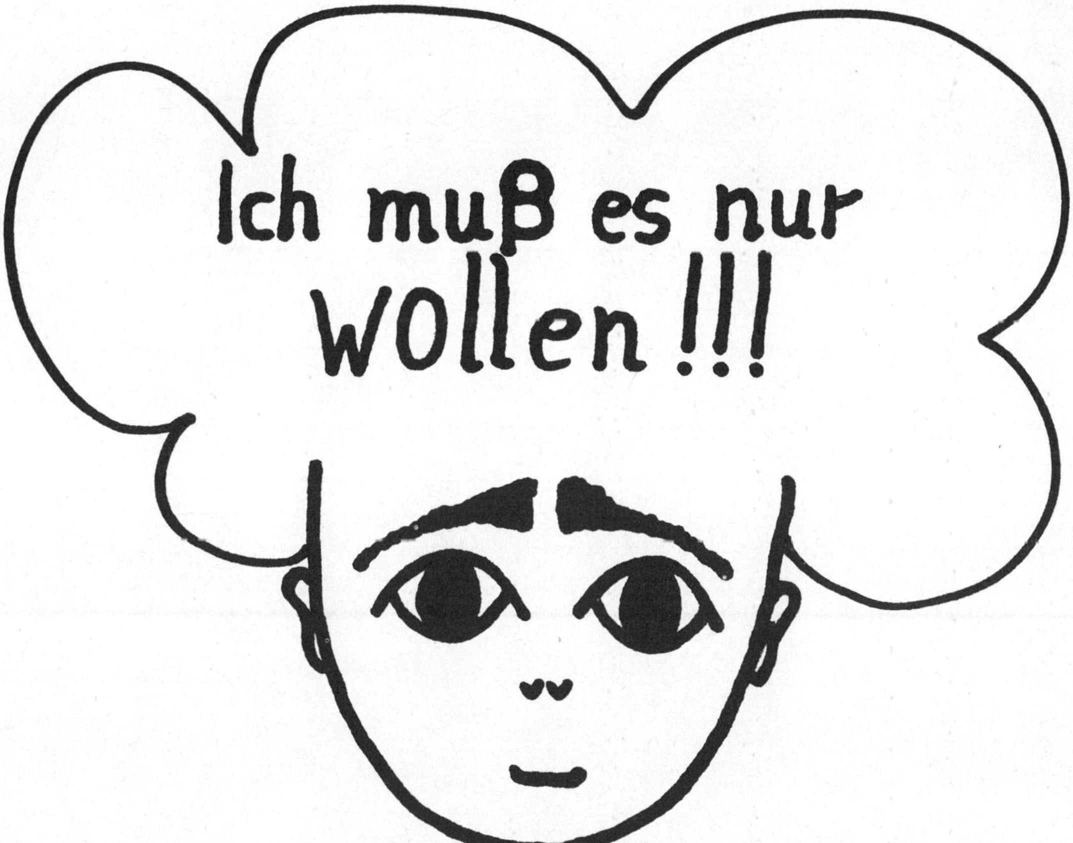
Ich muß es nur
WOllen!!!

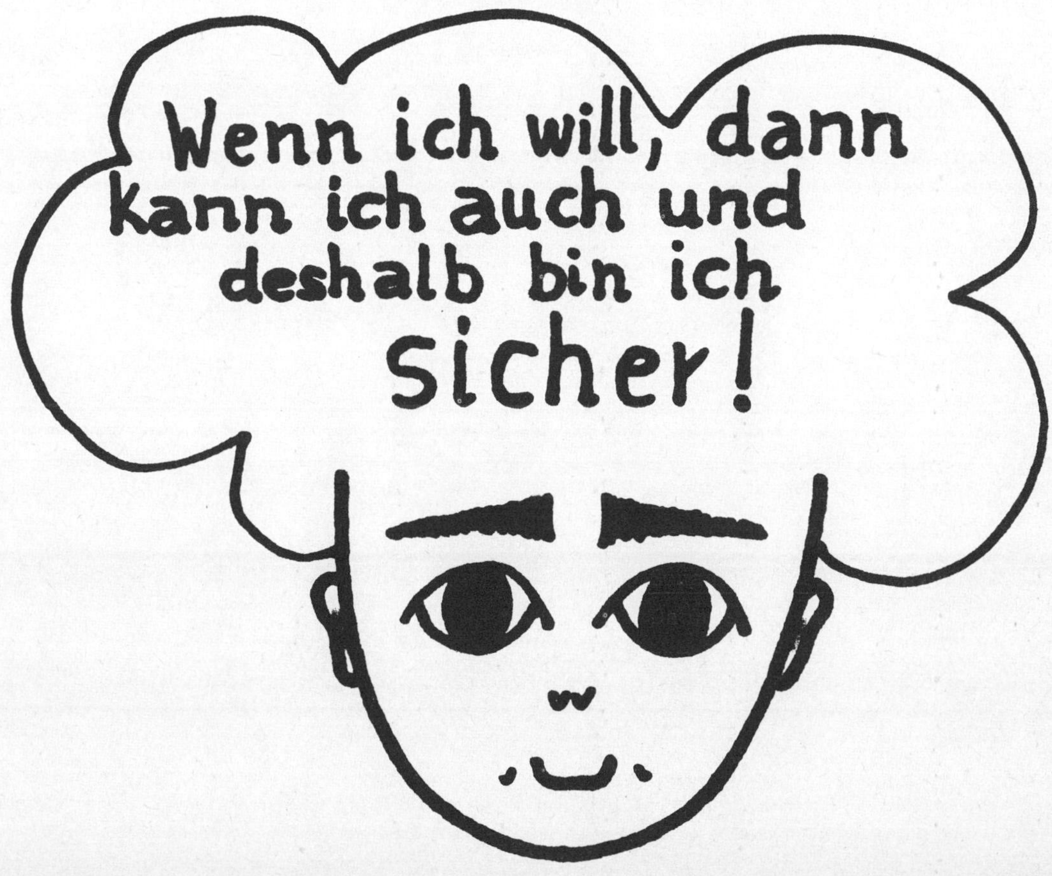
Wenn ich will, dann
kann ich auch und
deshalb bin ich
sicher!

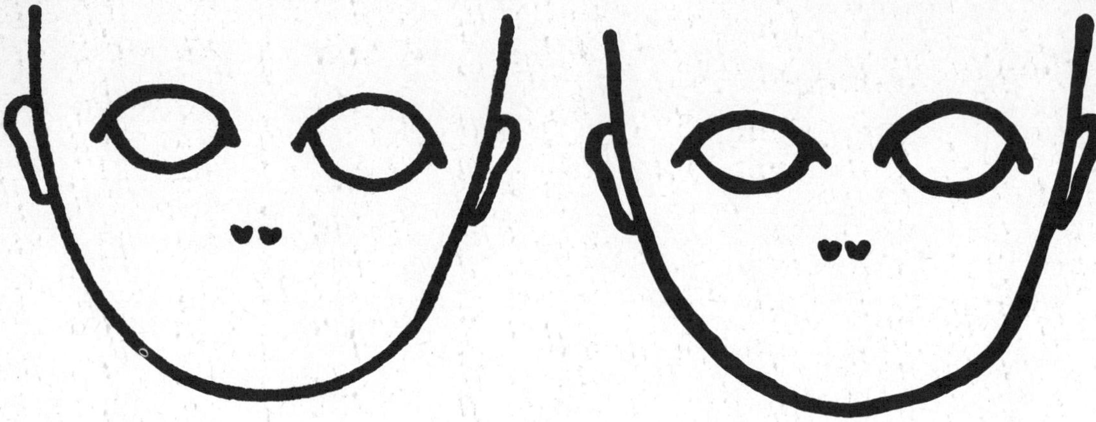

Das Superman-Spiel (3. Einzeltrainingsstunde)

Wovor hat
Superman Angst?
Schreibe oder male es hinein,
dann weißt und siehst Du es!

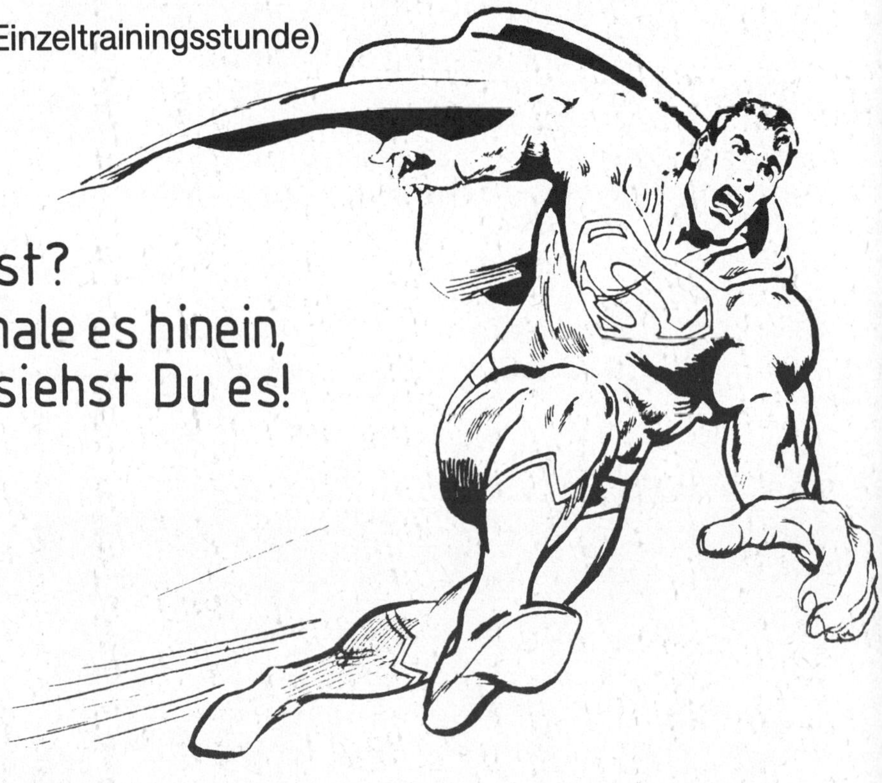

Das Was-habe-ich-Spiel (3. Einzeltrainingsstunde)

Jetzt weiß ich,
wovor Superman
Angst hat!
Und wovor habe
ich Angst?

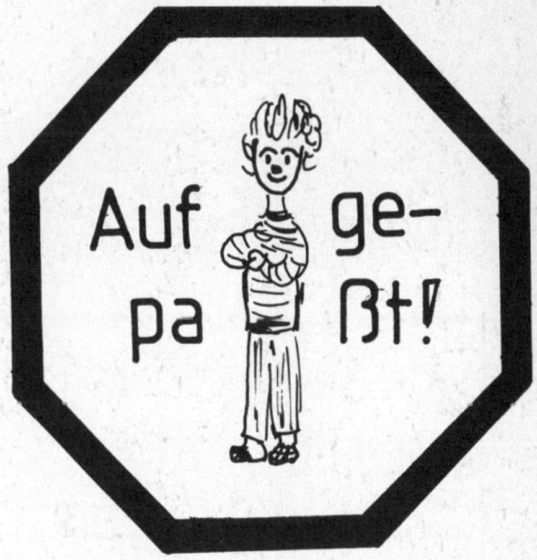

(1) ______________________

____

____

(2) ______________________

____

____

Das Micky Maus-Spiel (3. Einzeltrainingsstunde)

Wovor hat
Micky Maus Angst?

Schreibe oder
male es hinein,
dann weißt und
siehst Du es!

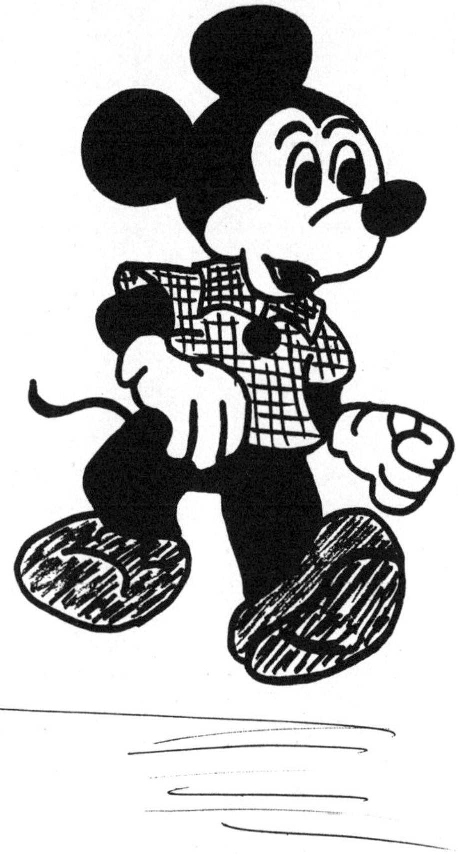

Das Was-habe-ich-Spiel (3. Einzeltrainingsstunde)

Jetzt weiß ich,
wovor Micky Maus
Angst hat!
Und wovor habe
ich Angst?

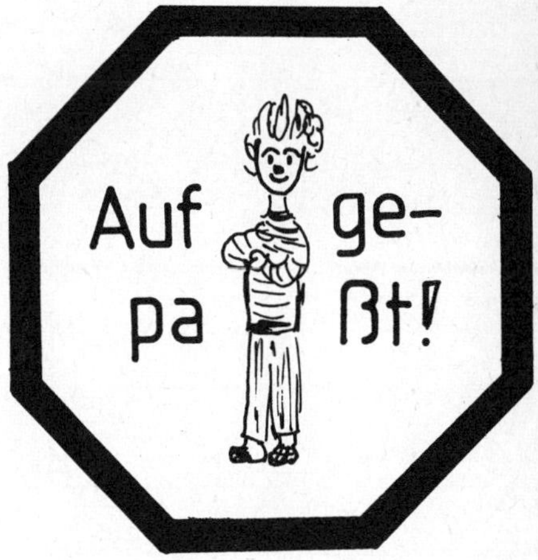

(1) ______________________	(2) ______________________
______________________	______________________
______________________	______________________

Das Verlernen-Erlernen-Spiel (3. Einzeltrainingsstunde)

● = das habe ich schon verlernt!

▲ = das habe ich schon erlernt!

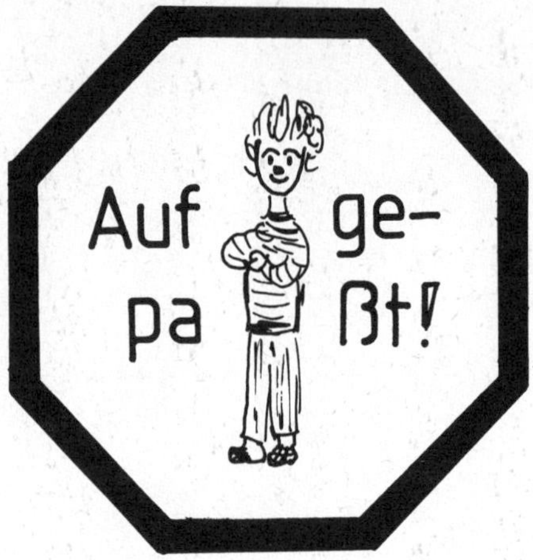

Was ich VERlernen will:		Was ich ERlernen will:
	Zwei Beispiele:	
Ich spiele nachmittags immer allein.	→	Ich will einen Klassenkameraden, den ich mag, fragen, ob wir uns einmal nachmittags treffen können.
Ich sage nur JA oder NEIN, wenn ich mich mit meinen Eltern unterhalte.	→	Ich will meinen Eltern erzählen, was ich Lustiges oder Schönes erlebt habe oder was mich besonders bedrückt und traurig macht.
(1) Ich ...		(1) Ich will ...
(2)		(2)
(3)		(3)
(4)		(4)
(5)		(5)
(6)		(6)
(7)		(7)

Arbeitsblätter: Comicgeschichten (4. Einzeltrainingsstunde)

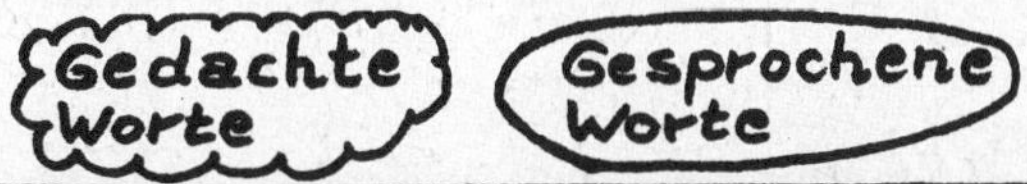

Was will Ralf?

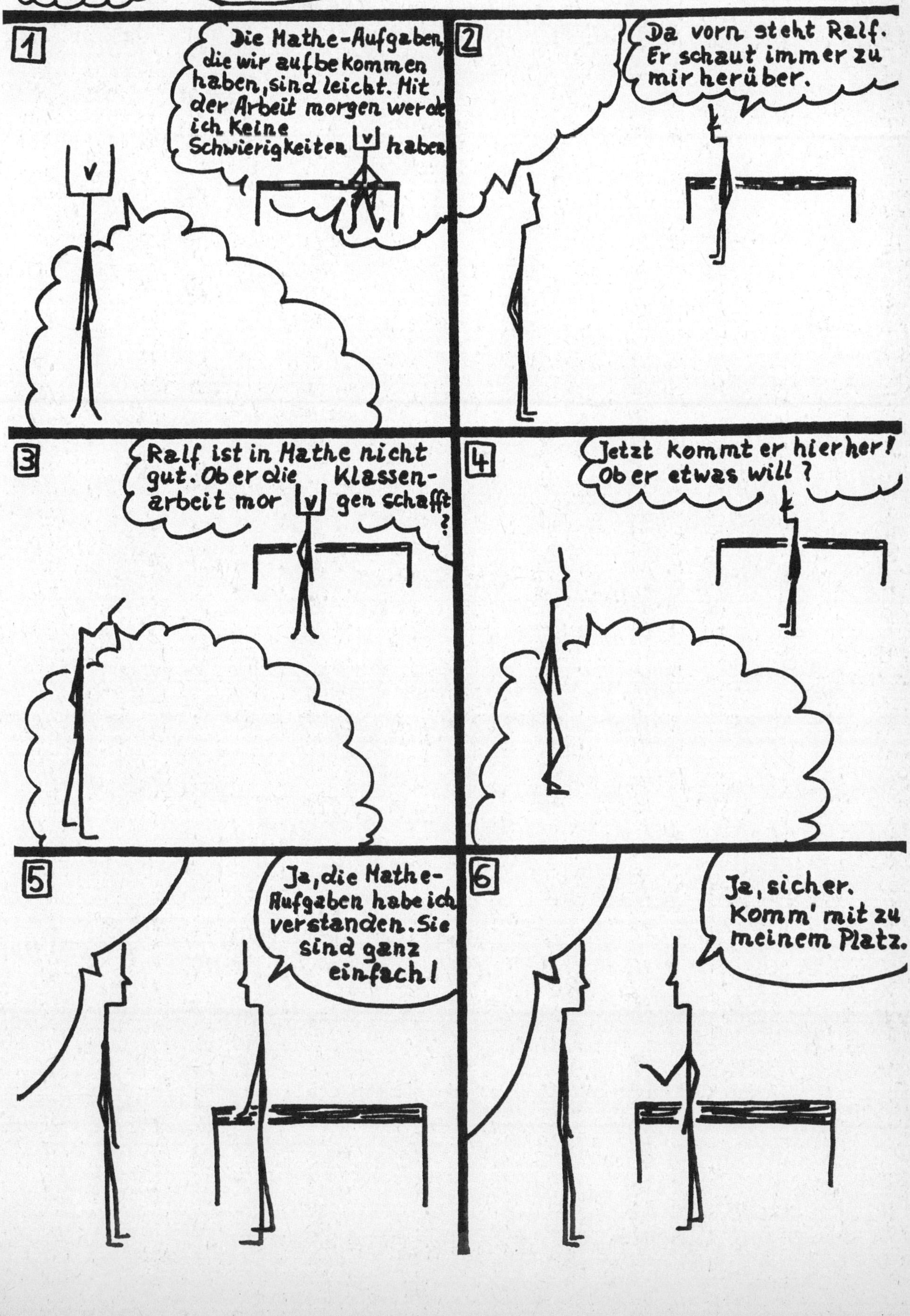

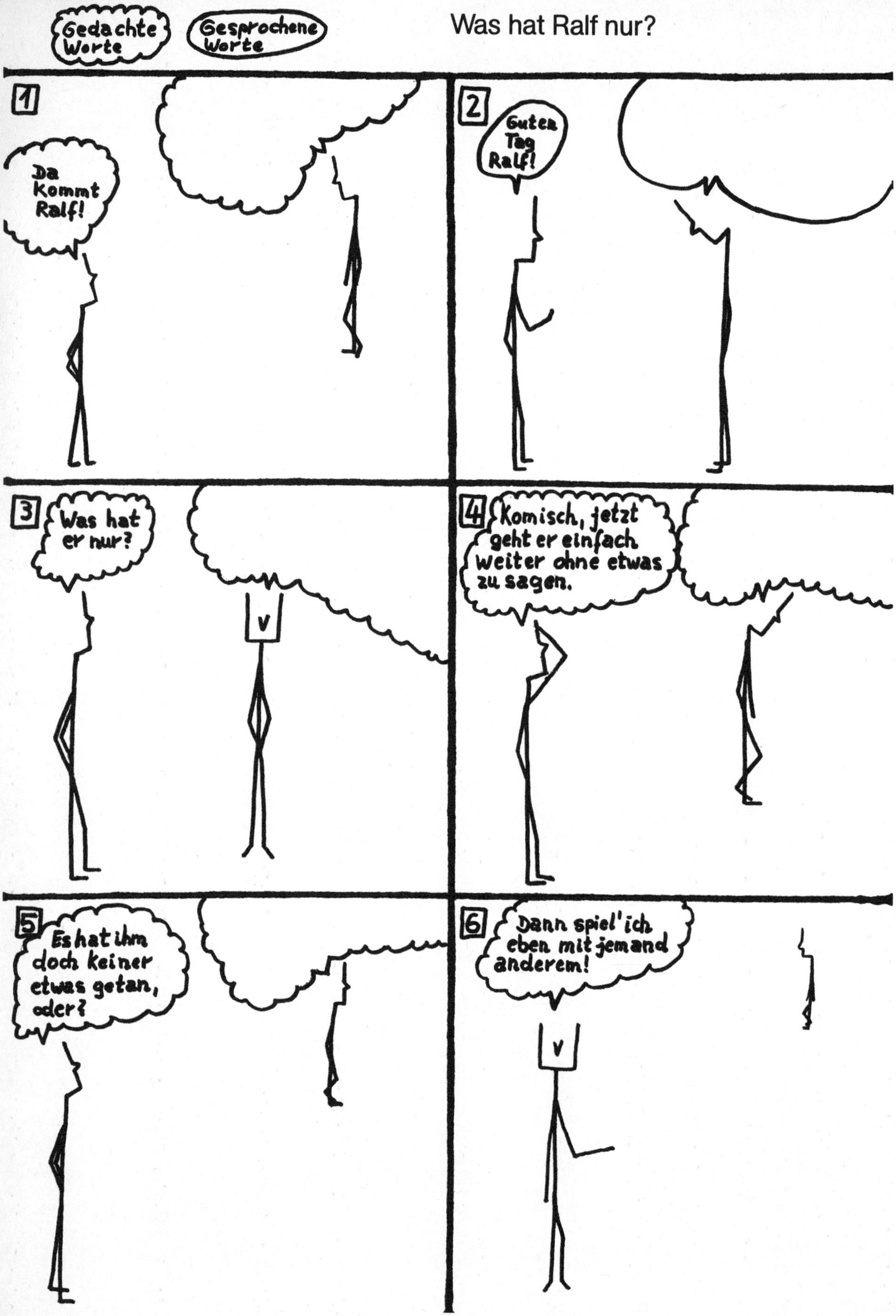
Gedachte Worte
Gesprochene Worte
Was hat Ralf nur?
1
Da kommt Ralf!
2
Guten Tag Ralf!
3
Was hat er nur?
4
Komisch, jetzt geht er einfach weiter ohne etwas zu sagen.
5
Es hat ihm doch keiner etwas getan, oder?
6
Dann spiel' ich eben mit jemand anderem!

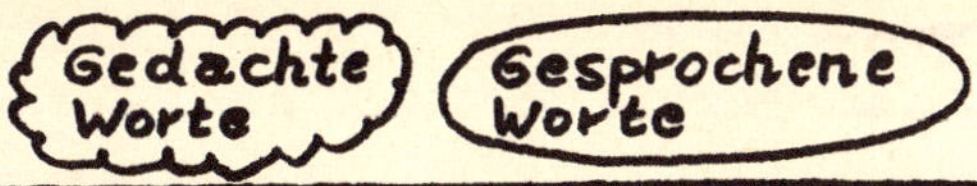

Svens Meinung/Jörgs Meinung

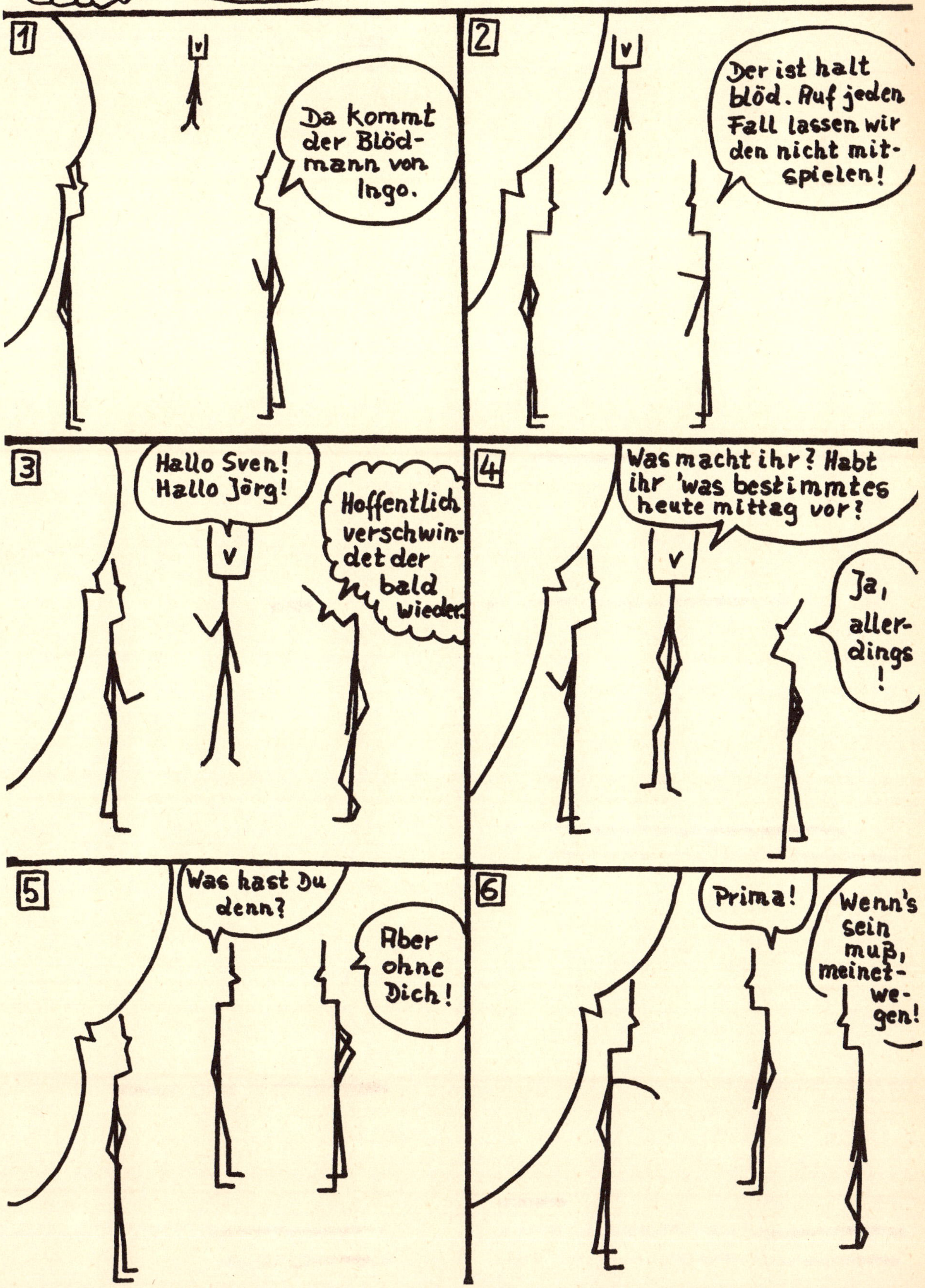
1
Da kommt der Blödmann von Ingo.
2
Der ist halt blöd. Auf jeden Fall lassen wir den nicht mitspielen!
3
Hallo Sven! Hallo Jörg!
Hoffentlich verschwindet der bald wieder.
4
Was macht ihr? Habt ihr 'was bestimmtes heute mittag vor?
Ja, allerdings!
5
Was hast Du denn?
Aber ohne Dich!
6
Prima!
Wenn's sein muß, meinetwegen!

4.3.2 Gruppentraining

Es wird davon ausgegangen, daß in strukturierten Gruppensitzungen mit dem geringst möglichen Zeitaufwand bestimmte Therapieziele zu erreichen sind. Charakteristisch für strukturierte Gruppensitzungen ist, daß außer der exakten Angabe der Ziele für jede Trainingsstunde auch die Methoden und Materialien - nach einem Konzept geordnet - vorgegeben sind. Für das Gelingen einer Gruppensitzung lassen sich neben der Strukturiertheit weitere Variablen benennen:

- Bei der Zusammenstellung einer Gruppe ist von einer minimal ausgeprägten Sympathie der Mitglieder untereinander auszugehen; dem kann mit einer Kennenlernphase in Form freier Spielaktivitäten begegnet werden.
- Eine Erleichterung für die Kindergruppe und den Therapeuten ist eine Beschränkung der Gruppengröße auf drei bis vier Kinder (auch mit einem Co-Therapeuten; dadurch ist ein Verzicht auf zusätzliche Grenzsetzungen für die Kinder möglich).

- Meine praktischen Erfahrungen und die Literaturberichte (vgl. z. B. Flowers, 1977, S. 188 f.) legen nahe, die Anzahl der Gruppensitzungen auf nicht weniger als sechs und nicht mehr als zwölf festzulegen.
- Es zeigte sich auch, daß homogen und heterogen zusammengestellte Gruppen gleich gute Erfolge aufwiesen (vgl. Flowers, 1977). Homogenität beziehungsweise Heterogenität bezieht sich dabei auf die Variablen "Alter", "Geschlecht" und "Symptomatik". Inwieweit man Kinder mit unterschiedlichen Symptombildern (aggressives und sozial unsicheres Verhalten) in einer Gruppe integrieren kann, läßt sich zur Zeit noch nicht endgültig klären; die Integration von Kindern in einer Gruppe, die verschiedene Formen sozial unsicheren Verhaltens aufweisen, kann sich jedoch aufgrund der unterschiedlichen Verhaltenskompetenzen sehr vorteilhaft auf die in den Sitzungen ablaufenden Gruppenprozesse auswirken.

- Die zentrale Bedeutung von sogenannten "Modellkindern" bzw. "Therapiehelfern" ist ebenfalls zu unterstreichen. So zeigte sich, daß der Erlebnis- beziehungsweise Erfolgsbericht eines Kindes in einer Gruppe die Gesamtgruppe positiv stimuliert (Flowers, 1977). Wird ein Verhaltenstraining im Heim- oder Hortsektor durchgeführt, dann sind Modellkinder, das heißt Kinder mit einem optimalen Sozialverhalten, leicht in die Gruppe der Trainingskinder integrierbar. Es ist jedoch in einer Beratungsstelle selten möglich, solche Modellkinder zu gewinnen. Daher mag es sinnvoll sein, auf das Modellkind zu verzichten und in jeder Stunde ein anderes Trainingskind zum "Helfer" des Therapeuten zu erklären. Dieser "Helfer" soll bestimmte Aufgaben mit dem Therapeuten gemeinsam den anderen Kindern vorstellen.

- Von der Verhaltenstherapie bislang weitgehend vernachlässigt sind Aspekte der praktischen Gestaltung des Therapieraumes. Hierunter fallen Varianten der Sitzordnung, also die Tatsache, ob die Kinder an einem Tisch auf Stühlen sitzen oder am Boden; wie groß der Raum ist, wie weit der Raum genutzt werden kann und inwieweit die Kinder durch Spielsachen und ähnliches im Raum abgelenkt werden, sind entscheidende Variablen.

  Eine weitere zentrale Variable der Gruppensitzung ist selbstverständlich die Therapieaufgabe (= Rollenspiele), die die Kinder zu bewältigen haben. Die in den Gruppensitzungen durchzuführenden Rollenspiele sind als attraktive Materialien den Kindern zu unterbreiten; die gewählten Inhalte müssen auf die Probleme der Kinder bezogen sein.

Bei der Durchführung des Gruppentrainings ist davon auszugehen, daß die Gruppenfähigkeit aufgrund der Verhaltensdefizite bei sozial unsicheren Kindern minimal ausgeprägt ist und sich nur langsam entwickeln wird. Diesem Problem soll durch den schrittweisen Aufbau des Trainings entgegengewirkt werden. Zur Kennzeichnung des formalen Aufbaues können vier Phasen unterschieden werden:

1. Kennenlernphase,
2. Erlernphase,
3. Belastungsphase und
4. Transferphase.

In der Kennenlernphase, die keine Therapiephase im eigentlichen Sinne darstellt, geht es darum, daß die Kinder lernen, sich in einer Gruppe zurechtzufinden. Die Kinder sollen in freien Spielsituationen einen minimalen Konsens untereinander aushandeln. Für diese Phase sind im allgemeinen bei der angegebenen Altersgruppe drei bis vier Stunden notwendig.

Erst nach dieser Phase kann sich eine aktive Erlernphase anschließen. Die Erlernphase geht davon aus, daß ein Zusammengehörigkeitsgefühl der Gruppe eine entscheidende Voraussetzung für die aktive therapeutische Arbeit bildet. In dieser Phase erfährt die Kindergruppe anhand zielgerichteter therapeutischer Maßnahmen (gelenkte Rollenspiele) verschiedene Interaktionsstile.

In der 3., sogenannten Belastungsphase geht es darum, daß in der Kindergruppe komplexere Problemsituationen durch den Therapeuten eingebracht werden und die Kinder lernen, mit diesen Problemen umzugehen. Von Therapeutenseite werden bestimmte Strukturierungshilfen gegeben, so daß die Probleme bewältigbar erscheinen; der gesamte Lösungsweg wird - im Gegensatz zur Erlernphase - vom Therapeuten nicht mehr vorgegeben.

In der 4. und letzten Phase, der sogenannten Transferphase, übertragen die Kinder die eingeübte Problemlösefähigkeit auf Alltagssituationen mit Hilfe kindspezifischer Instruktionskarten. In dieser Phase sollen die Kinder auch Erlebnisse aus dem Alltag in die Therapiesituation miteinbringen und eigenständig nach Lösungen suchen. Schließlich werden realitätsnahe Aufgaben simuliert. Für die Realisierung der Phasen 2 bis 4 sollen mindestens je zwei Gruppentrainingssitzungen vorgesehen werden.

4.3.2.1 Therapieziele und verhaltenstherapeutisches Vorgehen

Das Gruppentraining ist so aufgebaut, daß es Modellernen und Verhaltensübungen kombiniert, was sich gegenüber anderen Behandlungsarten als vorteilhaft erwiesen hat (vgl. Hersen et al., 1977 sowie Abschnitt 4.1). Die Verhaltensübungen erfolgen in Rollenspielen, wobei die Inhalte aus kurzen Situationsbeschreibungen bestehen, die durch je ein Bild (Foto) verdeutlicht sind. Durch die bildlichen Darstellungen werden die Situationsbeschreibungen für die Kinder attraktiv und fördern die verbale und nonverbale Reizdiskrimination. Entsprechend müssen Situationsbeschreibung und Foto Hinweise auf relevante Umwelt-, Personen- und Verhaltensreize geben, wie zum Beispiel Orts-, Zeit- und Gegenstandsangaben, klar erkennbare und mit Merkmalen versehene Interaktionspartner sowie Verhaltensabläufe. Solche Situationen wurden einem unveröffentlichten Manuskript von Fischer et al. (1980) entnommen, ausführlich für Kinder formuliert und mit Fotos versehen. Obwohl die Situationsbeschreibungen einem Testinventar entnommen wurden, beschränken sich ihre Anwendungsmöglichkeiten nicht auf diagnostische Fragestellungen, da sie unmittelbar therapeutisch einsetzbar sind wie Petermann & Petermann (1980) im Rahmen des Trainings mit aggressiven Kindern schon illustriert haben.

Um den zusammengestellten Situationsbeschreibungen ihren intuitiven Charakter zu rauben, soll kurz auf ihre logische Ableitung eingegangen werden. So muß bei der Gewinnung der Situationen darauf geachtet werden, daß die ausgewählten Situationen alle wichtigen Verhaltensweisen sozial unsicherer Kinder abdecken. Zur Prüfung dieser Repräsentatitivität kann man die in der therapeutischen Praxis gesammelten Situationsbeschreibungen in einer sogenannten "Situations-Verhaltens-Matrix" (vgl. Tyler, 1973; "Tyler-Matrix") einordnen. Diese Matrix weist im vorliegenden Fall in den Spalten sechs beobachtbare Verhaltensbereiche und in den Zeilen fünf unterschiedliche Interaktionspartner auf. Die Verhaltensbereiche beziehen sich auf:

1. Soziale Hervorhebung ertragen: bezüglich Angst vor Zuschauern, Sprechangst, sich genieren beim Gelobtwerden;
2. Gefühle, Meinungen und Kritik äußern, zeigen: bezüglich Sachverhalte, Verhaltensweisen anderer Personen, eigener Motive und Erwartungen, Fragen stellen;
3. Kritik annehmen und angemessen verarbeiten: bezüglich Sachverhalte, eigener Verhaltensweisen;
4. Durchsetzen gegenüber Anforderungen: Ablehnen, nein sagen;
5. Durchsetzen eigener Ansprüche/Erkennen der Ansprüche anderer: berechtigte Forderungen stellen, Auskunft einholen, um Unterstützung bitten, Bedürfnisse anderer erkennen und achten, andere unterstützen;
6. Kontakt aufnehmen/anknüpfen: bezüglich Gespräche, Aktivitäten.

Die Interaktionspartner von Kindern sind:

1. Vertraute Personen: Familie (Eltern, Geschwister, Verwandte), Freunde;
2. bekannte Personen: Klassenkameraden, Spielkameraden, Erwachsene oder Kinder aus der Nachbarschaft;
3. Gruppen von Personen: Klasse, Clique, Bande;
4. fremde Personen: Amtspersonen (z. B. Polizisten), Verkäufer(in), sonstige Personen im alltäglichen, öffentlichen Leben;
5. Positionsinhaber: Lehrer, Arzt, Pfarrer u. ä.;

Die Situations-Verhaltens-Matrix ist insofern hierarchisch aufgebaut, als die Verhaltensbereiche in Abhängigkeit von den Interaktionspartnern unterschiedliche Schwierigkeitsgrade

Tabelle 2: Situations-Verhaltens-Matrix der Video- und Rollenspielsituationen.

Beobachtbare Verhaltensbereiche / Interaktionspartner	Soziale Hervorhebung	Gefühle, Meinungen, Kritik äußern	Kritik annehmen und angemessen verarbeiten	Durchsetzen gegenüber Anforderungen	Durchsetzen eigener Ansprüche/Erkennen der Ansprüche anderer	Kontakt aufnehmen/anknüpfen
Vertraute Personen		(1R) (2V)		(4V)		
Bekannte Personen		(7R)	(3V)		(2R) (5V)	(6V)
Personengruppen	(1V)	(6R)				(3R)
Fremde Personen						
Positionsinhaber	(5R)		(4R)			

repräsentieren. Die Kategorien "soziale Hervorhebung ertragen", "Gefühle, Meinungen und Kritik äußern" sowie "annehmen", "Durchsetzen eigener Ansprüche" und "Kontaktaufnahme" nehmen im Schwierigkeitsgrad von vertrauten Personen bis zu fremden Personen und Positionsinhabern zu. Lediglich bei der Kategorie "Durchsetzen gegenüber Anforderungen" verläuft die Hierarchie nicht eindeutig: Es dürfte sowohl bei vertrauten Personen als auch bei Positionsinhabern schwer sein, sich gegenüber Anforderungen durchzusetzen (vgl. Ullrich de Muynck & Ullrich, 1976 a). Zur Illustration ist die Situations-Verhaltens-Matrix wiedergegeben, in die sowohl die Videosituationen des Einzeltrainings als auch die Situationen für die Verhaltensübungen des Gruppentrainings eingetragen sind (vgl. Tabelle 2). Da jede Spalte bezie-

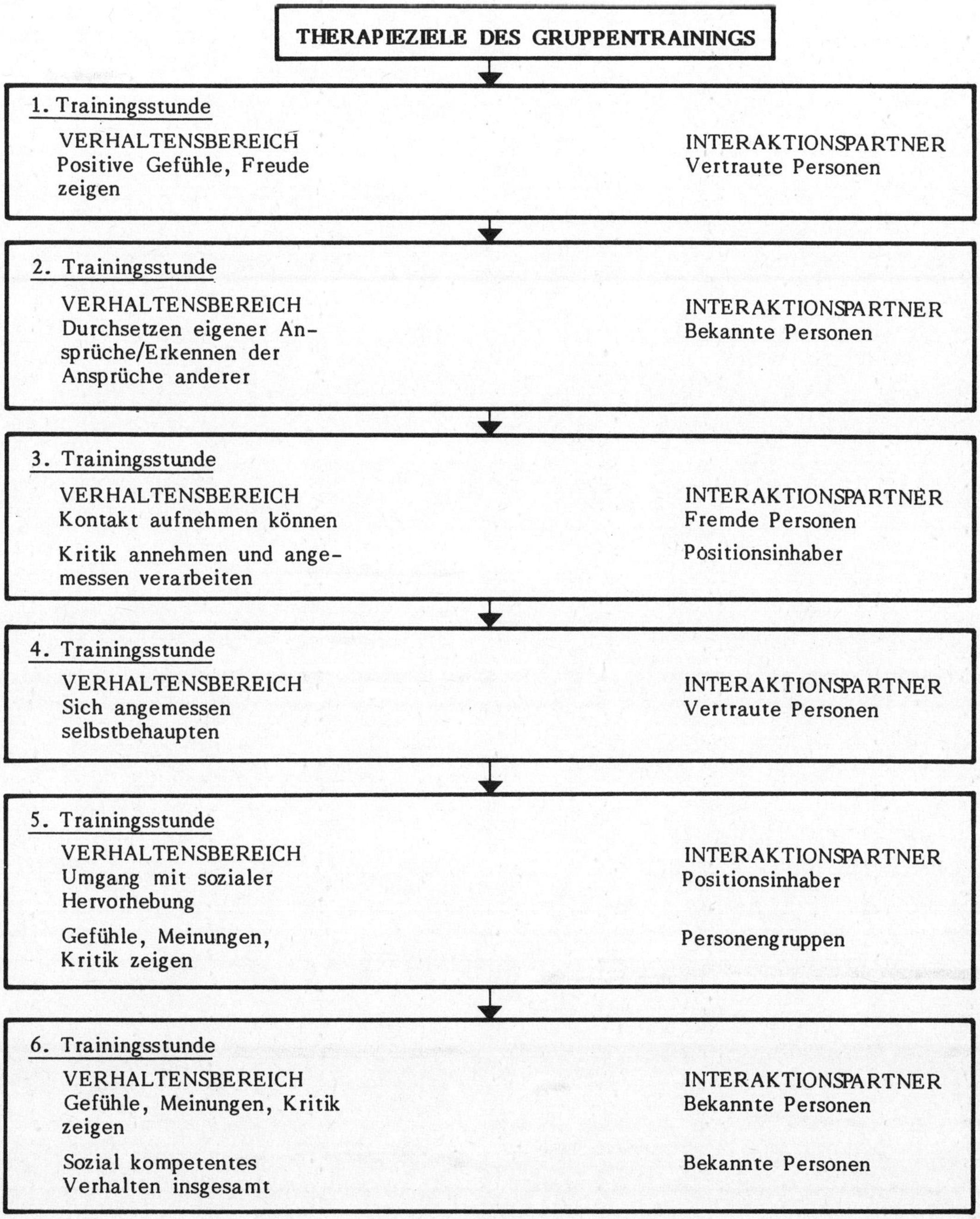

Abbildung 7:
Überblick über die Therapieziele des Gruppentrainings.

hungsweise Zeile mit wenigstens einer Situation besetzt ist, können die ausgewählten Situationen (mit den auf die Altersgruppe bezogenen Therapiezielen) als annähernd inhaltlich valide bezeichnet werden.

Die Therapieziele des Gruppentrainings sind aus der Situations-Verhaltens-Matrix abgeleitet, da ihr die Inhalte des Gruppentrainings entnommen sind. Die Therapieziele beziehen sich auf die verschiedenen Verhaltensbereiche und sind hinsichtlich ihres Schwierigkeitsgrades annähernd hierarchisch angeordnet. Die Hierarchie wird über die Interaktionspartner definiert (vgl. oben und Abbildung 7). Einige Therapieziele lassen sich aus den Ausführungen zur sozialen Kompetenz bei Ullrich de Muynck & Ullrich (1976 a) ableiten; andere findet man in Untersuchungen zu sozial isoliertem Verhalten wieder.
Das "Geben von Verstärkung" zum Beispiel, von Keller & Carlson (1974) als wichtige soziale Fertigkeit verstanden, wird durch das erste Therapieziel "positive Gefühle und Freude zeigen" repräsentiert. Abbildung 7 stellt die Therapieziele des Gruppentrainings im Überblick dar.

Zur Erreichung der Therapieziele kommen vor allem Vorgehensweisen der Verhaltensübung neben denen des Modell- und Diskriminationslernens zum Einsatz. Um die sozial kompetenten Verhaltensweisen aus den unterschiedlichen Bereichen zu üben, werden Rollenspiele durchgeführt. Die Rollenspiele sind nach den von Petermann & Petermann (1984, S. 135) definierten Strukturmerkmalen konzipiert. Dies bedeutet, ein Rollenspiel gliedert sich zumindest in die Komponenten "Rollenspielphase" und "Reflexionsphase". Eine "revidierte Rollenspielphase" schließt sich unter Umständen an. Der notwendige Realitätstransfer erfolgt überwiegend über eine entsprechende Regeldefinition und deren Übernahme in den "Detektivbogen". Zugleich wird damit im Gruppentraining die Selbstbeobachtung und Selbstkontrolle fortgeführt. Individuell gestaltete Instruktionskärtchen mit kindspezifischen Selbstverbalisationsanweisungen tragen ebenfalls zum weiteren Aufbau von Selbstkontrollmechanismen bei (vgl. Petermann & Petermann, 1984; Meichenbaum, 1979).

Neben der gezielten Verhaltensübung in den thematisch ausgearbeiteten und vorgegebenen Rollenspielen sollen die Kinder eigene Dokumente in den Sitzungen erstellen. Ein Beispiel für ein solches von den Kindern selbst erstelltes Dokument bildet das Hörspiel, das die Kinder zu einem Rollenspiel oder einer Aufgabe mit Hilfe eines Kassettenrecorders aufnehmen. Durch diese kurzen Hörspielstücke (ca. 3 - 5 Minuten lang) erhalten die Kinder ein unmittelbares, selbstgesetztes Feedback über ihr Verhalten, was sich in verschiedener Weise als günstig erweist (vgl. Flowers, 1977). So trägt allein schon die Tatsache, sich eigenständig für eine Problematik und die Art der Bewältigungsform zu entscheiden, zur Entwicklung von kompetentem (selbstverantwortlichem) Verhalten bei.

Nachdem die Kinder das Hörspiel auf Band/Kassette aufgenommen haben, besitzen sie einen greifbaren Beweis, daß sie sich an eine Aufgabe herangewagt und diese bewältigt haben. Über das Tondokument können die Kinder die Darstellung der Problematik kritisch einschätzen und sozial kompetentes Verhalten benennen, wobei sie verschiedene Problemlösungen, die die Kinder in der Regel anbieten, unterscheiden.

4.3.2.2 Instruktionen und Beispiele

Erste Gruppentrainingsstunde
Zu Beginn des Gruppentrainings muß den Kindern erklärt werden, daß sie zusammen Aufgaben zu bewältigen haben. Es ist sehr wichtig, klarzustellen, was das für Aufgaben sind, damit keine schulische Atmosphäre entstehen kann. Auch der Grobablauf des gesamten Grup-

pentrainings wird den Kindern noch einmal vor Augen geführt. Den genannten Anforderungen wurde in unserem Training mit folgenden Ausführungen nachgegangen:

"Es gibt im Leben viele Aufgaben, die nichts mit Schulaufgaben zu tun haben. Man kann sie Lebensaufgaben nennen. Zum Beispiel ist es eine Aufgabe, mit anderen Kindern Kontakt zu bekommen: Das heißt, zu sprechen und zu spielen; seine Meinung sagen, ohne daß gleich Streit entsteht; sich das Fingernägelkauen abzugewöhnen; den anderen verstehen lernen; den anderen anschauen lernen (es werden kindspezifische Beispiele genannt).
Jeder von uns hat Aufgaben, die er sehr gut bewältigen kann, und solche, mit denen er nicht gut oder gar nicht fertig wird. Dazu kommt, daß jedem eine andere Aufgabe liegt. Hier in der Gruppe ist das auch so; zum Beispiel vermag Mark einen anderen direkt anzuschauen, was Jens nicht gelingt; dafür aber kann Jens einen anderen erzählen und ausreden lassen und ihm zuhören, wozu Mark hingegen nicht immer die Geduld aufbringt (in dieser Art wird für jedes Kind in der Gruppe fortgefahren).
Wenn wir zusammen Aufgaben üben und jeder etwas anderes gut kann, dann ist jedem die Möglichkeit gegeben, von dem anderen etwas zu lernen.
Bei den nächsten Treffen wird unsere Aufgabe sein, Geschichten zu spielen, darüber zu sprechen und noch einmal die Geschichten zu spielen, dann aber vielleicht mit einer anderen Lösung und jeder mit einer anderen Spielerrolle.
Am Ende eines jeden Treffens werden wir wieder Regeln in den Detektivbogen eintragen. Und ihr überlegt, ob ihr sie geschafft habt oder nicht."

Nach dieser "warming-up-Phase" wird mit den Verhaltensübungen begonnen. Das Ziel dieser ersten Stunde ist: Lernen, Gefühle zu zeigen. Es geht konkret um das Gefühl der Freude, das die meisten sozial unsicheren Kinder nicht zeigen können. Bei dem zu trainierenden Verhalten wird eine Geburtstagsgeschichte ("Das Geburtstagsgeschenk") mit dem Problem des Beschenkens, Bedankens und Freudezeigens gewählt.

1. Rollenspielphase
   Alle Kinder erhalten ein Blatt mit der gleichen Geschichte. Sie wird gemeinsam gelesen, das heißt ein Kind oder der Therapeut liest die Geschichte vor. Zuvor fordert der Therapeut die Kinder auf, aufmerksam zu sein. Anschließend wird besprochen, was alles in der Geschichte passiert und auf dem Bild zu sehen ist. Das Bild soll sehr genau von den Kindern betrachtet und beschrieben werden. Zuletzt werden die Lösungen gelesen und besprochen. Das Rollenspiel wird in der ersten Gruppentrainingsstunde mit Puppen durchgeführt (Vater-, Mutter-, Kinderpuppen, Puppenstube mit Einrichtungsgegenständen). Dieses Vorgehen erleichtert besonders gehemmten und jüngeren Kindern den Einstieg in das "Rollenspielen" und kann als Vorbereitung zum Rollenspiel betrachtet werden. Zuerst wird die Geschichte mit der unerwünschten, dann mit der erwünschten Lösung gespielt.

2. Reflexionsphase
   Es wird systematisch nach den Spielerfahrungen der Kinder gefragt:

- "Wie ist es Dir als Schenkender ergangen? Was hast Du gedacht oder gefühlt?"
- "Was hast Du als Beschenkter gedacht oder gefühlt?" (Jeweils auf den ersten und zweiten Ausgang der Geschichte bezogen fragen.)
- "Woran kann man Freude erkennen?"
  (Die Antworten der Kinder für alle sichtbar an eine Wandzeitung oder Wandtafel oder etwas ähnliches schreiben. Mögliche Antworten können sein: lachen, freundlich anschauen, das Geschenk genau ansehen, sagen, daß es gefällt ...)

- "Wie kann man Freude zeigen?" (Zusammenhang herstellen, daß dies die gleichen Verhaltensweisen sind, an denen man Freude erkennen kann.)
- "Kann der Schenkende danach fragen, ob sich der Beschenkte freut?"
- "Welcher Ausgang der Geschichte war der bessere? Warum?"
- "Welche Möglichkeiten hätte der Beschenkte noch gehabt, um seine Freude zu zeigen?"

Die Kinder weisen in der Regel darauf hin, daß durch "sich bedanken", "lächeln und dabei sich angucken" und ein "fröhliches Gesicht" machen, Freude gezeigt werden kann.

3. Revidierte Rollenspielphase
   Die Kinder sollen einen oder zwei Vorschläge, was der Beschenkte noch hätte machen können, um Freude zu zeigen, in die Geschichte einbauen und mit Rollentausch spielen.

Den Ausklang der Stunde bilden eine Regel und der Detektivbogen: "Es gibt jeden Tag mindestens einmal eine Gelegenheit, bei der man Freude zeigen kann oder sagen kann, daß einem etwas gut gefällt. Zum Beispiel der "Mutter sagen, daß das Essen gut geschmeckt hat; dem Freund sagen, daß man es toll findet, wie gut er schwimmen kann; sich freuen und es zeigen, daß man in der Schule gut gelesen hat und am Nachmittag einen schönen Drachen gebastelt hat usw. Ihr sollt wieder als Euer eigener Detektiv jeden Tag beobachten, ob ihr mindestens einmal am Tag Freude gezeigt habt."

Ich habe heute Freude gezeigt!

Die Regel wird an eine Wandzeitung oder Wandtafel geschrieben; die Kinder übertragen sie in ihren Detektivbogen.

Je nach Gruppenzusammensetzung unterscheidet sich der Verlauf der ersten Gruppensitzung. Zum Beispiel kann es vorkommen, daß ein Kind sehr viel redet und ein anderes Kind sich in diesen Fällen zurückzieht. Auch können dann alle Gespräche auf den Therapeuten bezogen sein und die meisten Aktivitäten über ihn laufen. Jüngere Kindergruppen (8/9jährige) und mit nur einem sogenannten "deprivierten" Kind können sich von Anfang an besser auf sich konzentrieren und problemlos sowie mit großer Begeisterung die Geschichte in Rollenspiele umsetzen.

Zweite Gruppentrainingsstunde

Zu Beginn der zweiten Gruppentrainingsstunde geht der Therapeut noch einmal kurz auf das Thema der ersten Stunde ein. Daran knüpft er die Auswertung des Detektivbogens an. Die Kinder berichten über ihre Erfahrungen mit der Regel. Der Therapeut protokolliert die Häufigkeiten der Ja-/Nein-Antworten. Die Regel wird noch einmal in den Bogen der zweiten Stunde eingetragen; jedoch wird die Häufigkeit, wie oft das Verhalten am Tag gezeigt werden soll, auf zwei-, drei- oder mehrmal erhöht.

Das Ziel der zweiten Trainingsstunde lautet: Durchsetzen eigener Ansprüche bzw. Erkennen der Ansprüche anderer. Zum Angehen des Lernziels wird eine Geschichte ("Hausaufgaben erfragen") gewählt, die verschiedene Fertigkeiten betrifft: Ein Kind, das wegen Krankheit nicht in der Schule war, muß einen Klassenkameraden auf der Straße ansprechen; das gleiche Kind muß seinen Anspruch auf Information deutlich machen, nämlich erfragen, welche Hausaufgaben aufgegeben wurden; das andere Kind muß diesen Anspruch erkennen.

1. Rollenspielphase
   Alle Kinder erhalten wieder die gleiche Geschichte und einen Appell an ihre Aufmerksamkeit. Sie wird vorgelesen und besprochen, das Bild genau betrachtet und beschrieben und die Lösungen der Geschichte erarbeitet. Kleine Requisiten wie Mantel, Mütze, Arztschild u. ä. werden beschafft. Der Therapeut verteilt die Spielerrollen, wobei zuerst die Geschichte mit dem uner-

wünschten und dann die mit dem erwünschten Ausgang gespielt wird.

2. Reflexionsphase
In der Reflexionsphase werden folgende Fragen mit den Kindern angegangen:

- "Wie kann man zeigen, daß man etwas will?" (Zum Beispiel durch Anschauen; Ansprechen, wie den Namen des anderen nennen oder eine Frage stellen; Grüßen; Stehenbleiben; Lächeln u. ä.)
- "Woran kann man erkennen, daß der andere etwas will?"
  (Bei der Beantwortung dieser Frage muß den Kindern klar werden, daß es sich um die gleichen Verhaltensweisen handelt, wie bei der vorherigen Frage, jedoch aus unterschiedlicher Perspektive betrachtet.)
- "Warum zeigt jemand nicht, daß er etwas will?"
  (Zum Beispiel, weil er zu schüchtern ist; sich nicht traut; Angst hat, daß der andere nicht darauf eingeht oder ablehnt; Angst hat, daß es Streit gibt; nicht die richtigen Worte findet ...)
- "Wie kann ein anderer helfen?"
  (Zum Beispiel: Geduld haben und warten; fragen, ob der andere etwas will; freundlich sein ...)
- "Wie kann man sich selbst helfen?"
  (Zum Beispiel: sich selbst Mut zusprechen "Ich kann, wenn ich will"; sich sagen "Ich probiere es einfach"; einen ersten Satz überlegen; sich für das nächste Mal überlegen, wie man es machen kann.)

Die Bearbeitung dieser Fragen zeigte, daß sich die ersten beiden Fragen schwer trennen ließen und die gegebenen Antworten sich auf die beiden Aspekte bezogen. Dadurch konnte die unterschiedliche Perspektive des gleichen Verhaltens verdeutlicht werden. In einer Gruppe wurden bei den ersten beiden Fragen auf folgende Verhaltensweisen aufmerksam gemacht: Ansprechen (zum Beispiel "warte 'mal"), den anderen anfassen, anpacken, antippen, anschauen und stehenbleiben sowie auf den anderen zugehen. Eine andere Gruppe erwähnte ansprechen, angucken und freundlich lachen. Bei der dritten Frage nannte eine Gruppe folgende Gründe: verlegen, schüchtern, Angst vor Ablehnung, keine Lust haben und die Tatsache, daß einem keine Worte mehr einfallen; andere Kinder betonen die Angst vor Ablehnung und den Zustand, daß man nicht wisse, was man sagen solle. Als Hilfen in dieser Situation wurden genannt: Von sich aus den anderen ansprechen, freundlich sein und Geduld haben. Eine andere Gruppe sah Hilfestellungen im Reden, Fragen, Geduld-Haben und Mitdenken. Nach der Ansicht einiger Kinder könnte man sich selbst am besten durch Mut, eine optimistische Haltung und die Tatsache, sich für das Gespräch mit dem anderen den ersten Satz im Kopf zurechtzulegen, helfen. Auch wurde darauf hingewiesen, daß man sich durch folgendes helfen kann: "Genau überlegen, was ich sagen will, und das Ganze ausprobieren mit einer Puppe oder einem Teddy."
Der Therapeut schreibt die Antworten der Kinder auf. Die gesammelten Antworten der Kinder werden für diese fotokopiert.

Am Ende der Reflexionsphase sollen die Kinder noch einen anderen Ausgang der Geschichte suchen. Zum Beispiel kann der Mitschüler den kranken Schüler auf der Straße ansprechen und ihm die Hausaufgaben sagen.

3. Revidierte Rollenspielphase
Die Kinder spielen mit vertauschten Rollen die Geschichte mit ihrem selbstüberlegten Ausgang.

Zu dem Therapieziel der zweiten Stunde sollen die Kinder am Ende die Regel in ihren Detektivbogen schreiben:

Ich habe erkannt, daß ein anderer etwas von mir will, und ich bin nicht aus dem Weg gegangen!

Die Erfahrungen mit der zweiten Gruppenstunde zeigen, daß die Kindergruppen sehr intensiv, und nicht mehr nur auf den Therapeuten bezogen, untereinander die Probleme diskutieren. Bei sich sympatischen Kindern kann es sich ereignen, daß sich diese zu gut aufeinander einspielen, was die Möglichkeit der Verhaltenseinübung einschränkt, da die schwierigen Situationen nicht als solche wahrgenommen werden. Aus diesem Grund ist zu überlegen, ob ab der dritten Gruppentrainingsstunde ein weiteres Kind in diese Gruppe miteinbezogen werden soll. Es kann jedoch für die Kinder hinsichtlich des Aufbaues einer intensiven Freundschaft von großer Bedeutung sein, daß sich an der Gruppenzusammensetzung nichts ändert. Hier ist auf die Kinder abgestimmt zu entscheiden. Prinzipiell bereitet die Integration eines neuen Kindes in eine bestehende Gruppe Schwierigkeiten (was jedoch im Einzelfall auch wünschenswert sein kann).

Dritte Gruppentrainingsstunde

Auch die dritte Trainingsstunde wird mit der Auswertung des Detektivbogens begonnen. Hierbei wird verfahren wie in der zweiten Stunde. Die dritte Gruppentrainingsstunde hat die Kontaktaufnahme bei fremden Personen zum Inhalt. Um das Ziel zu erreichen, wird eine Situationsbeschreibung mit dem Thema "Fragen auf der Straße" eingesetzt.

1. Rollenspielphase

   Die Kinder erhalten ein Blatt mit der Geschichte, dem Bild und den Lösungen für ihre Mappe. Sie erhalten die Instruktion, aufzupassen. Sodann wird mit dem gemeinsamen Lesen, Bild betrachten und beschreiben begonnen. Hinsichtlich der erwünschten und unerwünschten Lösung muß erarbeitet werden: "Was ist beim Spielen der Geschichte mit diesem Ausgang wichtig?" Bei der unerwünschten Lösung ist herauszufinden, wie das Sich-Genieren aussieht beziehungsweise zum Ausdruck gebracht werden kann. Das Verhalten bezieht sich vor allem auf nonverbale Verhaltensanteile. Vor dem Ansprechen einer fremden Person handelt es sich zum Beispiel um:

   - langes Warten, bis der Mut zum Ansprechen gefunden wird,
   - Gedanken mit unsicheren Verhaltensinhalten und
   - unsicheres Umherschauen.

   Für die Phase des Ansprechens ist entscheidend:

   - verklemmte, steife Körperhaltung,
   - nervös spielende Finger sowie
   - gesenkter Kopf und kein Blickkontakt.

   Das sichere Verhalten bei der erwünschten Lösung muß ebenso besprochen werden:

   - Gedanken im Hinblick auf die Formulierung des ersten Satzes,
   - gezielt eine Person zum Auskunft-Einholen aussuchen,
   - auf diese ohne Zögern zugehen und direkt ansprechen,
   - gelockerte Körperhaltung, ruhige Hände und Blickkontakt zur anderen Person aufnehmen und
   - laut und deutlich sprechen.

   Nachdem über die unterschiedlichen Verhaltensweisen Klarheit besteht, wird die Geschichte mit den verschiedenen Ausgängen sowie mit Rollentausch gespielt.

2. Reflexionsphase

   Nach dem Spiel muß ein Diskriminationstraining hinsichtlich "böser" und "guter" Menschen durchgeführt werden. Dazu sollen die Kinder angeben, in welcher Reihenfolge sie die folgenden Personen ansprechen würden:

   - altersgleiches Kind,
   - jüngerer Mann von ca. 20 Jahren,
   - jüngere Frau mit kleinem Kind an der Hand,
   - Mann von ca. 40 Jahren,
   - Frau von ca. 40 Jahren,
   - Opa beziehungsweise alter Mann,
   - Oma beziehungsweise alte Frau und
   - Polizist.

Die Kinder sollen ihre Rangreihe begründen. Eine solche Begründung fällt den Kindern spontan relativ leicht. Die Kindergruppen weisen der jüngeren Frau mit kleinem Kind an der Hand und dem Polizisten eine besonders vertrauenswürdige Stellung zu. Daran anschließend faßt der Therapeut noch einmal die Kriterien zusammen, warum welche Personen bevorzugt angesprochen werden sollen. Für die Durchführung der Reflexionsphase eignet sich gut eine Wandtafel beziehungsweise -zeitung.

Statt einer revidierten Rollenspielphase wird eine zweite Geschichte ("Der Deutschaufsatz") bearbeitet. Sie beinhaltet eine Schulsituation, in der der Lehrer den Deutschaufsatz eines Kindes kritisiert. Das Ziel lautet: Kritik annehmen und angemessen verarbeiten. Dazu wird die Geschichte in bekannter Weise angegangen. Die anschließende Diskussion konzentriert sich auf die Fragenbereiche:

- "Was ist kritisieren?"
- "Was könnte der Lehrer als Kritik gesagt haben?"
- "Stellt Euch vor, Ihr wärt der Schüler, der kritisiert wird! Was würdet Ihr bei so einer Kritik fühlen und denken?"
- "Habt Ihr so etwas ähnliches zu Hause oder in der Schule schon einmal erlebt?"

In der abschließenden Phase werden die Kinder danach gefragt, ob sie ihre Regeln im Detektivbogen einhalten konnten und welche Probleme auftraten. Wenn an zwei Tagen der Woche eine Regel nicht eingehalten wurde, dann wird die alte Regel nochmals in den neuen Detektivbogen übernommen. Dies traf zum Beispiel für zwei Kinder bei der Regel "Ich habe heute Freude gezeigt" zu. Bei der zweiten Regel "Ich habe erkannt, daß ein anderer etwas von mir will, und ich bin nicht aus dem Weg gegangen", kann es vorkommen, daß solche Situationen nicht auftreten. Eventuell muß noch einmal mit den Kindern abgeklärt werden, wann sich solche Situationen ereignen können und um was es dabei gehen kann.

Die Thematik der zweiten Geschichte wird für eine Regel in dem Detektivbogen genutzt. Als neue Regel wird den Kindern vorgeschlagen:

> Wenn man mir sagt, daß ich etwas falsch gemacht habe, dann werde ich nicht wütend, sondern probiere es noch einmal!

Den Kindern muß mit Beispielen verdeutlicht werden, bei welchen möglichen Gelegenheiten sie Kritik erfahren können und wie bei welcher Situation am angemessensten reagiert werden kann.

Erfahrungsgemäß können die Kinder insgesamt die Problemstellungen gut bewältigen.

Vierte Gruppentrainingsstunde

Die Stunde beginnt mit dem Erfahrungsaustausch über die Regel und dem Protokollieren der Häufigkeiten der Antworten. Jedes Kind soll sich eine der Regeln, die es bereits im Einzeltraining zu realisieren versuchte, auswählen und in den Detektivbogen eintragen.

Das Therapieziel der vierten Stunde bezieht sich auf angemessenes Selbstbehauptungsverhalten. Es wird eine Videofilmsituation herangezogen, die keines der Kinder kennt. Im vorliegenden Fall war dies für die beiden Gruppen: "Der ungelegene Besuch".

1. Rollenspielphase

   Nach der Aufforderung, aufmerksam zu sein, wird die Problemsituation sowie die dritte Lösung angesehen. Die dritte Lösung ist eine sozial unerwünschte. Der Junge, der unerwartet und ungelegen Besuch erhält, setzt falsche Reize, indem er zweideutige Aussagen macht sowie zu langsam und unentschlossen reagiert. Nach dem Ansehen sollen die Kinder genau beschreiben, was passiert ist. Hierbei kann es notwendig werden, die Problemsituation oder die Lösung noch einmal anzusehen. Wichtig ist die Analyse darüber, was der Junge, der ungelegen Besuch erhält, falsch gemacht hat. Anschließend erhalten die Kinder zwei Aufgaben gleichzeitig. Die erste Aufgabe ist, einen besseren Ausgang der Geschichte zu finden und diese als Hörspiel zu gestalten. Die zweite Aufgabe beinhaltet die Auflage für die Kinder, jeden etwas sagen zu lassen und jede Idee zu berücksichtigen beziehungsweise angemessen zu bewerten. Haben sich die Kinder über einen Ausgang der Geschichte geeinigt, bestimmen sie die Rollen und spielen die Geschichte als Hörspiel. Sie wird auf Tonband/Kassette von den Kindern aufgenommen. Auch das Gespräch der Kinder vor dem Spiel über die Geschichte und den Ausgang hält der Therapeut mit Tonband/Kassette fest.

Der Einsatz der Videoaufnahmen bietet für die Kindergruppen einen Anreiz, der sich in einer ausgeprägten Motivation niederschlägt. Auch das eigenständige Aufnehmen des Hörspiels spornt die Kinder zu einer besonders aktiven Teilnahme an.

2. Reflexionsphase
   In dieser Phase wird über beide Aufgaben reflektiert. Der Therapeut fragt die Kinder nach ihrer Meinung, ob sie die zweite Aufgabe bewältigt haben oder nicht. Treten Meinungsdifferenzen bei den Kindern untereinander oder bei den Kindern und dem Therapeuten auf, so werden diese überprüft, indem der Band-/Kassettenausschnitt gemeinsam abgehört wird. In jedem Fall wird das "Hörspiel" zusammen verfolgt und besprochen.

3. Revidierte Rollenspielphase
   Die Kinder werden angeregt, ihr Hörspiel sowie den Ausgang kritisch zu beurteilen. Der Therapeut kann durch provokative (zum Beispiel entgegengesetzte) Behauptungen eine in Frage stellende Diskussion forcieren. Sind die Kinder mit dem Hörspiel oder dem Lösungsweg der Konfliktsituation unzufrieden, so ergibt sich in der Regel von selbst eine Revision des Hörspiels beziehungsweise des Ausganges der Geschichte. Die Problemgeschichte wird mit gleichem oder verändertem Ausgang sowie selbstbestimmten Rollen noch einmal gespielt und auf Tonband aufgenommen. Abschließend werden beide Hörspiele noch einmal angehört und vergleichend gegenübergestellt.

Die Kinder haben am Ende der dritten Stunde die Aufforderung/Erlaubnis erhalten, ihre liebste Puppe, Teddy, Spielfigur oder ähnliches mitzubringen. Die Kinder stellen sich gegenseitig kurz ihr Spielzeug vor. Sodann wird mit den Puppen und Teddys das Schneckenspiel zur Unterstützung des Empathieverständnisses gespielt. Der Therapeut erzählt von einer Puppe/Teddy eine Geschichte, die das Kind in "Puppengestik und -mimik" umsetzt: "Die Puppe ist traurig, weil sie glaubt, daß die anderen sie nicht mögen und deshalb nicht mitreden und mitspielen lassen. Sie kriecht deshalb wie eine Schnecke in ihr Schneckenhaus. Die anderen Puppen und Teddys müssen herausfinden, was der Grund des Rückzuges ist und die Puppe aus dem Schneckenhaus hervorlocken."

Den Abschluß der vierten Stunde bildet wieder das Regeleintragen in den Detektivbogen. Die Kinder suchen sich eine Regel aus dem Einzel- oder Gruppentraining aus, die sie noch nicht gut einhalten können. Individuell kann die Auftretenshäufigkeit der Regel pro Tag erhöht werden.

Der Verlauf dieser Gruppentrainingsstunde ist als problemlos und positiv zu beurteilen. Ab dieser Stunde kann bei einzelnen Gruppen beobachtet werden, daß die Kinder sich sehr als Gruppe verstehen und auch außerhalb der Gruppensitzungen in Kontakt sind.

Fünfte Gruppentrainingsstunde

Mit sozialer Hervorhebung umgehen können einerseits und Gefühle, Meinungen, Kritik zeigen andererseits sind die Therapieziele dieser Stunde. Damit die Kinder nachvollziehen können, was mit sozialer Hervorhebung gemeint ist, wird eine Experimentierphase durchgeführt. Der Therapeut liest eine Geschichte vor. Unverhofft unterbricht er das Vorlesen und fragt eines der Kinder nach dem Inhalt, nach einem Zusammenhang oder ähnliches. Nach der Antwort des Kindes fährt er mit Lesen fort. Die dazu ausgewählte Geschichte soll nicht zu lang und nicht zu leicht sein für die Kinder. Sie kann illustriert sein. Ich benutzte die illustrierte Geschichte "Die vorgezeigten Dinge" aus dem Kinderbuch "Eine Stadt geht über Land" (Weinheim: Beltz & Gelberg, 1980). Es kann jede andere Geschichte mit den obengenannten Bedingungen dazu herangezogen werden. Die Experimentierphase wird auf Tonband aufgenommen; ebenso das Gespräch mit den Kindern darüber. Es muß gefragt werden, ob das aufgerufene Kind aufgeregt war, ob ihm die Antwort leicht oder schwergefallen ist, was es gedacht/gefühlt hat im Falle eines Fehlers.

Daran anknüpfend, wird die Geschichte "Aufgerufen werden in der Schule" gemeinsam gelesen, das Bild beschrieben und die Lösungen besprochen und bewertet. Es muß auf die sitzende Körperhaltung, auf die Kopfhaltung und Blickrichtung sowie auf die Gefühle, Gedanken, eventuellen Selbstverbalisationen und Antwortart eingegangen werden. Selbstinstruktionsvorschläge zur Überwindung der Aufgeregtheit ("Ich weiß ja die Antwort") und zur Antwortart ("Ich spreche laut, deutlich und in vollständigen Sätzen") erarbeiten die Kinder mit Hilfe entsprechender Fragen des Therapeuten. Der Therapeut regt die Kinder an, ähnliche Erfahrungen mit sozialer Hervorhebung zu berichten, um so einen Bezug zur Erlebniswelt der Kinder herzustellen.

Zur weiteren Unterstützung der Selbstkontrolle der Kinder und der Übung der Selbstverbalisation erhält jedes Kind eine individuelle Instruktionskarte in Hosentaschengröße. Auf jedem Kärtchen sind kleine, aufmunternde Abziehbilder. Jedes Kind liest seine Instruktion leise und behält sie für sich. Dadurch hat jedes Kind ein kleines Geheimnis mit dem Therapeuten und eine "Schwäche" bleibt der Gruppe verborgen. Dies wirkt sich günstig auf die Wirkung und Realisierung des Selbstinstruktionsinhaltes aus. Jedes Kind wird persönlich aufgefordert, sich die Selbstinstruktion zu geben und ihr nachzukommen. Es können zum Beispiel folgende Instruktionen formuliert werden:

Kind 1: "Ich mache mir Mut und rede deshalb laut und immer, wenn mir etwas einfällt. Denn: Jeder Gedanke ist wichtig!"

Kind 3: "Wenn ich mit anderen zusammen bin, beobachte ich sie genau und höre gut zu. Dann weiß ich besser, was der andere fühlt und denkt."

Kind 4: "Ich, Stefanie, habe meine eigenen Gedanken. Diese Gedanken sage ich, wenn ich mit anderen zusammen bin."

Kind 5: "Wenn mir etwas einfällt, dann sage ich es von mir aus - aber laut und deutlich!"

Kind 6: "Ich überlege mir gut, was ich sage und wie ich etwas sage, damit ich dem anderen nicht weh tue."

1. Rollenspielphase

   Zur Übung der Verhaltensweisen des zweiten Zieles, nämlich Gefühle, Meinungen und Kritik zeigen beziehungsweise äußern, sollen sich die Kinder in die Situation versetzen, mit ihren Klassenkameraden und -kameradinnen in der Schulpause zu diskutieren. Dazu lesen und betrachten sie die Geschichte "Diskutieren mit anderen". Es wird besprochen, woran man erkennen kann, daß ein anderer schüchtern ist und Angst hat;

seine Meinung zu sagen (still sein, verlegen lächeln, auf den Boden schauen, sich absondern, rot werden beim Angesprochen-Werden). Anschließend wird das gewünschte Verhalten festgestellt. Die Kinder spielen nur die erwünschte Lösung. Zum Spielen müssen sie sich vorher ein Thema aussuchen und darüber einigen.

2. Reflexionsphase
Die Rollenspieldiskussion sowie die Themenfindungsphase werden auf Tonband aufgenommen. Beim gemeinsamen Abhören des Tonbandes ist festzuhalten, wer in welcher Art seine Meinung vertreten hat und welchen Anteil er an der Gesamtdiskussion hat. Einem Kind, das seine Meinung oder Kritik nur schwer äußern kann, werden Argumentationshilfen während des Spiels oder nachträglich gegeben (je nach Situation). Bei Argumentationshilfen während des Spiels nimmt der Therapeut die Rolle des Kindes für kurze Zeit ein, indem er sich hinter das Kind stellt und teilweise für dieses argumentiert.

Das Aussuchen des Themas für das Rollenspiel stellt den interessantesten Teil dar; jeder soll Vorschläge machen, worüber er gern diskutieren möchte. Die Vorschläge müssen ausgeführt und begründet werden. Die Kinder befinden sich dadurch in einer "Life-Situation": Diskutieren mit anderen. Die individuellen Interessen und Hobbys der Kinder können bei dieser Gelegenheit gut mitgeteilt werden; das Einbringen der eigenen Person in das Geschehen macht den meisten Kindern Spaß; sprachliche Ausdrucksfähigkeit, zuhören und darauf reagieren, werden geübt, was für alle Kinder von Bedeutung ist.

Der Detektivbogen leitet das Ende der Stunde ein. Die Kinder berichten über das Regeleinhalten, und der Therapeut protokolliert für sich die Häufigkeiten. Die Kinder sollen zu Hause ihre Instruktion vom Instruktionskärtchen in den Detektivbogen übertragen und für jeden Tag die Regeleinhaltung überprüfen.

Sechste Gruppentrainingsstunde

Sie beginnt mit der individuellen Auswertung des Detektivbogens und dem Auftrag für das Kind, weiterhin zu versuchen, an die Instruktion zu denken und sich danach zu verhalten. Dazu soll das Kind mindestens einmal am Tag (zum Beispiel morgens nach dem Aufstehen, abends vor dem Schlafengehen oder in einer sonstigen ruhigen Minute) die Instruktionskarte lesen und darüber nachdenken.

Diese Trainingsstunde greift noch einmal das Ziel auf: Gefühle, Meinungen und Kritik zeigen. Es geht speziell darum, positive Kritik zu äußern, das heißt einen anderen zu loben, ihn anzuerkennen.

1. Rollenspielphase
Es wird die Geschichte "Volleyballspiel" beziehungsweise "Fußballspiel" dazu herangezogen und in bekannter Weise vorgegangen. Im Anschluß werden weitere Ereignisse und Situationen gesammelt, die Anlaß geben zum Loben, Freude und Anerkennung zeigen. Die Kinder sprechen die gesammelten Ereignisse auf Tonband/Kassette in eigener Regie. Sie sollen eines der gesammelten Ereignisse auswählen und eine Geschichte dazu überlegen. Ist die Geschichte mit den Rollen ausgestaltet, wählen die Kinder ihre Rollen und spielen ihre Geschichte. Sind die Kinder mit dieser Aufgabe überfordert, dann werden gemeinsam Ideen gesucht, wie die vorgegebene Geschichte gespielt werden kann: Zum Beispiel als Puppenspiel oder wenn die Kinder selbst spielen, mit einem Stoffball; besteht sogar die Möglichkeit, nach draußen zu gehen, dann sollte dies genutzt werden; es muß sich auch nicht um ein Volley- beziehungsweise Fußballspiel handeln.

Oft imitieren die Kinder die vorgegebene Situation, und jeder darf einmal einen guten Wurf, Schuß oder ähnliches ausführen, um dann von einem anderen gelobt und bewundert zu werden. Es kommt vor, daß ein Kind nur wenig Freude und Anerkennung für die Leistung eines anderen aufbringen kann. Dies ist zum Beispiel dann der Fall, wenn es bisher mühsam gelernt hat, Freude über sich selbst beziehungsweise seine eigene Leistung zu empfinden; deshalb fällt es dem Kind schwer, dieses Verhalten bezüglich anderer zu zeigen. Auch der eigene Leistungsanspruch kann eine Rolle spielen; das heißt, das Kind ärgert sich, daß es nicht selbst den entscheidenden Schuß zustande gebracht hat, und ist deshalb ebenfalls unfähig, Freude zu zeigen.

Nach dem Rollenspiel wird den Kindern eine Aufgabe gestellt, die der Realität möglichst nahekommt: "Stellt Euch vor, Ihr trefft Euch nachmittags zum Spielen bei einem von Euch zu Hause. Ihr fragt Euch, was Ihr zusammen spielen sollt? Hier sind einige Spielsachen, aus denen Ihr etwas aussuchen könnt." Zur Verfügung gestellt werden den Kindern Spiele und Spielsachen, die das Spielen zu zweit, zu dritt usw. ermöglichen und Kooperationsverhalten abverlangen, aber auch Spiele, mit denen sich die Kinder einzeln beschäftigen können. Die Kinder sollen bei dieser Aufgabe Empathie-, Kommunikations-, Entscheidungs- und Handlungsfähigkeit realisieren.

2. Reflexionsphase
   Nach ungefähr 10 Minuten wird das Spiel der Kinder unterbrochen. Die Reflexion des Kindverhaltens wird mit einem Videofeedback oder - falls diese Bedingung nicht vorhanden ist - mit einem Tonband-/Kassettenfeedback ermöglicht. Sie beginnt mit dem Rollenspiel. Die zentralen Fragen nach dem Ansehen des Rollenspiels sind: Haben es die Kinder geschafft, einem anderen Freude und Anerkennung zu zeigen? Haben sie sich dabei geniert? Warum? Wie sah das Verhalten nonverbal und verbal aus? Unter Umständen spielt eines der Kinder oder der Therapeut die Geschichte mit dem Zielverhalten vor.

   Das Videofeedback schließt auch die realitätsnahe Aufgabe mit ein. Der Entscheidungsprozeß (wie einigen sich die Kinder?), der Handlungsprozeß (haben sie zusammen und kooperativ gespielt?) und die Emotionen (war jeder mit dem Spiel zufrieden, hat es jedem Spaß gemacht?) sind zu besprechen und offenzulegen. Der Therapeut teilt den Kindern Beobachtungen hinsichtlich der zu realisierenden Fähigkeiten mit, und im Falle einer ungenügenden Zielerreichung werden Alternativverhaltensweisen formuliert.

Das Videofeedback beeindruckt alle Kinder; ein Kind kann aufgrund des wiederholten Beobachtens bestimmter Verhaltensweisen differentiell positiv und negativ verstärkt werden.

Das Ende der sechsten Gruppentrainingsstunde bedeutet auch das Ende des gesamten Trainings, und daß die Kinder sich nicht wiedersehen, wenn sie keine Eigeninitiative entwickeln. Die Gruppenatmosphäre, die gegen Ende dieser Stunde entsteht, läßt sich durch zwei Momente charakterisieren: Zum einen sind die Kinder froh, daß die Zeit der Anforderungen, des regelmäßigen und regelgeleiteten Treffens vorüber ist; zum anderen sind sie - je nach entstandenem Zusammengehörigkeitsgefühl in der Gruppe - sehr traurig, daß dies die letzte Gruppensitzung ist. Das Zusammengehörigkeitsgefühl äußert sich in dieser Stunde zum Beispiel durch das Mitbringen von Süßigkeiten für alle, das Gefühl der Traurigkeit in Tränen in den Augen beim Verabschieden oder dem zögernden Verlassen der Beratungsstelle.

4.3.2.3 Materialien

Rollenspielsituationen

(1. - 6. GRUPPENTRAININGSSTUNDE)

Es folgen die Situationsbeschreibungen, durch Bilder verdeutlicht, und je eine sozial unsichere und kompetente Reaktion. Die Situationen "Das Geburtstagsgeschenk" und "Fußball" beziehungsweise "Volleyballspiel" liegen für Jungen und Mädchen getrennt vor.

Das Geburtstagsgeschenk

An meinem Geburtstag darf ich nachmittags einige Freunde nach Hause einladen. Von allen bekomme ich ein kleines Geschenk. Auch von meinem Freund Ulf. Ich packe es aus. Ich stelle fest, daß Ulf mir ein schönes Motorradheft geschenkt hat. Dies freut mich sehr, da ich mir so etwas schon lange gewünscht habe.

(1) Ich sage Ulf, wie sehr ich mich über sein Geschenk freue und daß ich mir so etwas schon lange gewünscht habe.

(2) Ich lächele still vor mich hin und lege das Geschenk zu den anderen.

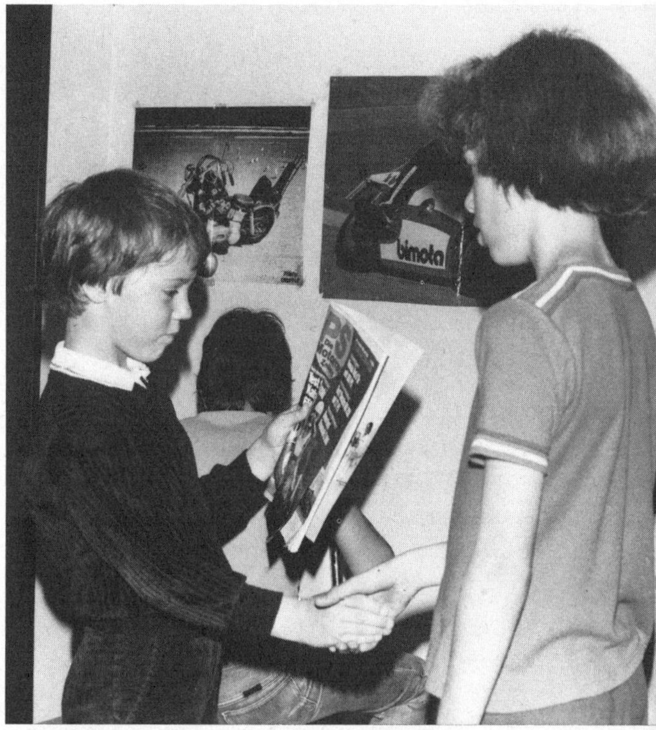

Das Geburtstagsgeschenk

An meinem Geburtstag darf ich nachmittags einige Freunde nach Hause einladen. Von allen bekomme ich ein kleines Geschenk. Auch von meiner Freundin Uschi. Ich packe es aus. Ich stelle fest, daß Uschi mir schönes und kostbares Briefpapier geschenkt hat. Dies freut mich sehr, da ich mir so etwas schon lange gewünscht habe.

(1) Ich sage Uschi, wie sehr ich mich über ihr Geschenk freue und daß ich mir so etwas schon lange gewünscht habe.

(2) Ich lächele still vor mich hin und lege das Geschenk zu den anderen.

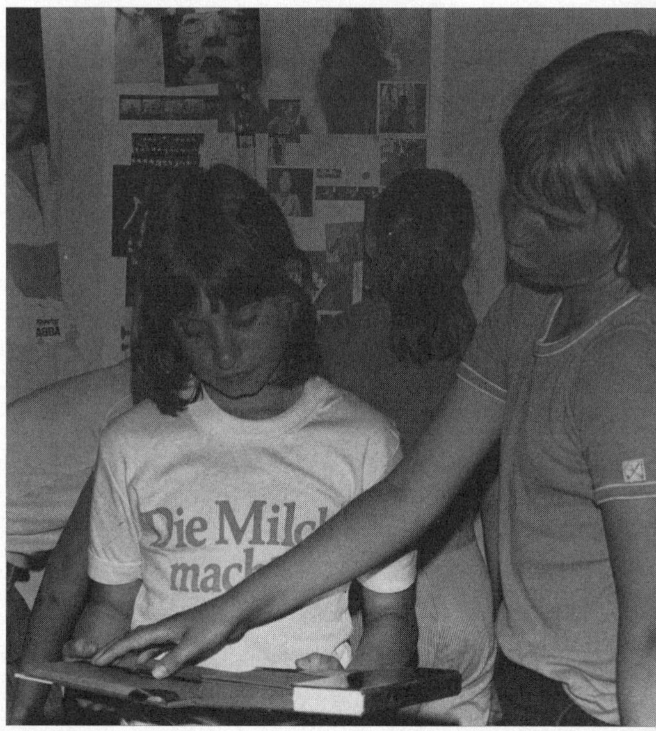

Hausaufgaben erfragen

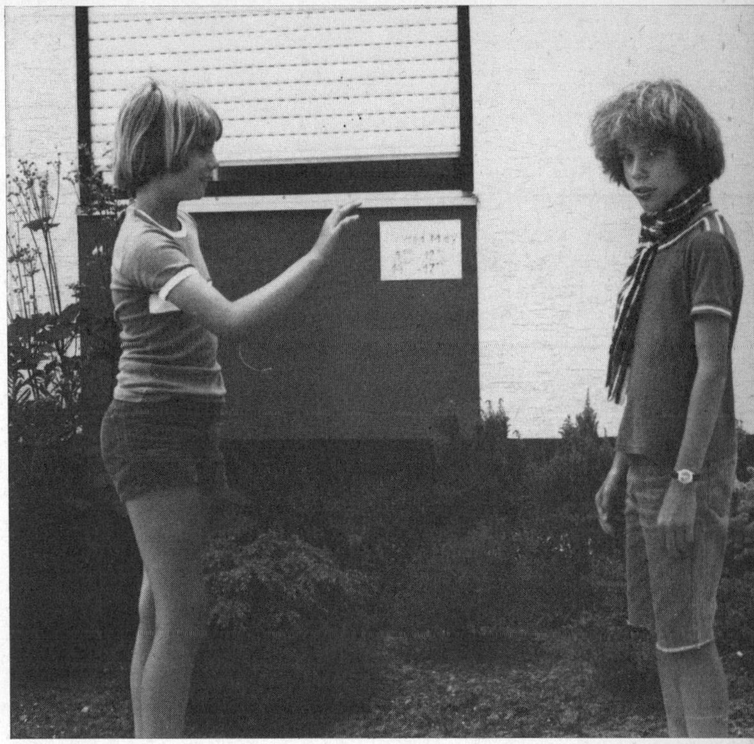

○ Ich hatte eine Erkältung und mußte zwei Tage zu Hause im Bett bleiben. Am Tag, bevor ich wieder in die Schule gehe, muß ich noch den Arzt aufsuchen. Ich treffe auf dem Weg dorthin zufällig einen Klassenkameraden/Klassenkameradin. Da mir heute noch niemand die Hausaufgaben mitgeteilt hat und wann die nächste Klassenarbeit geschrieben wird, könnte ich ihn/sie fragen.

① Obwohl er/sie freundlich grüßt, bleibe ich beim Gruß nicht stehen und traue mich nicht zu fragen, sondern gehe verlegen weiter.

② Ich bleibe stehen, grüße ihn/sie und frage nach Hausaufgaben und Klassenarbeiten.

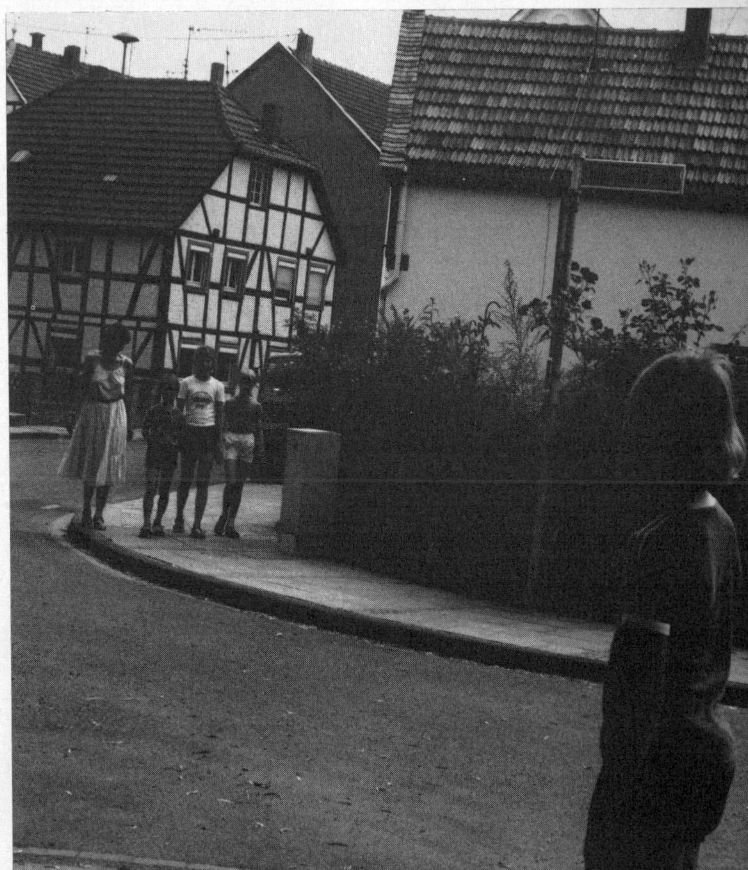

Fragen auf der Straße

○ Am Nachmittag fahre ich in die Stadt, um einen Klassenkameraden/Klassenkameradin zu besuchen. Ich kenne die Anschrift genau; wo die Straße sich befindet, weiß ich jedoch nicht ganz genau.

① Ich geniere mich sehr, eine fremde Person zu fragen, welchen Weg ich nehmen muß. Ich stottere dabei und spreche sehr leise. Am liebsten wäre ich wieder nach Hause gefahren.

② Es macht mir nichts aus, eine fremde Person, zum Beispiel eine fremde Frau mit Kindern, anzusprechen und zu fragen, wie ich am besten zu der Straße komme.

Der Deutschaufsatz

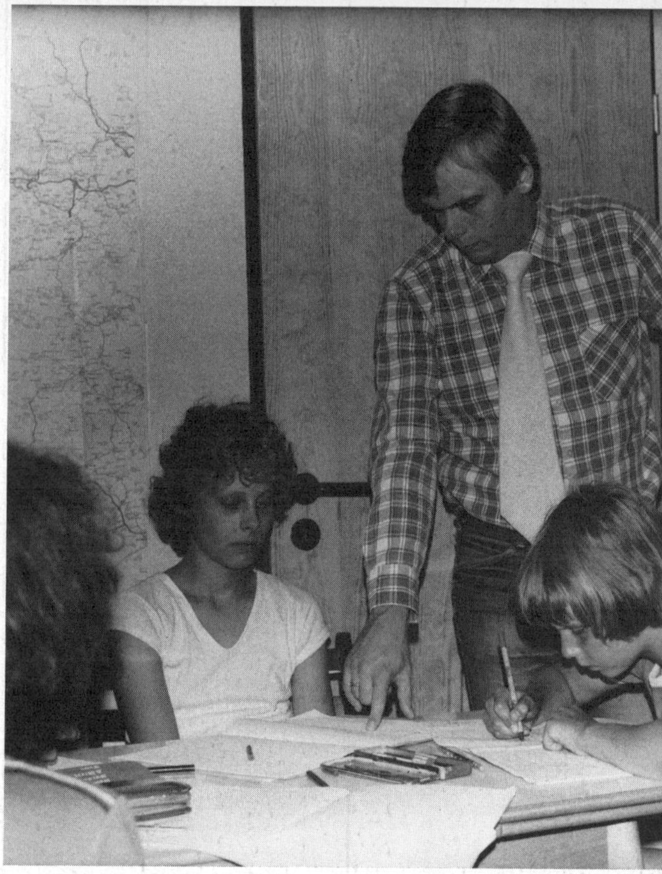

◯ Wir hatten als Hausaufgabe einen Deutschaufsatz zu schreiben. Ich glaube, daß er mir gut gelungen ist. Mein Lehrer sieht manche Aufsätze durch, so auch meinen. Er kritisiert meinen Aufsatz sehr.

① Ich bin sehr niedergeschlagen und glaube, daß ich überhaupt keine Aufsätze schreiben kann.

② Es macht mir nichts aus, daß der Lehrer meinen Aufsatz kritisiert, denn ich weiß, daß ich auch schon gute Aufsätze geschrieben habe, die mein Lehrer lobte.

Aufgerufen werden in der Schule

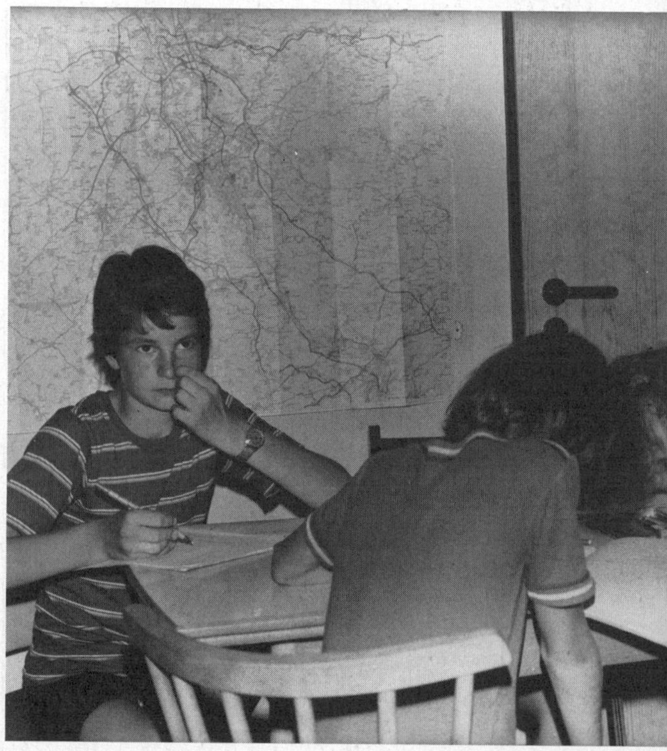

◯ Wir haben gerade im Deutschunterricht eine Geschichte im Lesebuch gelesen. Der Lehrer ruft mich auf, seine Frage zu beantworten. Ich habe genau gehört, was der Lehrer gefragt hat und habe auch aufmerksam mitgelesen, so daß ich die Antwort weiß.

① Ich bin sehr aufgeregt, daß mich der Lehrer aufgerufen hat. Ich kann die Antwort nicht sofort sagen. Als ich die Antwort nach wiederholten Fragen des Lehrers gebe, spreche ich sehr leise.

② Nachdem mich der Lehrer aufgerufen hat, bin ich zwar etwas aufgeregt, aber ich weiß ja die Antwort auf die Frage und gebe sie sofort, laut und deutlich.

Diskutieren mit anderen

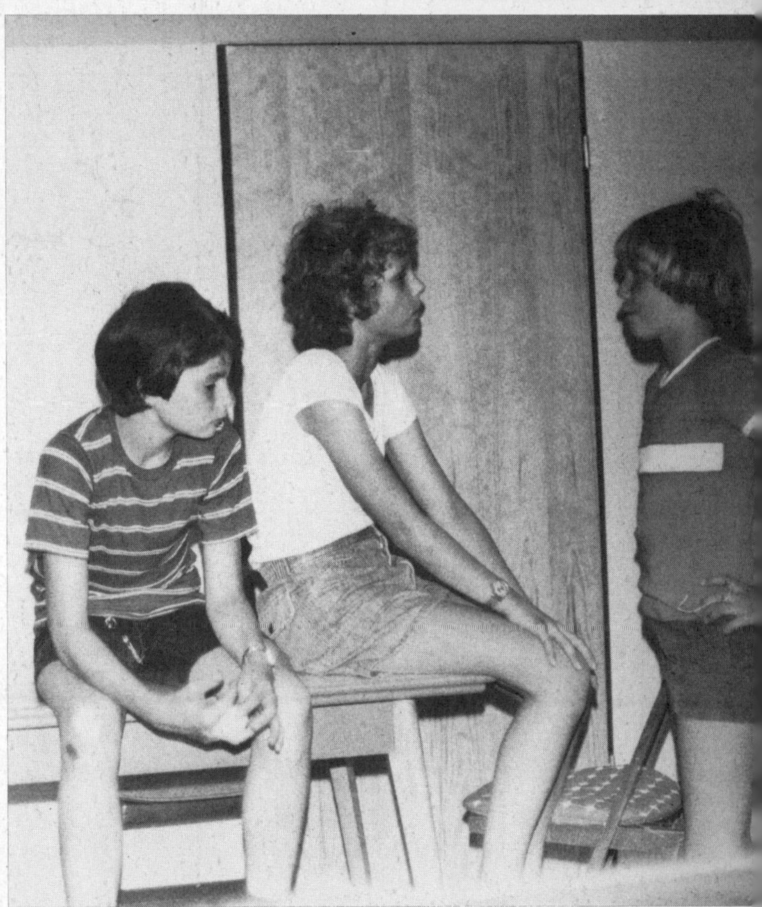

◯ In der Pause stehe ich manchmal mit meinen Klassenkameraden und Klassenkameradinnen zusammen. Wir reden dann über verschiedene Dinge, die uns interessieren, zum Beispiel über Bücher, Musik, Tiere, die Lehrer, Hausaufgaben, eine Fernsehsendung ... .

① Ich bin meistens still. Wenn ich sogar eine andere Meinung habe, dann sage ich erst recht nichts.

② Ich äußere dann immer meine eigene Meinung, auch wenn die anderen eine ganz andere Meinung haben.

Fußballspiel

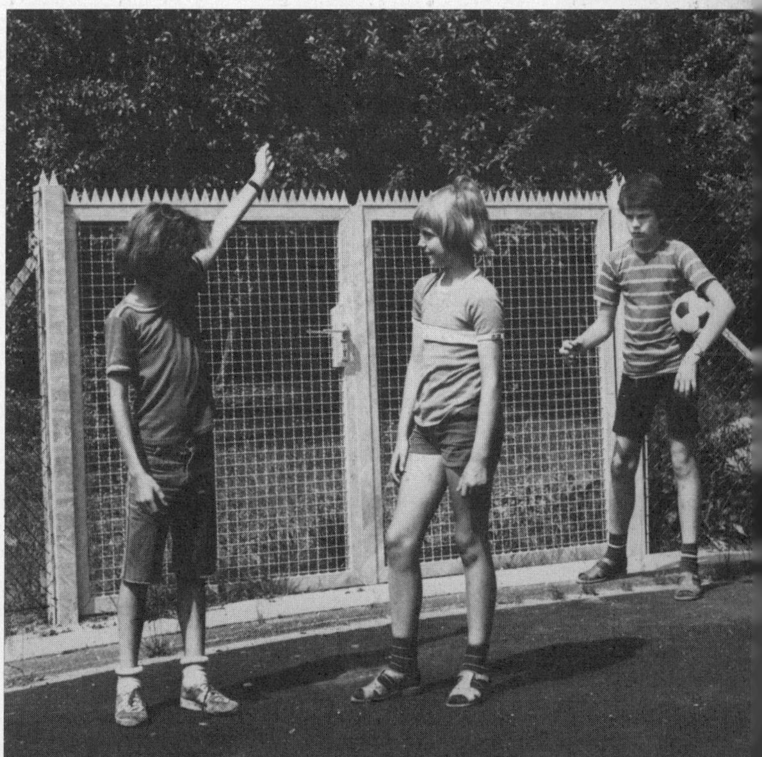

◯ Einige Klassenkameraden und ich treffen sich manchmal nachmittags zum Fußballspielen. Wir sind meistens so viele, daß wir zwei Mannschaften bilden können. Einmal hat ein Klassenkamerad in der letzten Minute durch einen entscheidenden Schuß unserer Mannschaft zum Sieg verholfen.

① Obwohl ich mich sehr über unseren Sieg und den Klassenkameraden, der den entscheidenden Schuß gemacht hat, freue, schaffe ich es nicht, zu ihm zu gehen und es ihm zu sagen.

② Ich gehe nach dem Spiel sofort auf ihn zu, um ihm zu sagen, daß ich seinen Schuß ganz toll fand.

Volleyballspiel

◯ Einige Klassenkameradinnen und ich treffen sich manchmal nachmittags zum Volleyballspielen. Wir sind meistens so viele, daß wir zwei Mannschaften bilden können. Auch ohne ein Netz kann man spielen und Spaß haben. Einmal hat eine Klassenkameradin in der letzten Minute unserer Mannschaft zum Sieg verholfen.

① Obwohl ich mich sehr über unseren Sieg und die Klassenkameradin freue, schaffe ich es nicht, zu ihr zu gehen und es ihr zu sagen.

② Ich gehe nach dem Spiel sofort auf sie zu, um ihr zu sagen, daß ich es toll fand, wie sie den Ball noch bekommen hat.

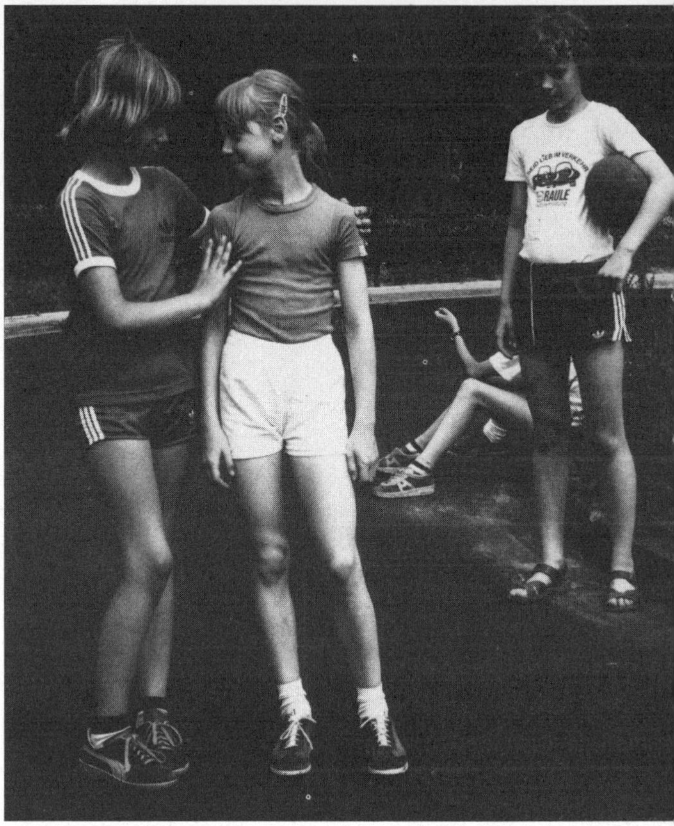

4.3.3 Elternberatung

Viele Untersuchungen weisen die Eltern eines therapiebedürftigen Kindes als nützliche und sinnvolle Mittler und Co-Therapeuten aus (Butler et al., 1977; Innerhofer & Warnke, 1978; Müller & Moskau, 1978). Kindbezogene Interventionsmaßnahmen sollten wenigstens von Elterngesprächen flankiert werden; als noch differenzierter gilt eine Elternberatung mit konkreten Verhaltensratschlägen und -übungen. Auf die generelle Notwendigkeit einer familienbezogenen Intervention soll etwas genauer eingegangen werden (vgl. auch F. Petermann, 1981).

Einerseits ist das Familiengefüge an der Herausbildung bestimmter Verhaltensformen der Kinder beteiligt. Es ist zum Beispiel empirisch gut gesichert, daß sozial ängstliche (sozial unsichere) Mütter auch ebensolche Kinder haben (Nickel, 1973). In der therapeutischen Praxis kann man bei dieser Symptomverstrickung feststellen, daß eine Mutter unter anderem die problematischen Verhaltensweisen ihres Kindes nicht erkennt, die sie selbst aufweist (wie die Vermeidung von Augenkontakt). Andererseits erhalten Kinder in bestimmten Familienkonstellationen spezifische Problemverhaltensweisen aufrecht. Zum Beispiel unterläuft ein Kind berechtigte Forderungen seiner Mutter, indem es zu weinen beginnt, worauf die Mutter nachgiebiges Verhalten zeigt.

Bei den Eltern sozial unsicherer Kinder kann man beobachten, daß sie ihr Erziehungsverhalten an einer Vielzahl irrationaler Haltungen ausrichten. Eine sehr eindrucksvolle Beschreibung solcher irrationaler Haltungen gibt Hauck (1979). Von Haucks Ratschlägen im Umgang mit solchen Erziehungsklischees, die sich an der rational-emotiven Therapie orientieren (vgl. Keßler & Hoellen, 1982), ist die Haltung "liebevoll, aber unnachgiebig" sicherlich eine der angemessensten. Die Veränderung einer unrealistischen Problemsicht, einer hinderlichen Erziehungshaltung allgemein und der Aufbau

ZIELE DER ELTERNBERATUNG

↓

1. Elternkontakt
- a) Informationsgewinnung zur Erstellung kindspezifischer Trainingsziele
- b) Schulung der Verhaltensbeobachtung
- c) Abklärung der Trainingsziele mit den Eltern

↓

2. Elternkontakt
- a) Mitteilung von Verhaltensbeobachtungen und Spezifizierung der Zielvorstellungen
- b) Aufzeigen von Problemlösungsstrategien im Elternhaus (Verstärkung, Planung gemeinsamer Aktivitäten)

↓

3. Elternkontakt
- a) Mitteilung von Verhaltensbeobachtungen und Auswertung der abgesprochenen Verhaltensweisen
- b) Aufzeigen von Problemlösungsstrategien im Elternhaus (Verstärkung, Hilfestellung für das Kind von seiten der Eltern)
- c) evtl. Bericht über Lehrerkontakt

↓

4. Elternkontakt
- a) Feedback geben über Verhaltensweisen des Kindes
- b) Bewerten von Veränderungen des Familienklimas
- c) Aufzeigen von Problemlösungsstrategien im Elternhaus (Erinnerungshilfen für die Eltern, Realitätstransfer)

↓

5. Elternkontakt
- a) Elternbericht über Stabilisierung des Kindverhaltens, Familienaktivitäten und die Anwendung von Lernprinzipien

Abbildung 8:
Überblick über die Ziele der Elternberatung.

neuer Interaktionsstile in der Familie bilden daher die Grobziele der Elternberatung.

4.3.3.1 *Beratungsziele und verhaltenstherapeutisches Vorgehen*

Meine Trainingskonzeption beinhaltet ein Elternberatungsprogramm, das die Interventionseffekte beim Kind über die Beeinflussung des Elternverhaltens unterstützen und Langzeiteffekte ermöglichen soll. Aufgrund von Erfahrungen aus der Elternarbeit mit aggressiven Kindern (vgl. Petermann & Petermann, 1984) werden vier Elternkontakte als zweistündige Hausbesuche und ein Nachgespräch zwei Monate nach Trainingsende konzipiert. Es hat sich gezeigt, daß diese Form der Elternberatung relativ schnell eine tragfähige Basis für gemeinsame Gespräche und Veränderungsabsichten schafft. Allein schon das den Eltern vertraute häusliche Umfeld und das damit verbundene "Hausrecht" verleiht ihnen Verhaltenssicherheit. Die vertraute häusliche Umgebung sowie auch die angesetzte Zeitspanne pro Treffen ermöglichen eine relativ entspannte und vertrauensvolle Atmosphäre, die offene (ehrliche) Gespräche erlaubt. Das bedeutet: Die Eltern bemühen sich, den Tatsachen entsprechend zu berichten; und die Therapeuten können unangenehme Tatbestände wie Widersprüche in den Elternäußerungen und falsche Erziehungsvorstellungen unmittelbar zur Sprache bringen. Eine Elternberatung in dieser Form erlaubt es einmal, auch den Vater zu motivieren, an den Gesprächen teilzunehmen und einmal, das Kind über die Eltern zu einem regelmäßigen Trainingsbesuch zu bewegen. Schließlich erhält der Therapeut auch auf diesem Wege die Gewährleistung dafür, daß neue soziale Aktivitäten im Freizeitbereich oder in der Schule vom Kind in Angriff genommen werden.

Analog dem Einzel- und Gruppentraining für die Kinder werden für jeden Elternkontakt Beratungsziele aufgestellt (vgl. Abbildung 8), nach denen sich die Vorgehensweise und die einzusetzenden Materialien ausrichten.

Im ersten Elternkontakt werden drei Ziele angestrebt:

a) Mit Hilfe des standardisierten Elterninterviewbogens aus Abschnitt 2.2.3 sollen Informationen bezüglich der Entwicklung und Aufrechterhaltung des sozial unsicheren Verhaltens gewonnen werden. Die damit einhergehende Verhaltensanalyse ist für die Erstellung kindspezifischer Trainingsziele notwendig.

b) Die Eltern werden mit verschiedenen Erscheinungsformen sozial unsicheren Verhaltens vertraut gemacht. Dies dient der Schulung der Verhaltensbeobachtung. Es wird dazu der Verhaltensbeobachtungsbogen beziehungsweise werden einige Kategorien daraus herangezogen (vgl. Abschnitt 2.2.2). Die Eltern sollen zwischen bestimmten Reaktionsweisen des Kindes und der Familie diskriminieren lernen sowie für ausgewählte Kindverhaltensweisen sensibilisiert werden. Im Zusammenhang mit der Einübung in Verhaltensbeobachtung wird das Verhaltensrating zum täglichen Beurteilen des Kindverhaltens erklärt und werden Einschätzungen eingeübt.

c) Die Erwartungen der Eltern gegenüber dem Training werden geklärt, und es wird ihnen verdeutlicht, was das Vorgehen leisten kann. Zur Konkretisierung des Vorgehens wird der Trainingsaufbau mit den einzelnen Schritten den Eltern verständlich gemacht. Der Therapeut gibt aufgrund der Exploration eine Einschätzung über sinnvolle Therapieziele ab; er weist darauf hin, daß die Eltern das Kind über das Training informieren und es motivieren sollen, daran teilzunehmen.

Der zweite Elternkontakt ist in vier inhaltliche Schwerpunkte gegliedert: Als erstes erfolgt eine Mitteilung über die Testergebnisse der Kinder im Schülerangstfragebogen (AFS; Wieczerkowski et al., 1974; vgl. Abschnitt 2.2.1). Damit verbunden ist eine nochmalige Abgrenzung der Trainingsziele, die im Sozialverhaltensbereich liegen, gegenüber schulischen beziehungsweise kognitiven Anliegen. Auf den Unterschied von kognitiven/schulischen Aufgaben einerseits und sozialen Aufgaben andererseits müssen die Eltern in diesem Kontext aufmerksam gemacht werden.
Als zweites werden Beobachtungen über spezifisches Kindverhalten in den ersten Trainingsstunden den Eltern mitgeteilt. Dies geschieht in der Absicht, die Diskriminationsfähigkeit bezüglich des Kindverhaltens weiter zu erhöhen. Ein globaler Bericht der Eltern über relevante Ereignisse aus dem Trainingszeitraum sowie ein spezifischer Erfahrungsbericht mit dem Beobachtungsbogen folgt als dritter Punkt. Die

Erfahrungsberichte der Eltern liefern genügend Beispiele, anhand derer Reiz-Reaktions- beziehungsweise Reaktions-Konsequenz-Zusammenhänge verdeutlicht werden können. Mit Hilfe von Lehr-Lern-Folien (z. B. Overheadfolien, auf denen in bunten Farben graphisch die Zusammenhänge beispielhaft dargestellt sind) wird das Erkennen und Behalten solcher Informationen unterstützt, da so Modellierungsprozesse im Sinne Banduras (1979) eingeleitet werden. Viertens sind Kontrollmöglichkeiten der Reiz-Reaktions-Konstellationen den Eltern zu vermitteln, um sowohl das Kind- als auch das Elternverhalten zu modifizieren. In diesem Rahmen werden Regeln oder Aufgaben für Eltern und Kinder aufgestellt und unter Umständen zu Wochenplänen verarbeitet. Diese Wochenpläne enthalten Verstärkerbedingungen und stellen zugleich Verhaltensübungen dar.

Im dritten Elternkontakt werden wieder von Therapeutenseite Beobachtungen über die Kinder während des Trainings mitgeteilt. Auch die Elternberichte über deren Erfahrungen im familiären Bereich können dazu herangezogen werden, die elterliche Beobachtungs- und Diskriminationsfähigkeit zu verbessern. Zur Durchführung der Verhaltenspläne muß den Eltern eine Rückmeldung gegeben werden. Diese Situation kann gut dazu genutzt werden, die veränderten Verhaltensweisen der Eltern durch Anerkennung zu verstärken. Auch positives Feedback über modifizierte Kindverhaltensweisen verstärkt die Eltern. Feedbackmöglichkeiten bieten auch u. a. die Videoaufzeichnungen aus den Trainingsstunden. Es werden weitere Verhaltenspläne erarbeitet, die dem Kind regelmäßige Verpflichtungen abverlangen und mit Sozialkontakten verknüpft sind (zum Beispiel Beitritt zu einem Sport- oder Schwimmverein). Damit soll ein stärkerer Realitätstransfer der Trainingseffekte erzielt werden.

Der vierte Elternkontakt geht noch einmal auf die Punkte der dritten Sitzung ein, wobei besonders die bisher angestrebten und erreichten Ziele überprüft und eventuell noch einmal modifizierte Verhaltenspläne aufgestellt werden. Mit den Eltern wird eine zusammenfassende Rückschau darüber durchgeführt, ob und wie sich familiäre Aktivitäten und das Familienklima verändert haben. Es wird geklärt, in welcher Form das Kind jetzt in die Familie integriert ist (zum Beispiel eine gemeinsame Aktion aller Familienmitglieder, wie das Abendessen und das Kind ins Bett bringen). Es ist auch wichtig, zu wissen, ob das Kind Abstand von einzelnen Mitgliedern gewonnen hat (zum Beispiel zum Spielen die Wohnung verlassen). In diesem Kontext ist zu klären, ob es dem Kind gelungen ist, aufgrund der familiären Situation das im Training gelernte Verhalten auf den Alltag zu übertragen und zu stabilisieren. Weiterhin werden den Eltern im Hinblick auf Problemlösestrategien lerntheoretische Zusammenhänge erläutert. Erst in diesem Stadium sind die Eltern in der Lage, auf dem Hintergrund der Erfahrungen im Training Lerngesetze in ihrem Handeln zu berücksichtigen und die neuen Verhaltensweisen im Umgang mit ihrem Kind in die Tat umzusetzen.

Ein fünftes und abschließendes Elterntreffen findet nach acht Wochen statt; es dient der Erhebung von Informationen über das Kindverhalten, über die Familienaktivitäten und der Abklärung der Schwierigkeiten bei der Anwendung von Lernprinzipien.

Interaktionsstil

Die Realisierung der angegebenen Ziele setzt einen bestimmten Interaktionsstil mit den Eltern voraus (wie dies bereits in einem vorangegangenen Abschnitt angedeutet wurde). Dabei muß zwischen der Durchführung des Erstkontaktes und den nachfolgenden Elternberatungen unterschieden werden. Gemeinsam ist allen Elterngesprächen, daß zwei Therapeuten bei den Sitzungen anwesend sind, jedoch nur einer sich als direkter Ansprechpartner anbietet. Der sich im Hintergrund haltende Co-Therapeut übernimmt die Strukturierung und Protokollierung des Gespräches.

a) Beim Erstkontakt ist es wichtig, folgende Ziele und Verhaltensweisen im Umgang mit den Eltern zu realisieren:

1. Der Therapeut gibt sich nie als solcher aus, sondern betont die Beraterrolle gegenüber den Eltern; als Berater versucht er, gemeinsam mit den Eltern anstehende Probleme zu lösen.
2. Dadurch weist er den Eltern Kompetenzen hinsichtlich der Erziehung ihres Kindes zu. Die Kompetenzzuweisung sowie der gemeinsame Wunsch, dem Kind zu helfen, bauen Gemeinsamkeiten zwischen Berater und Eltern auf und bewirken Solidarisierungseffekte.
3. Die Solidarisierungseffekte und die gemeinsame Zielsetzung tragen dazu bei, die notwendige vertrauensvolle Atmosphäre und Beziehung zwischen den Eltern und dem Berater herzustellen.
4. Mit Hilfe der Schilderung des Tagesablaufes im Rahmen des Elterninterviews und konkreter Verhaltensbeobachtungskategorien werden reale Problemsituationen durchgesprochen.
5. Hierbei können Widersprüche in der Problemschilderung erkennbar und angesprochen werden.
6. Überhöhte und unrealistische Erwartungen der Eltern können auftreten und sollen reduziert werden, indem Ziele abgeklärt und die Notwendigkeit der aktiven Elternmitarbeit betont werden.

b) Für die sich anschließenden Elternkontakte sollen ebenfalls einige Grundprinzipien herausgestellt werden:

1. Das Anspruchsniveau der Eltern (das heißt ihre Erwartungen an das Training) muß immer wieder auf seinen realistischen Gehalt hin überprüft werden.
2. Auftretende irrationale Haltungen beziehungsweise Einstellungen der Eltern müssen abgebaut werden (zum Beispiel: Nur eine alles gewährende, inkonsequente Mutter ist eine gute Mutter).
3. Zu bedrohende Appelle und Forderungen an die Eltern sind zu vermeiden; die Eltern dürfen aber auch nicht aus der Pflicht gelassen werden.
4. Das Nicht-aus-der-Pflicht-lassen wird durch eine kontinuierliche Mitarbeit der Eltern gewährleistet. Sie wird durch mindestens fünf Maßnahmen realisiert:
   - Die Beobachtungsfähigkeit der Eltern muß im Hinblick auf das Problemverhalten des Kindes, die kindlichen Verhaltensstrategien und problematische Verhaltensweisen der Eltern geschult werden.
   - Die Eltern sind auf Verhaltensalternativen im familiären Bereich, zum Beispiel auf die Notwendigkeit von gemeinsamen Freizeitaktivitäten, hinzuweisen.
   - Die Eltern bekommen Hausaufgaben, so zum Beispiel, das Kind systematisch für klar abgesprochene und abgrenzbare Verhaltensweisen zu loben beziehungsweise bestimmtes Verhalten konsequent zu ignorieren oder zu bestrafen. Sie sollen Wochenpläne ausfüllen und gemeinsame Aktivitäten mit der Familie regelmäßig planen und durchführen.
   - Rollenspiele und rollenspielähnliche Gespräche können zur Demonstration verschiedener Interaktionsabläufe in der Familie durchgeführt werden; dies ist jedoch nur dann angebracht, wenn ein Signal von den Eltern erfolgt (zum Beispiel die Frage "Was hätten Sie denn in dieser Situation gemacht?").
   - Die Eltern sind über die einzelnen Trainingsstunden der Kinder und die beobachteten Verhaltensfortschritte, sowie auch über die noch bestehenden Verhaltensdefizite zu informieren.

Die Konkretisierung dieser Grundprinzipien erfolgt in den nächsten Abschnitten.

4.3.3.2 Instruktionen und Beispiele

Die Instruktionen für die Elternberatung stellen einerseits Handlungsanweisungen für den Therapeuten dar. Andererseits sind sie schablonenhaft strukturiert, und jeder Elternkontakt wird mit auf die Familie und das Kind abgestimmten Inhalten gefüllt, wodurch die Instruktionen zugleich Materialcharakter erhalten. Das heißt, Instruktionen und Materialien für die Elternberatung sind nicht so einfach zu trennen wie etwa in der Kindertherapie. Je nach Ereignissen und den anfallenden Problemsituationen in einer Familie gestalten sich die konkreten Gesprächsinhalte während eines Elternkontaktes. Von daher ist es weder sinnvoll noch möglich, differenzierte inhaltliche Instruktionen festzulegen. Trotzdem ist jeder Kontakt nach einer bestimmten Abfolge strukturiert; das bedeutet, inhaltliche Schwerpunkte werden vorgegeben und abgearbeitet, was das direktive therapeutische Vorgehen ausmacht. Die zur Verfügung stehenden Materialien müssen nicht alle zum Einsatz kommen.

Erster Elternkontakt

An diesem ersten Gespräch nehmen in der Regel nur die Eltern teil. Dies stellte sich nämlich als günstig heraus, da sie dann "freier" über das Kind und auch sich und ihren Erziehungsstil berichten.

1. Nach den üblichen Begrüßungsworten und dem gegenseitigen Vorstellen umreißt der Therapeut den Problembereich sowie die Grobstruktur des gesamten Vorgehens mit den Kindern und den Eltern und steckt den zeitlichen Rahmen ab. Er begründet das Elterninterview, das während des ersten Kontaktes durchgeführt wird, damit, daß das Training mit dem Kind so individuell als möglich gestaltet werden soll.
   Es handelt sich um ein standardisiertes Interview zur Gewinnung der das Verhalten bedingenden und aufrechterhaltenden Faktoren. Die Informationen dienen zur Erstellung einer Verhaltensanalyse und der Bestimmung der kindspezifischen Trainingsziele (vgl. den Elterninterviewbogen in Abschnitt 2.2.3).
2. Als zweiter Schritt erfolgt die Einweisung in die Verhaltensbeobachtung anhand eines Verhaltensbeobachtungsbogens:
   - Die Kategorien mit konkreten Verhaltensweisen und Situationen werden erklärt; maximal zwei bis vier Kategorien, die für das Problemverhalten des Kindes relevant sind, werden mit den Eltern zusammen ausgewählt. Die beiden auf das Zielverhalten sich beziehenden Kategorien werden immer vorgegeben. Somit haben die Eltern zwischen vier und sechs Kategorien zu bearbeiten. Sollten die Eltern damit Schwierigkeiten haben, dann können auch weniger Kategorien gewählt werden, um dadurch die Zuverlässigkeit der Einschätzungen zu erhöhen.
   - Beispielhaftes Üben durch Einschätzung des Kindes für den aktuellen Tag wird durchgeführt; hierzu muß den Eltern das Fünferrating erklärt werden. Die Instruktionen zum Beobachtungsbogen und dem Rating werden den Eltern schriftlich in die Hand gegeben (vgl. den Materialteil: 4.3.3.3).
   - Als Hausaufgabe schätzen die Eltern täglich das Kindverhalten in den ausgewählten und geübten Kategorien ein: dies soll die Bezugsperson übernehmen, die die meiste Zeit am Tag mit dem Kind zusammen ist und es von daher am besten beurteilen kann. Die Einschätzung soll immer abends, nachdem das Kind zu Bett gegangen ist, erfolgen.
3. Abschließend erhalten die Eltern noch einmal spezifische Informationen über die therapeutische Arbeit mit dem Kind, so daß die Eltern ihre Erwartungen und Ziele an das Training nennen können. Diese Ziele werden daraufhin besprochen, ob sie realisierbar sind, so daß bei den Eltern

überhöhte Erwartungen zugunsten angemessener Vorstellungen abgebaut werden können. Es ist zu betonen, daß eine gute Chance besteht, die realistischen Ziele unter der Voraussetzung der aktiven Elternmitarbeit zu erreichen.

Zweiter Elternkontakt

Auch dieser und die folgenden Hausbesuche werden damit eingeleitet, daß der Therapeut den Eltern zuerst einmal Informationen über den Fortgang des Trainings vermittelt. Ab diesem Kontakt und bei allen weiteren können das Kind und seine Geschwister an den Gesprächen teilnehmen. Dies ist in das Belieben der Kinder gestellt.

1. Es werden Mitteilungen über die diagnostischen Ergebnisse des Kindes - hier sind es die Befunde aus dem AFS und der Verhaltensbeobachtung - berichtet.

2. Es folgen Mitteilungen über Beobachtungen während der Trainingsstunden:
   - Verhaltens- und Situationsbeschreibungen,
   - Schlußfolgerung im Hinblick auf das unerwünschte Sozialverhalten und andere unangemessene Verhaltensweisen und
   - erneute Zielspezifizierung für Kind- und Elternverhaltensweisen.

   Hierzu ein Beispiel: Einem Elternpaar wurde berichtet, daß ihr Kind ein Spielzeug mit zur Trainingsstunde gebracht hatte. Es wurde besprochen, ob dies aus Angst oder zur Aufmerksamkeitslenkung geschah. Die Eltern meinten, dieses Verhalten hätte eher die Funktion, die Aufmerksamkeit des Therapeuten auf sich zu ziehen. Als nächstes schilderte der Therapeut die großen Entscheidungsschwierigkeiten des Kindes: Es wog lange viele Alternativen ab, fand bei allem Einwände und kam deshalb zu keiner Entscheidung und Handlung; dies bezog sich zum Beispiel auf die banale Frage, welche Rolle das Kind im Rollenspiel spielen wollte. Dem Kind fiel es dann auch schwer, Spiel und Wirklichkeit voneinander zu unterscheiden. Entscheidungsschwierigkeit und Unterscheidung von Spiel und Wirklichkeit spielten sicherlich eine große Rolle im sozial unsicheren Verhalten des Kindes. Entsprechend müsse die Entscheidungsfähigkeit verbessert werden, vor allem, indem das Kind lerne, nicht immer nur Einwände gegen eine Sache vorzubringen, sondern Dinge, Personen und Ereignisse so zu akzeptieren, wie sie sind, und auch das Positive an ihnen zu sehen.

3. Die Eltern berichten nun ihrerseits über Beobachtungen bezüglich ihres Kindes:
   - Die Eltern sollen über ihre unsystematischen Verhaltensbeobachtungen berichten; das heißt, die Eltern erzählen, ob sie schon irgendwelche Veränderung im Kindverhalten feststellen konnten und was sich alles in der Zwischenzeit ereignet hat.
   Die Eltern eines Kindes zum Beispiel konnten Veränderungen im Sozialkontakt bezüglich der Familie feststellen. Dieses Kind ging nun mehr aus sich heraus, erzählte mehr, was es erlebt hatte und begann, eigene Ideen und Gedanken zu formulieren. Die Eltern eines anderen Kindes beschrieben ihr Kind als ausgeglichener und aktiver: Es zeigte Freude am ausgiebigen Schlittenfahren (früher mußte die Mutter das Kind aus dem Hause "jagen") und brachte manchmal Klassenkameraden mit nach Hause, um ihnen sein neues Spielzimmer zu zeigen.
   - Eine Auswertung der systematischen Verhaltensbeobachtung mit Hilfe des Beobachtungsbogens erfolgt; hierbei werden die Kategorien durchgegangen und dabei geprüft, ob die Verhaltenskategorien und das Rating richtig verstanden und angewandt wurden. Dies geschieht, in-

dem man zum Beispiel nach der genauen Situation einer bestimmten Verhaltensausprägung vom Tag zuvor fragt und sich die Situation mit konkretem Verhalten beschreiben läßt.

- Eine Ursachenklärung momentan auffallender positiver wie negativer Verhaltensweisen des Kindes im Training, im Elternhaus, in der Schule oder im Kontakt mit Gleichaltrigen kann von Bedeutung sein. Zum Beispiel kann es sein, daß die Eltern sich mehr mit dem Kind auseinandersetzen, das Kind dies als Aufmerksamkeitszuwendung wahrnimmt und deshalb mehr erzählt.

4. Abschließend werden Problemlösungsstrategien im Elternhaus besprochen:

- Dies kann sich auf Veränderungen des Elternverhaltens im Hinblick auf spezifische Kindverhaltensweisen beziehen wie: Verhalten loben, tadeln und ignorieren. Zum Beispiel sollte die Mutter eines Kindes dieses für erbrachte Leistungen (zufriedenstellendes Erledigen der Hausaufgaben oder Helfen der Mutter im Haushalt) loben sowie das Erzählen des Kindes anerkennen.

- Die Notwendigkeit von konsequentem Elternverhalten ist diesen nahezulegen, besonders, wenn es um notwendige Anforderungen an das Kind geht. Mit der Mutter eines Kindes wurde die Abmachung getroffen, daß dieses selbständig mit dem Bus in die Beratungsstelle fährt. Nach einem ersten Mißerfolg - das Kind stand an der Bushaltestelle und wußte nicht, in welchen der beiden gleichzeitig ankommenden Busse es einsteigen sollte, worauf es weinend in Passivität verharrte - wurde unmittelbar danach ein neuer Versuch gestartet: In einem Telefonat des Therapeuten mit der Mutter wurde diese instruiert, das Kind in den nächsten Bus zu setzen; der Therapeut würde es an der Bushaltestelle abholen. Nach dieser Hilfestellung, gekoppelt mit konsequentem Verhalten der Erwachsenen, kam das Kind in Zukunft selbständig mit dem Bus zur Kindertherapie.

- Den Eltern werden Hilfen durch einen Wochenplan gegeben; das heißt: Eltern und Kind erhalten Hausaufgaben. Mit einer Mutter wurde ein Verhaltenswochenplan erstellt, der das tägliche Lesen-Üben betraf. Es handelte sich hierbei zwar um eine kognitive Aufgabe; da sich das Kind jedoch immer davor drücken wollte, konnte sie mit dem Ziel der Gewöhnung und des angemessenen Umganges mit Anforderungen herangezogen werden. Der Wochenplan diente der Mutter und dem Kind als Hilfe zur Verhaltenskontrolle, jedoch ohne eingesetzte Verstärker für das Kind. Die Aufgabe lautete, jeden Tag eine kleine Geschichte im Lesebuch zu lesen; für jeden Wochentag wurden zwei Verhaltensmöglichkeiten von Mutter und Kind bestimmt: "Mit Hilfe gut/schlecht gelesen" und "Ohne Hilfe gut/schlecht gelesen". Mit einer anderen Mutter wurde ein Verstärkungsplan für eine Woche bezüglich des morgendlichen selbständigen Waschens, Anziehens und Zähneputzens aufgestellt. Für ein viermaliges Erfüllen des Selbständigseins wurde ein Eisessen vereinbart; das Kind erreichte dieses Ziel. Mit einem weiteren Kind schließlich wurde ein Wochenplan mit den Geschwistern zwecks Reduzierung von Streit aufgestellt.

- Ein Familiengefühl soll durch in den täglichen Ablauf integrierte gemeinsame Aktivitäten im Arbeits- wie im Freizeitbereich geschaffen werden. Hierzu müssen familienspezifische Möglichkeiten vorgeschlagen werden wie Rodeln, Schwimmen oder gemeinsames Reparieren des Fahrrades von Vater und Sohn.

Dritter Elternkontakt

1. Man beginnt mit den Mitteilungen über Beobachtungen während der Trainingsstunden in bezug auf Fortschritte, Rückschläge und sonstige Probleme des Kindes; damit werden noch einmal sehr konkrete Schilderungen der Trainingsinhalte sowie Demonstrationen des Trainingsmaterials verbunden.

2. Die Beobachtungen der Eltern über Veränderungen des Kindverhaltens werden erfragt:
   - Ereignete sich etwas Besonderes?
   - Die Auswertung der Wochenpläne beziehungsweise abgesprochenen Verhaltensweisen der Eltern gegenüber dem Kind sowie einzelne Aktivitäten von Eltern und Kind sind notwendig.
     Die Mutter eines Kindes berichtete erfreut über die Erfolge, die ihr Kind mit dem selbständigen Busfahren erzielte; das Kind bat zum Beispiel Fahrgäste um das Drücken des Halteknopfes, wenn es nicht herankam, oder ging von sich aus auf Kind 3 und dessen Mutter zu, als es diese im Bus traf. Ein anderes Kind wünschte das erstemal regelmäßiges Schwimmen mit dem Vater und stellte Forderungen in Form von Wettschwimmen an ihn.
   - Besonders ist nach verändertem Sozialverhalten des Kindes zu fragen, ob es zum Beispiel Sozialkontakte anknüpft, soziale Verpflichtungen eingeht, Aufgeschlossenheit, angemessene Selbstbehauptung und soziales Verhalten zeigt.

3. Neue und bewährte Problemlösungsstrategien im Elternhaus werden wieder angegangen:
   - Die Eltern sollen spezifische Aufgaben an das Kind im Sozialbereich stellen; es soll sich zum Beispiel einmal pro Woche mit einem Kind treffen, abwechselnd bei ihm und bei dem anderen Kind zu Hause, oder es soll eine verpflichtende soziale Aktivität unternehmen in Form von Sich-Anschließen an eine Kindergruppe mit spezifischen Aufgaben und Anforderungen (Sportverein, Kindergruppe, Musikgruppe etc.). Es ist hierbei an eine Aktivität gedacht, die dem Kind Spaß macht, Sozialkontakt mit sich bringt und regelmäßig sowie regelgeleitet erfolgt. Die Eltern sollen die Bemühungen des Kindes durch Kooperation und Hilfestellung unterstützen.
   - Eventuell wird ein neuer Wochenplan mit neuen und alten Verhaltenszielen und -regeln erarbeitet.

4. Ein Bericht über den Kontakt zum Lehrer des Kindes, sofern dieser von den Eltern gewünscht war und stattgefunden hatte, schließt den dritten Elternkontakt ab.

Vierter Elternkontakt

Der letzte reguläre Elternkontakt wird wieder eingeleitet mit den:

1. Mitteilungen über Beobachtungen von Kindverhaltensweisen während der Trainingsstunden:
   - Sie betreffen Fortschritte, positive Ereignisse, Rückschläge und sonstige Probleme des Kindes.
     Über ein Kind zum Beispiel berichtete der Therapeut den Eltern, daß es sich sehr gut in Geschichten und darin vorkommende Personen eindenken und deshalb ein bestimmtes Verhalten im Rollenspiel gut ausdrücken konnte. Das Kind hatte jedoch dabei die Schwierigkeit zu überwinden, das, was es erkannte und wußte, in Worte zu fassen beziehungsweise zu formulieren. Man mußte ihm dazu Zeit lassen und es ermutigen. Ein anderes erstaunliches Ereignis, was für sein Empfindungsvermögen sprach, war die verblüffende Übereinstimmung mit einem anderen Kind in der Gruppe. Dies mach-

te sich bei Antworten beider Kinder auf Fragen des Therapeuten bemerkbar. Beide wollten das gleiche sagen, oder man konnte es an den Blicken erkennen, die sie sich gegenseitig zuwarfen. Das Kind hatte allerdings auch schon im Ansatz gelernt, sich eine Meinung zu bilden und diese gegenüber einem anderen Kind zu vertreten; auch Verhaltensalternativen, zum Beispiel ein anderes Kind zum Spielen auffordern, waren beobachtbar.

- Eventuell können negative und positive Kindverhaltensweisen mit Hilfe von Video- oder Tonbandkassetten den Eltern als Feedbackmöglichkeit über die Zielerreichung des Kindes demonstriert werden.

Die Eltern erhalten durch solche Aktionen einerseits einen noch konkreteren Einblick in das, was mit dem Kind geschieht; andererseits kann man sie damit auch zu einer weiteren aktiven Mitarbeit motivieren.

Die Möglichkeit eines Videofeedbacks wurde bei einem Kind genutzt, um den Eltern das Verweigerungsverhalten und die dahintersteckende Verhaltensstrategie des Kindes zu verdeutlichen. Dies war vor allem für die Mutter wichtig, die zu nachgiebig und verwöhnend mit dem Kind umging. Es konnte gleichzeitig damit illustriert werden, daß das gleiche Verhalten in der Schule auftrat und deshalb die kognitiven Leistungen des Kindes nicht seinen Möglichkeiten entsprachen. Die ausgewählten "Verweigerungssituationen" verdeutlichten folgende Verhaltensstrategie des Kindes: Das Verweigerungsverhalten wurde mit Albernheit eingeleitet, sodann ging das Kind auf räumliche Distanz (mit dem Stuhl zum Beispiel wegrücken) und nahm eine Abwehrhaltung in Form von Arme vor der Brust verschränken ein; das Kind gab keine Antworten mehr und senkte den Blick. Wagte es der Therapeut, immer noch Anforderungen an das Kind zu stellen, dann brach es als Steigerung des sich weigernden Verhaltens in Tränen aus. Die Mutter berichtete, daß das Kind auch bei ihr weinte, wenn sie ihm Forderungen bezüglich des Erledigens von Schulaufgaben stellte. Sie gäbe bisher immer dem Kind an diesem Punkt nach und ließe es eine Weile spielen oder fernsehen; dann ginge das "Spiel" von neuem los. Bedeutend war, die Mutter darauf hinzuweisen, daß der Therapeut auch nach diesem Verhalten das Kind nicht aus der Pflicht ließ und auf einer minimalen Aktivität bestand, indem er konsequent und kontinuierlich mit entschlossener Ruhe in seinem Vorgehen fortfuhr. Neben diesen Videoausschnitten wurden auch solche gezeigt, in denen das Kind gut mitmachte und durch Lob und Zuwendung seine Aktivität sogar steigerte und ausgezeichnete Problemlösungen fand. Hiermit konnte den Eltern bewiesen werden, wozu ihr Kind fähig sei, wenn es nur wirklich wolle und wenn man es nur konsequent fordere. Bei diesem Kontakt mit Videoeinsatz waren neben den Eltern das Kind selbst und seine ältere Schwester anwesend.

2. Nach den Mitteilungen des Therapeuten berichten die Eltern über:

- die Ergebnisse der Wochenpläne beziehungsweise Verstärkerpläne.

Bei einem Kind wirkte sich die Regel aus dem Detektivbogen "Wenn ich etwas nicht sofort kann oder falsch gemacht habe, probiere ich es noch einmal und noch einmal" unmittelbar günstig aus. Alle Pläne schlugen fehl, die darauf hinausliefen, den Schulweg schrittweise zu vergrößern, den die Tochter allein gehen sollte. Die Mutter wandte daraufhin folgende List an: Sie nahm den Satz, den sonst die Tochter zu ihren

Eltern sagte, wenn sie etwas nicht durchsetzen konnte, für sich in Anspruch, indem sie sagte: "Ich glaube, Du hast mich nicht lieb." "Warum?" fragte das Kind zurück. "Weil Du den Schulweg allein gehen würdest, wenn Du mich lieb hättest." Die Tochter war über die Aussage der Mutter bestürzt und versprach, am nächsten Tag allein zur Schule zu gehen. Dies klappte auch, worauf der Vater die Gelegenheit ergriff und (nach gezeigter Freude und Lob) mit der Tochter schriftlich einen Vertrag schloß, daß diese ab sofort allein zur Schule gehe. Diese analog dem Therapievertrag getroffene Abmachung erwies sich als langfristig erfolgreich.

- Nach der Realisierung der dem Kind gestellten spezifischen Aufgaben wird gefragt. Dies betrifft den regelmäßigen Sozialkontakt sowie eine mit Sozialkontakt verbundene regelmäßige Verpflichtung.

Die Eltern eines Kindes berichteten, daß es sich manchmal in letzter Zeit mit einem Nachbarjungen verabredete, mit diesem schwimmen gewesen war und sogar einmal bei ihm übernachtete. Das Kind sollte als regelmäßige Verpflichtung einen Schwimmverein besuchen, in dem bereits ein anderes Kind aus der Kindergruppe Mitglied war. Ein weiteres Kind nahm ebenfalls an einem Schwimmkurs mit seiner Freundin als regelmäßige Verpflichtung teil. Sozialkontakte zu derselben Freundin wurden ausgebaut - so besuchte das Kind allein die Fastnachtsparty dieser Freundin. In einem anderen Fall berichteten Eltern über ihr Kind, daß es freundschaftliche Kontakte zu Nachbarskindern aufnahm und sich nicht mehr nur in seinem Zimmer hinter seinen Kinderbüchern vergrub. Auch Kontaktversuche zu Klassenkameraden und Treffen mit einem anderen Trainingskind kamen zustande.

- Wichtig ist, daß die Eltern über prinzipielle Veränderungen im Verhalten des Kindes berichten.

So "wagte" es zum Beispiel ein Kind im Zuge des Erlernens von selbstbehauptendem Verhalten, seine eigene Meinung manchmal zu Hause zu vertreten. Obwohl dies die Eltern als Therapieziel gewünscht hatten, fiel es ihnen doch schwer, mit diesem neuen Verhalten ihres Kindes umzugehen. Die Vorteile dieses Kindverhaltens mußten den Eltern erneut aufgezeigt werden. Die Lehrerin eines anderen Kindes berichtete, daß es sich in letzter Zeit besser durchsetzen könnte, zum Beispiel sich verbal gegen etwas rauhe Jungen in der Klasse wehrte und nicht mehr sofort bei jeder Gelegenheit weinte. Die Eltern eines weiteren Kindes erzählten von auffallenden Veränderungen; das Kind schaffte es, sich über etwas zu freuen und diese Freude zu zeigen, und ihm gelang es auch, nicht alles zu ernst zu nehmen. Was noch nie vorkam, war, daß es sich zu Fastnacht mit Freude verkleidete; auch entwickelte es mehr Toleranz gegenüber anderen Kindern als früher und konnte sich von sich aus inzwischen bei anderen für unangemessenes Verhalten entschuldigen. Angeregt durch die individuelle Instruktionskarte im Gruppentraining, zeigte das Kind lautes Verbalisieren ("Ich quassel schon wieder zuviel") zur Kontrolle des eigenen vielen Redens im Umgang mit anderen Kindern und schaffte es auch, diese Instruktion sofort in Handeln umzusetzen.

- Auch Veränderungen im Familienklima, zum Beispiel durch gemeinsame Aktivitäten, werden besprochen.

Dies konnte das sonntägliche Schwimmen von Vater und Sohn, gemeinsame Radtouren mit Picknick oder sonntägliche Spaziergänge mit Eisessen sowie Radtouren betreffen. Auch die Aufforderung eines Vaters an seinen Sohn, sich immer wieder mit Fragen und Bitten an ihn zu wenden (zum Beispiel gemeinsam den Fahrradschlauch reparieren, was der Vater zugab, immer wieder zu vergessen), zeigten positive Veränderungen im Familienklima an.

- Besondere stattgefundene oder bevorstehende Ereignisse sollten nicht vergessen werden.
  Es kann sich dabei zum Beispiel um einen geplanten und durchgeführten Kindergeburtstag handeln, was das Kind im Vorjahr energisch ablehnte.

3. Möglichkeiten von Problemlösungsstrategien im Elternhaus werden allgemein noch einmal besprochen:
   - Es ist nochmals der Zusammenhang von Verhalten und Konsequenzen einerseits beziehungsweise vorausgehenden Bedingungen und Verhalten andererseits zu erklären. Hierzu sollte Demonstrationsmaterial, sogenannte "Lehr-Lern-Folien", herangezogen werden (vgl. dazu den Materialteil). Von den dort angeführten Beispielen ausgehend können spezifische Situationen aus der Familie noch einmal aufgegriffen werden; zum Beispiel die über Videofeedback vermittelte Verhaltensstrategie eines Kindes, die durch bestimmte Konsequenzen in Form von Nachgeben der Mutter aufrechterhalten wird. Die Reiz-Reaktions-Konsequenz-Zusammenhänge müssen den Eltern genau erklärt werden.
     Aufgrund der bisherigen Elternkontakte liegt ein gutes Vorverständnis für diese lerntheoretischen Zusammenhänge vor, und die Eltern konnten diese theoretischen Grundlagen auf dem Hintergrund eigener besprochener Erfahrungen sehr gut nachvollziehen. Die Eltern bekommen diese Materialien als Unterlagen in die Hand.
   - Schriftliche Erinnerungshilfen für die Eltern wie: **Nicht vergessen:** loben, anerkennen, Freude zeigen, konsequent strafen! oder wie: **Fördern durch fordern:** nicht immer nachgeben! können im Einzelfall wertvoll sein.
   - Prinzipielle Hinweise auf die Erstellung von Wochenplänen, Regeln und Verträgen, die nützliche Hilfestellung für Eltern und Kind sein können, sind zu geben.

Trotz der positiven Berichte der Eltern und des insgesamt sehr guten Verlaufs der Elternkontakte sowie der teilweise modifizierten Elternverhaltensweisen bleibt kritisch abzuwarten, ob die Veränderungen in allen Familien und damit die positiven Trainingseffekte der Kinder über längere Zeit hin stabil bleiben. Zum Beispiel ist in einer Familie aufgrund der beruflichen Belastung der Eltern und des damit verbundenen Zeitmangels sowie in einer anderen Familie aufgrund der großen persönlichen Probleme der Mutter (Trennung vom Ehemann, Depression, Selbstmordgedanken) mit nicht gleichbleibenden positiven Veränderungen zu rechnen.

Fünfter Elternkontakt

Der letzte Kontakt zu den Eltern dient der Trainingsnachkontrolle. Er findet acht Wochen nach dem Ende des Gruppentrainings wiederum bei der Familie zu Hause statt und dauert ungefähr anderthalb bis zwei Stunden.

1. Es wird mit einem unsystematischen Elternbericht begonnen:
   - Welche Fortschritte machte das Kind hinsichtlich des sozial kompetenten Verhaltens beziehungsweise konnte das zum Trainingsende erreichte Verhalten eine Stabilisierung erfahren? Ergaben sich im Kindverhalten allgemein oder spezifisch hinsichtlich Sozialkontakten und Anforderungen neue Probleme?
   - Hat das Kind seine relativ regelmäßigen Sozialkontakte sowie seine spezifische

Aufgabe (Schwimmverein, Kindergruppe etc.) beibehalten?

- Was ist aus den gemeinsamen Familienaktivitäten geworden? Was kann daraus über das Familienklima und damit über die Bedingungen des Kindes, sein neu erlerntes Verhalten zu stabilisieren, abgeleitet werden?
- Wurden weiterhin lerntheoretische Prinzipien beachtet? Wenn alte oder neue problematische Verhaltensweisen des Kindes in bestimmten Situationen automatisch ablaufen (zum Beispiel Verweigerung von Anforderungen, von Sozialkontakt), dann kann angenommen werden, daß lerntheoretische Prinzipien nicht berücksichtigt werden.
- Kamen weitere Wochen- oder Verstärkungspläne mit spezifischen Regeln zur Anwendung?

2. Ein systematischer Elternbericht über konkrete Verhaltensweisen wird anhand des Beobachtungsbogens abverlangt. Hierbei sollen die Eltern eine Einschätzung über die Kindverhaltensweisen (Kategorien) während der letzten vierzehn Tage abgeben, die schon zuvor den täglichen Elternurteilen zugrunde lagen.

4.3.3.3 Materialien

Neben den Instruktionen, die Materialcharakter haben, handelt es sich auch bei dem Elterninterviewbogen und dem Verhaltensbeobachtungsbogen um Materialien für die Elternberatung (vgl. die Abschnitte 2.2.2 und 2.2.3). Die Hinweise zum Beobachtungsbogen und Verhaltensrating für die Eltern liegen in schriftlicher Form als Material vor (siehe S. 140). Das Vorgehen wird mit den Eltern besprochen und geübt; die schriftlichen Hinweise behalten die Eltern als Erinnerungshilfe für die täglichen Verhaltenseinschätzungen ihres Kindes. Auch eventuell vorhandene Tonband- oder Videoaufzeichnungen aus dem Kindertraining (Einzel- oder Gruppentraining) stellen Materialien dar, die ideal in der Elternberatung eingesetzt werden können (vgl. das Beispiel des Videofeedbacks für die Eltern eines Kindes in Abschnitt 4.3.3.2). An dieser Stelle wird die unmittelbare Verzahnung von Kindertherapie und Elternberatung deutlich. Die Wochen- und Verstärkerpläne mit kind- und familienspezifischen Regeln und Instruktionen sind ebenfalls wichtige Materialien, die je nach Bedarf eingesetzt werden. Sie sollen nur sehr wenige (eine bis maximal drei) Fehlverhaltensweisen aufweisen, die konkret und situationsspezifisch formuliert sein müssen. Dies ist die beste Gewähr dafür, daß die Wochenpläne auch täglich beachtet und ausgefüllt werden. Auch Rollenspielsituationen zählen zu den Materialien; sie orientieren sich an der Problemvorgabe der Eltern und deren Signale, diese Situationen einmal im Gespräch durchzuspielen.

Schließlich ist auf die sogenannten "Lehr-Lern-Folien" als Material für die Elternberatung hinzuweisen. Sie erklären noch einmal, wie Verhalten entsteht (vgl. die folgenden Seiten).

Hinweise zum Beobachtungsbogen

Für Familie ....

Der folgende Beobachtungsbogen enthält zwölf verschiedene Verhaltensbereiche (Kategorien), wie "Still sein", "Körperausdruck", "Sozialkontakt" usw. Diese Verhaltensbereiche werden noch einmal genau erklärt. Zum Beispiel ist mit "still sein" gemeint, daß jemand nichts von sich aus erzählt, nichts fragt, um nichts bittet und auch keine Freude zeigt. Es geht also um Sozialverhalten, das heißt um Verhalten bezüglich des Umganges, des Zusammenseins und des Sprechens mit anderen Menschen.
Die ersten neun Verhaltensbereiche beschreiben Verhaltensweisen, die für den Umgang mit anderen Menschen nicht nützlich sind und die deshalb in einem Training verändert werden sollen. Die Verhaltensbereiche 10 und 11 stellen entgegengesetztes Verhalten zu den Kategorien 1 bis 9 dar. Das Verhalten von 10 und 11 sollen die Kinder im Training lernen. Kategorie 12 beinhaltet sehr verschiedene Verhaltensweisen, die zusätzlich zu dem Verhalten von 1 bis 9 auftreten können.

Bei den Ausführungen zu den einzelnen Verhaltensbereichen ist oft von "sozialer Aufgabe" die Rede. Damit ist gemeint, daß es nicht nur Aufgaben und Verpflichtungen gibt im Zusammenhang mit der Schule und dem schulischen Lernen. Es gibt auch Aufgaben und Verpflichtungen für ein Kind in der Familie (im Umgang mit den Eltern und Geschwistern) oder gegenüber Freunden oder Klassenkameraden. Das Kind hat die soziale Aufgabe, mit anderen Kindern zu reden, seine eigene Meinung zu vertreten ohne gleich Streit zu bekommen, sich in angemessener Form durchzusetzen usw. Auch wenn ein Kind zum Beispiel ein guter oder sehr guter Schüler ist und die Lernaufgaben gut bewältigen kann, so kann es doch sozialen Aufgaben nicht gewachsen sein. Es geht beispielsweise nie zu anderen Kindern spielen und umgekehrt kommen es auch keine Kinder besuchen.
Ihre Aufgabe ist es nun, das soziale Verhalten ihres Kindes täglich für einige Kategorien einzuschätzen. Wir werden diese Kategorien gemeinsam auswählen und besprechen. Sie sollen dazu lediglich Ihr Kind etwas bewußter beobachten und am Abend eines jeden Tages Ihre Beobachtungen mit Hilfe des Beobachtungsbogens festhalten. Sie benötigen dazu erfahrungsgemäß nicht mehr als zwischen fünf und zehn Minuten Zeit. Die Einschätzungen, die Sie für jede Kategorie abgeben, erfolgen in fünf Stufen; das heißt, Sie wählen für jedes Verhalten eine Stufe aus, von der Sie aufgrund Ihrer Beobachtungen glauben, daß sie für Ihr Kind zutrifft.

Die fünf Stufen sind:

tritt nie auf	tritt selten auf	tritt manchmal auf	tritt häufig auf	tritt ständig auf
①	②	③	④	⑤

Haben Sie für ein Verhalten Ihre Wahl getroffen, dann tragen Sie die entsprechende Zahl auf dem Beobachtungsbogen unter Urteil ein. In dieser Weise verfahren Sie für jedes Verhalten, vor dem sich Pünktchen (...) befinden.

Lehr-Lern-Folien

Wie entsteht Verhalten? - Erstes Beispiel:

Durch vorausgehende Ereignisse (= Reize)

Was heißt das? Ein Beispiel:

①	②	③
Eine Mutter sagt zu ihrem Sohn: " Nachher kommt Frau Becker mit Jürgen zu uns zu Besuch. Jürgen ist so alt wie du. Ihr könnt zusammen spielen. "	Der Sohn denkt: " Ich will aber nicht mit diesem Jungen spielen. Ich kenne ihn doch gar nicht." Er verläßt die elterliche Wohnung mit einer Ausrede gegenüber der Mutter und kehrt erst am Abend zurück, nachdem die bekannte der Mutter mit Jürgen bereits gegangen ist.	Der Sohn denkt: " Gut, daß Frau Becker mit Jürgen weg ist und ich nicht mit ihm heute nachmittag spielen mußte. Allein war es viel schöner. "

Bei ① handelt es sich um einen Reiz, der von der Mutter ausgeht und auf ihren Sohn wirkt.
Bei ② handelt es sich um ein Verhalten, das der Sohn als Reaktion auf den Reiz zeigt.
Bei ③ handelt es sich um eine positive Konsequenz, die jedoch nicht das Verhalten bestimmt, sondern als zufällig positives nachfolgendes Ereignis das Verhalten des Sohnes begleitet.

Wie entsteht Verhalten? - Zweites Beispiel:

Durch nachfolgende Ereignisse (= Konsequenzen)

Was heißt das? Ein Beispiel:

①	②	③
Die Tochter spielt nachmittags allein zu Hause in ihrem Zimmer. Eigentlich hat sie Lust, mit einem anderen Mädchen aus ihrer Klasse zu spielen. Aber sie traut sich nicht, anzurufen.	Sie geht zur Mutter und sagt: "Ich möchte gerne mit Monika spielen. Rufst Du sie an und fragst, ob sie kommt?" Die Mutter antwortet: " Du kannst sie doch auch anrufen und fragen! " " Nein, mach' Du das lieber ", entgegnet die Tochter und schmiegt sich bettelnd an die Mutter.	" Na gut " , gibt die Mutter nach. Sie verläßt ihre Arbeit und ruft bei Monika zu Hause an. Die Mutter erreicht Monika und diese sagt zu, zu kommen. Die Tochter freut sich sehr darüber.

Bei ① handelt es sich um einen Reiz in Form eines Wunsches der Tochter.
Bei ② handelt es sich um ein Verhalten der Tochter, das in bezug auf die Mutter aktiv und in bezug auf das Bewältigen einer Anforderung (nämlich selbst anzurufen) verweigernd ist. Es zielt auf ein bestimmtes nachfolgendes Verhalten ab, nämlich, daß die Mutter anruft (= Konsequenz).
Bei ③ handelt es sich um eine Konsequenz, die in dem nachgebenden Verhalten der Mutter besteht und dadurch positiv auf die Tochter wirkt. Das Verhaltensergebnis (= Monika kommt) wirkt zusätzlich positiv. Diese nachfol-

genden Ereignisse (= Konsequenzen) nimmt die Tochter als Erfolg wahr. Deshalb wird sie das gleiche Verhalten auch in Zukunft zeigen; das heißt, sie wird immer wieder die Mutter bitten, anzurufen.
Zugleich macht dieses Beispiel deutlich, daß das anschmiegsame, bettelnde Verhalten der Tochter einen Reiz für die Mutter darstellt und bei der Mutter ein bestimmtes Verhalten auslöst, nämlich nachzugeben und anzurufen. Zu sehen, daß sich die Tochter darüber freut, besonders, wenn der Anruf der Mutter erfolgreich war, ist wiederum eine positive Konsequenz für die Mutter.

Wie entsteht Verhalten? - Drittes Beispiel:

Durch vorausgehende und nachfolgende Ereignisse

Was heißt das? Ein Beispiel:

①	②	③
Eine Mutter möchte gerne, daß ihr Sohn an einer Kindergruppe teilnimmt, die sich einmal wöchentlich trifft und Spiele zusammen unternimmt. Sie spricht mit ihrem Sohn darüber.	Der Sohn sagt: "Ich möchte aber nicht dort hingehen." "Dort bist Du doch mit anderen Kindern zusammen und kannst mit ihnen spielen", entgegnet die Mutter. "Ich möchte aber lieber zu Hause spielen." Die Mutter unternimmt einen weiteren Überzeugungsversuch. Daraufhin bricht ihr Sohn in Tränen aus.	Die Mutter ist erschrocken, daß ihr Sohn weint. Sie nimmt ihn in die Arme, streichelt ihn und sagt: "Na ja, wenn Du gar nicht in die Kindergruppe möchtest, dann darfst Du zu Hause bleiben." Nach einigen weiteren Minuten auf Mutters Schoß zieht sich der Junge zufrieden spielend in sein Zimmer zurück.

Bei ① handelt es sich um einen Reiz, der von der Mutter ausgeht und auf den Sohn wirkt.
Bei ② handelt es sich um ein Verhalten, das der Sohn als Reaktion auf den Reiz zeigt und das zugleich auf ein bestimmtes nachfolgendes Verhalten abzielt, nämlich, daß die Mutter nachgibt (= Konsequenz).
Bei ③ handelt es sich um eine Konsequenz, die positiv auf den Sohn wirkt, da die Mutter nachgegeben hatte. Dieses nachfolgende Ereignis nimmt der Sohn als Erfolg wahr. Deshalb wird er sich bei einem gleichen oder ähnlichen Reiz (zum Beispiel wünscht die Mutter zu einem späteren Zeitpunkt, daß der Sohn einem Schwimmverein beitritt) ebenso verhalten, um die gleiche positive Konsequenz zu erreichen (nämlich, daß die Mutter wieder nachgibt).
In dem hier geschilderten Beispiel entsteht das Verhalten eines Kindes sowohl aufgrund eines vorhergehenden Ereignisses (= Reiz) als auch aufgrund eines nachfolgenden Ereignisses (= Konsequenz).
Auch hier wird wieder deutlich, daß das Verhalten des Kindes die Mutter in ihrem Verhalten beeinflußt. Das Weinen des Kindes ist der Reiz für die Mutter, nachzugeben. Das danach zufrieden spielende Kind verstärkt die Mutter, stellt also eine positive Konsequenz für sie dar.

5 Effektkontrolle

Besonders durch Beobachtungsverfahren kann eine angemessene Kontrolle des Trainingsverlaufes ermöglicht werden. Der geplante Trainingsverlauf, in globalen sowie kindspezifischen Trainingszielen ausgedrückt, wird hierbei dem tatsächlichen vergleichend gegenübergestellt. Die Grundlage für Verlaufsbeschreibungen können freie oder systematische Beobachtungen bilden; die systematischen Beobachtungen können zum Beispiel eine reduktive Abbildung mit Hilfe von Zeichen-, Kategoriensystemen oder reduktiven Einschätzungen darstellen. Beobachtungen unterscheiden sich weiter in Feld- versus Laborbeobachtungen, in offene versus verdeckte und andere (vgl. Mees & Selg, 1977). Für die Verlaufsbeschreibung werden verdeckte, systematische Beobachtungen aus den Trainingssitzungen (aufgrund von Expertenurteilen) und aus dem häuslichen Bereich (aufgrund von Elternurteilen) herangezogen.

Westmeyer & Manns (1977) bezeichnen vor allem Kategoriensysteme als geeignete Beobachtungsverfahren, da durch diese verschiedene Mängel verhindert werden können (zum Beispiel Ungenauigkeiten und Fehler bei der Identifizierung komplexer Prozesse). Aus diesem Grund erfolgt die Verlaufsbeschreibung mit dem Verhaltensbeobachtungsbogen für sozial unsicheres Verhalten bei Kindern. Die dem Vorgehen zugrundegelegte Verhaltensbewertung basiert auf differenzierten Informationen, die eine präzise einzelfallbezogene Auswertung ermöglichen.

Die Ergebnisse der einzelfallanalytischen Effektprüfung werden mit Hilfe von Zeitreihen- und DEL-Analysen (vgl. F. Petermann, 1982) gewonnen. Sie sind an anderer Stelle (vgl. U. Petermann, 1984) publiziert. Eine grobe Übersicht über die Trainingseffekte geben graphische Veranschaulichungen (vgl. Abschnitt 5.3).

Neben den Verhaltensbeobachtungen dienen auch Informationen aus den Elternberatungen der Effektkontrolle. Die Überprüfung des Trainings wird mit einer Nachkontrolle im Hinblick auf die Langzeiteffekte abgeschlossen.

5.1 Einzelfallanalytischer Untersuchungsplan

Der Trainingsaufbau und die theoretisch begründete Abfolge bestimmter Trainingselemente schränkt implizit die Auswahl der Einzelfallversuchspläne ein. Die Trainingselemente legen folgende Aspekte der Effektkontrolle nahe:

a) Kontrolle der beiden Trainingsphasen (Einzeltraining/Gruppentraining) mit der Notwendigkeit, die Wirksamkeit beider Trainingsteile zu trennen.
b) Nachweis der Kontinuität des Trainingsverlaufes insgesamt.

Die beiden Absichten lassen sich schwer in einem Versuchsplan prüfen, da eine Prüfung der Einzelteile des Trainings ein Untersuchungsdesign voraussetzt, das durch eine längere Nicht-Trainingsphase unterbrochen wird. Bei einer Prüfung der Kontinuität des Trainingsverlaufes wäre die unmittelbare Hintereinanderschaltung der Behandlungsteile erforderlich, um zum Beispiel einen hierarchischen Trainingserfolg festzustellen.

Eine Lösung dieses Problems, das sich aus der Kluft zwischen praktischen Handlungsmöglichkeiten und methodischen Ansprüchen an eine exakte Versuchsplanung ergibt, entwickelte Leitenberg (1977). Er betonte, daß beim Vorliegen einer Trainingszielhierarchie ein sogenanntes "Ausblendungsdesign" das angemessene Mittel der Effektprüfung darstellt. Unter einem Ausblendungsdesign versteht man einen Versuchsplan nach den Schemata B-A-B, B-A-BC, oder B-A-C. Zur Erklärung dieser Schemata (nach Barlow & Hersen, 1977):

A -Phase = Baseline-Phase, das heißt Bereiche des Versuchsplanes, in denen keine Behandlung durchgeführt wird;

B -Phase = Behandlungsphase, die sich im Normalfall auf einen vorgeordneten, meist weniger komplexen Trainingsabschnitt bezieht (hier: das Einzeltraining);

C -Phase = Behandlungsphase, die einen komplexeren, meist zeitlich nachgeordneten Trainingsabschnitt bezeichnet (hier: das Gruppentraining); und

BC-Phase = kombinierte Behandlungsphase, die sich aus Bestandteilen der B- und C-Phase zusammensetzt (hier: eine Kombination von Einzel- und Gruppensitzungen mit dem Kind).

In dem vorliegenden Fall, bei der strengen Trennung zwischen Einzel- und Gruppentraining, bietet sich der B-A-C-Plan als Umsetzung eines Ausblendungsplanes an. Dieser Versuchsplan bezieht sich nur auf die Effektanalyse der Kindersitzungen; die Effekte der Elternarbeit können in diesem Design nicht genauer berücksichtigt werden. In diesem Fall muß unterstellt werden, daß die Elternarbeit eine das Training unterstützende Funktion innehat. Eine Spezifikation dieser Annahme ist innerhalb des Ausblendungsdesigns nicht möglich. Für die Hypothesenformulierung bedeutet dies, daß eine Begründung der Trainingseffekte vorwiegend aus den Interventionsschritten mit den Kindern erfolgt:

> Die globale Annahme (Hypothese), die dem B-A-C-Ausblendungsdesign zugrundeliegt, besagt, daß die Effekte des Einzeltrainings (B) - aufgrund des vorwiegenden Einsatzes von kognitiven Modifikationstechniken - zeitlich nicht überdauernd sind (A) und erst durch eine Verhaltenseinübung wieder aufgefangen und stabilisiert werden können (C); die Stabilisierung wird dabei global über ein Follow-up nach 8 Wochen geprüft.

5.2 Datenerhebung: Verhaltensbeobachtung durch Experten und Eltern

Das größte Problem bei der Erstellung einer Einzelfalldiagnose besteht darin, für die Hypothesentestung eine umfassende Datenbasis zu gewinnen. Für eine statistische Effektprüfung müssen ungefähr 10-15 Messungen pro Phase eines Versuchsplanes als absolutes Minimum angesehen werden. Die Gesamtmenge aller Daten darf nicht unter 30 Meßzeitpunkten liegen (Revenstorf & Keeser, 1979). Als Richtzahl wird bei dem dreiphasigen Versuchsplan die Zahl 45 gewählt, das heißt pro Phase werden zwischen 12 und 18 Messungen erhoben. Aus technischen Gründen (s. u.) ergeben sich für das Einzeltraining 15 Messungen, für die Ausblendungsphase (Nicht-Behandlungsphase) 12 und für das Gruppentraining 18 Messungen (bezogen auf die Expertenurteile). Die benötigte Datenbasis kann auf zweierlei Weise gewonnen werden:

a) mit Hilfe von Expertenurteilen, die sich aus Videomitschnitten aller Sitzungen des Trainings gewinnen lassen und
b) durch die tägliche Einschätzung des Kindes aus der Warte der Eltern.

Beide Informationsquellen werden herangezogen, da vor allem die Elternurteile mit Fehlern belastet sind, wie dies neuere empirische Untersuchungen (vgl. Billman & McDevitt, 1980) nahelegen. Diese Fehlerbelastetheit wird teilweise dazu führen, daß nicht davon auszugehen ist, daß Experten- und Elternurteil übereinstimmen. Allerdings sind Annahmen über die Art der Abweichung kaum möglich. Ein sicherlich nicht zu vernachlässigender Effekt in dieser Richtung ergibt sich aus der unterschiedlichen Art der Datengewinnung bezüglich der Umweltbereiche. Sie beinhaltet jedoch potentiell die Möglichkeit, die Trainingseffekte sowohl im häuslichen als auch im therapeutischen Kontext zu kontrollieren. Zudem erfüllt das von den Eltern abverlangte Urteil über das Verhalten ihres Kindes eine wichtige therapeutische Funktion: Die Eltern lernen genau zu beobachten, sie lernen Verhaltens-Konsequenz-Zusammenhänge zu erkennen als Voraussetzung zur Veränderung derselben, und für sie wird das therapeutische Vorgehen mit dem Kind durch die konkreten Verhaltenskategorien begreifbar.

Auf die Gewinnung der Experten- und Elternurteile soll genauer eingegangen werden.

Gewinnung der Expertenurteile: Alle Trainings- und die Ausblendungssitzungen mit den Kindern werden mit Video mitgeschnitten und jede Sitzung in drei gleichlange Sequenzen untergliedert. Eine Untergliederung in drei Sequenzen ist notwendig, um die Datenbasis von 45 Messungen zu erreichen; eine solche Sequenzbildung ist im Rahmen von Einzelfallstudien üblich und methodologisch statthaft (vgl. Tack, 1979; Westmeyer, 1979). Für jede Sequenz wird von zwei Klinischen Psychologen ein unabhängiges Rating abgegeben. Sie sollen sich nach dem Einzelurteil auf ein gemeinsames Urteil in einer Diskussion einigen; die beurteilenden Psychologen sind nicht an dem Training beteiligt.

Bei dem geschilderten Vorgehen ist davon auszugehen, daß es sich um eine Verhaltensbeobachtung aufgrund einer standardisierten Situation handelt. Die standardisierte Situation wird durch fixierte Rahmenbedingungen hergestellt. Diese beziehen sich auf Umwelt-, Personen- und Objektvariablen; das heißt, das Trainingsprogramm wird immer in denselben Räumen der Beratungsstelle durchgeführt, die Interaktionspartner hinsichtlich Kind-Therapeut- und Kindergruppe-Therapeut-Interaktion stellen invariante Größen dar, und schließlich ist jede Trainingsstunde für alle Kinder bis auf die individuell ausgewählten Inhalte im Einzeltraining identisch. Die standardisierte Situation ist zwar lebensnah durch die Interaktionsbedingungen und die an das Kind gestellten Forderungen, sie zeigt jedoch nur einen begrenzten Ausschnitt des Sozialverhaltens. Da eine fremde Umgebung (Behandlungssituation) vorliegt und ein Eingewöhnen in eine Gruppe gefordert wird, dürfte es sich allerdings um sozial schwierige Situationen handeln und dieser Aspekt ein Indikator für die Trainingsfortschritte bilden.

Gewinnung der Elternurteile: Während des Erstgespräches werden die Eltern in die Grundzüge der Verhaltensbeobachtung und die Registrierung von Kindverhaltensweisen anhand des Beobachtungsbogens eingeführt. Alle Kategorien werden ausführlich an Fallbeispielen erläutert und das 5er-Rating eingehend illustriert. Mit den Eltern zusammen werden einige für das Kind relevante Kategorien ausgewählt. Aufgrund der unmittelbar vorher mit dem Elterninterviewbogen durchgeführten Verhaltensanalyse können auch die aus Therapeutensicht relevanten Kindverhaltensweisen bei der Auswahl der Kategorien berücksichtigt werden. Die Eltern sollten erfahrungsgemäß nicht mehr als zwischen vier und sechs Kategorien einschließlich derer, die das Zielverhalten beinhalten, beurteilen. Die Kategorien mit den Zielverhaltensweisen müssen standardgemäß von allen Eltern eingeschätzt werden. Die Urteile gibt jeweils abends (nachdem das Kind zu Bett gegangen ist) eine Bezugsperson ab, die die meiste Zeit mit dem Kind verbringt (= im vorliegenden Fall immer die Mutter). Die Beobachtung setzt mit Beginn der ersten Trainingswoche ein und endet zehn Tage nach der letzten Trainingswoche (letzten Trainingssitzung). Insgesamt werden auf diese Weise 65 Urteile von den Eltern erhoben. Auch diese täglichen Verhaltensbeobachtungen sind unter standardisierten Bedingungen gewonnen, da ihnen ein familienspezifischer Tages- und Wochenrhythmus zugrunde liegt und die Einschätzungen immer zu derselben Tageszeit ohne Anwesenheit des Kindes abgegeben werden. Die Verlaufsbeobachtungen der Eltern beziehen sich auf relativ umfassende sowie reale soziale Situationen.

5.3 Graphische Darstellung der Trainingseffekte

Aufgrund der Fehlerbelastetheit der Elternurteile bezieht sich die graphische Darstellung der Trainingseffekte ausschließlich auf die Expertenurteile. Eine statistische Gegenüberstellung der Experten- und Elternurteile erfolgt im Rahmen von Zeitreihen- und DEL-Analysen an anderer Stelle (U. Petermann, 1984). Dort wird auf die Abweichungen der Eltern- von den Expertenurteilen eingegangen. Die Abweichungen sind vor allem zu Trainingsbeginn (Einzeltraining) und in der Ausblendungsphase feststellbar. Sie äußern sich in invarianten Urteilen bei änderungssensiblen Kategorien, wie zum Beispiel dem Gesichtsausdruck, sowie in Überschätzungen des Therapieerfolges. Gegen Ende des Trainings, das heißt im Gruppentraining, stimmen Experten- und Elternurteile annähernd überein, was auf die fortgeschrittene Schulung der Beobachtungsfähigkeit der Eltern im Rahmen der Elternberatung zurückgeführt werden kann.

Die folgenden graphisch dargestellten Ergebnisse basieren auf den 45 Meßzeitpunkten des Expertenratings (vgl. Abbildung 9). Pro Trainingsphase werden für jedes Kind hinsichtlich einiger Kategorien Mittelwerte gebildet, die in einem Koordinatensystem abgetragen sind. Bei den für jedes Kind ausgewählten Kategorien handelt es sich um für das Kind typische und im Training beobachtbare Problemverhaltensweisen. Die Kategorie 8 ("Tätigkeiten") ist lediglich für die Ausblendungs- und Gruppentrainingsphase relevant, das heißt, dort beobachtbar; standardgemäß für alle Kinder werden die Zielverhaltensweisen (Kategorie 10 und 11) aufgenommen. Für Kind 2 liegen lediglich Beobachtungen bezüglich des Einzeltrainings und der Ausblendungsphase vor. Aufgrund extremer beruflicher Belastungen der Mutter einerseits und des abrupten, guten Trainingserfolges (im schulischen und häuslichen Bereich sichtbar) andererseits beendete die Mutter das Training frühzeitig.

Wie die Abbildungen zeigen, ist bei allen Kindern eine Veränderung in der gewünschten Richtung zu verzeichnen; das heißt, das sozial unsichere Verhalten kann reduziert und sozial kompetentes Verhalten aufgebaut werden (detaillierte Angaben in U. Petermann, 1984).

5.4 Informationen aus der trainingsbegleitenden Elternberatung

Ein Ziel der trainingsbegleitenden Elternberatung besteht in der Gewinnung von qualitativen Informationen. Diese qualitativen Informationen erstrecken sich auf Ereignisse innerhalb der Familie (positive wie negative) und auf Freizeitaktivitäten, die die gesamte Familie oder das Kind selbständig unternimmt. Kindspezifische Freizeitaktivitäten können sich dabei auf den regelmäßigen Besuch eines Sport-Clubs, auf Treffen mit Freunden beziehungsweise Klassenkameraden, auf das Initiieren und Besuchen von Geburtstagsfeiern usw. beziehen.

Die Gespräche der trainingsbegleitenden Elternberatung werden entweder mit Tonband aufgenommen oder ausführlich protokolliert.

Qualitative Informationen können die durch den Beobachtungsbogen festgestellten quantitativen Veränderungen erklären und interpretieren helfen. Positive Trainingseffekte, aber auch negative Veränderung, das heißt Rückschläge im Kindverhalten, müssen mit den Mitteilungen

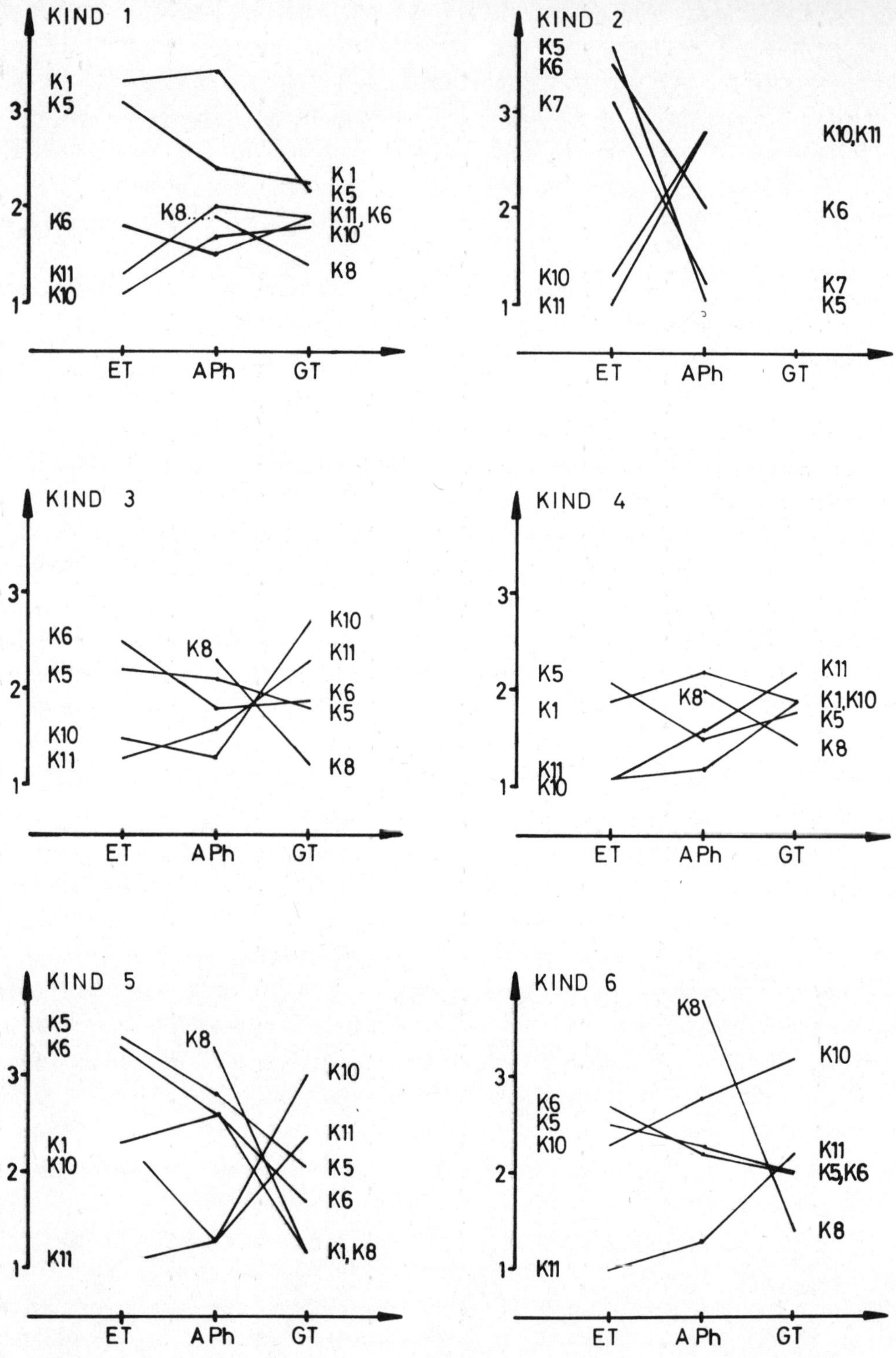

Abbildung 9:
Graphische Darstellung der Trainingseffekte für Kind 1-6.
K = Kategorie
ET = Einzeltraining
APh = Ausblendungsphase
GT = Gruppentraining

und Erklärungsvorschlägen in Beziehung gebracht werden. So können zum Beispiel die Informationen der Eltern, daß sie zwei Wochen aufgrund beruflicher Belastungen keine Zeit für das Kind hatten oder daß es der Mutter gesundheitlich nicht gut ging und sie sich mit allem und damit auch mit dem Kind überlastet sowie überfordert fühlte, einen wichtigen Erklärungswert für beobachtete negative Veränderungen im Kindverhalten besitzen. In ähnlicher Weise lassen sich überraschend positive Effekte aufgrund des plötzlichen konsequenten Verhaltens der Eltern gegenüber ihrem Kind und/oder vermehrter gemeinsamer Freizeitaktivitäten der Familie erklären. In diesem Zusammenhang können qualitative Informationen nicht auf das Training zurückführbare Einflußfaktoren benennen und die Trainingseffekte gegenüber Drittvariablen absichern.

In die qualitativen Informationen fließen auch Hinweise über Verhaltensänderungen der Eltern ein, die damit einen Indikator für die Zielerreichung in der Elternberatung abgeben. Interessant sind die Erklärungsversuche der Eltern für die abgelaufenen Veränderungen bei den Kindern. An sie anknüpfend kann die Abhängigkeit des Kindverhaltens vom Elternverhalten (unter Umständen auch umgekehrt) den Eltern verdeutlicht werden.

Schließlich ermöglichen die Hausbesuche Beobachtungen zur Eltern-Kind-Interaktion, die wiederum wichtige Rückschlüsse auf beobachtete Veränderungen gestatten.

5.5 Trainingsnachkontrolle

Ein wichtiges Kriterium zur Bewertung eines Trainings repräsentiert die über längere Zeiträume festgestellte Stabilität der erreichten Veränderung. Bei einem Kompakttraining über drei Monate ist es für eine solche Nachkontrolle ausreichend, acht Wochen nach Trainingsende die Effekte zu prüfen. Da eine unmittelbare Beobachtung der Kinder nur in Ausnahmefällen (zum Beispiel in der Schule) möglich ist, muß das Elterngespräch während eines längeren (1 1/2-stündigen) Hausbesuches als Informationsbasis herangezogen werden. Die Elternurteile sind zwar aus den dargestellten Gründen mit Vorbehalten zu betrachten; jedoch werden die Urteile durch eine intensive Elternberatung zuverlässiger, wie dies die Übereinstimmungen von Experten- und Elternurteilen gegen Ende des Trainings zeigen; dies rechtfertigt die Heranziehung der Elternurteile für die Nachkontrolle. Das Elterngespräch zur Nachkontrolle wird im Einzelfall durch Informationen von seiten der Schule ergänzt.

Die Elterngespräche zur Trainingsnachkontrolle dienen der Gewinnung qualitativer und quantitativer Informationen über den Zeitraum von acht Wochen seit Trainingsende. Im Detail werden die Eltern nach positiven und negativen Erscheinungsformen des Kindverhaltens, der Häufigkeit des Auftretens, der Intensität usw. befragt. Alle Informationen werden mit Tonband aufgezeichnet beziehungsweise ausführlich protokolliert. Um eine unmittelbare Vergleichbarkeit mit allen Elterneinschätzungen über den Trainingsverlauf herzustellen, werden die Eltern gebeten, eine globale, aber systematische Einschätzung des Kindes für den Zeitraum nach dem Training (besonders die letzten vierzehn Tage) auf dem Beobachtungsbogen vorzunehmen. Die qualitativen Informationen und die quantitativen Einordnungen auf dem Beobachtungsbogen können in Beziehung gesetzt werden und als wechselseitige Prüfung der Elternurteile betrachtet werden. Auch diese Ergebnisse sollen mitgeteilt werden. Die systematische Einschätzung gibt Tabelle 3 wieder; in dieser Tabelle sind die symptomatischen Beobachtungskategorien ausgewählt und zur besseren Einschätzung die Mittelwerte der Elternbeurteilungen während des Gruppentrainings in Klammern angegeben. Ein stabiler Trainingserfolg liegt dann vor, wenn das kompetente Sozialverhalten der Gruppentrainingsphase fortbesteht. Bis auf Kategorie 1, 5 und

Tabelle 3: Gegenüberstellung der Langzeiteffekte aufgrund der systematischen Verhaltenseinschätzung.

Kategorien des Beobachtungsbogens	Kind 1	Kind 3	Kind 4	Kind 5	Kind 6
1 Still sein	2,3 (2,3)	-	2 (1)	2,5 (1)	1 (1)
5 Gesichtsausdruck	1 (1, 1)	2,5 (1)	1 (1)	3 (1)	-
6 Körperausdruck	1,5 (1,1)	4 (3,2)	-	4 (2,7)	3 (1,4)
8 Tätigkeiten	1,5 (1,9)	1,2 (1,1)	2 (2,3)	-	2,6 (1,9)
10 sich selbstbehaupten	4 (3,1)	3 (3,1)	4 (3,3)	2 (1)	3,5 (3,5)
11 Eigenständige Aktivitäten	4 (3,6)	3 (2,9)	3 (2,9)	4 (2,9)	2,5 (2,7)

6 liegen sehr stabile Effekte vor; dies trifft besonders auf die Herausbildung des positiven Sozialverhaltens zu. Auf die Ergebnisse des Follow-up im einzelnen sowie auf die Diskrepanzen wird in der weiteren Gegenüberstellung eingegangen, da diese kind- beziehungsweise elternspezifisch sind.

In Klammer steht der Mittelwert der Elterneinschätzungen im Gruppentraining; es wurden nur die Ergebnisse der symptomatischen Beobachtungskategorien aufgenommen; bei Kind 2 war keine Kontrolle der Langzeiteffekte möglich, da das Training vorzeitig beendet wurde.

Kind 1

Die Eltern berichten, daß Kind 1 aktiver geworden ist, mehr fragt und sozialen Aktivitäten (Schwimmverein) regelmäßig nachgeht. Durch die reduzierte Berufstätigkeit der Mutter sind mehr Gespräche mit Kind 1 möglich; die Familie unternimmt mehr oder weniger regelmäßig gemeinsam Freizeitaktivitäten. Die Eltern beschreiben die Veränderungen im Sozialbereich als positiv beziehungsweise zufriedenstellend und beklagen nur noch Leistungsschwächen von Kind 1 in der Schule.

Kind 3

In der Nachtrainingszeit stabilisierten sich die Effekte weiter, das heißt, Kind 3 ist selbständig geworden (geht allein den Schulweg und kauft für die Mutter ein; lädt andere Kinder ein und besucht diese; geht regelmäßig schwimmen). Weitere Erscheinungsformen, wie das Erbrechen in der Schule, sind verschwunden. Sehr auffällig ist die Veränderung des Sozialverhaltens, das Akzeptieren von anderen Kindern und das Integrieren in Kindergruppen. Das Anforderungen verweigernde Verhalten tritt kaum noch auf und kann von Kind 3 gut bewältigt werden.

Kind 4

Das Sozialverhalten von Kind 4 hat sich gefestigt (zum Beispiel regelmäßiger Besuch der Turn- und Gruppenstunde); Kind 4 wird von sich aus initiativ und versucht, Kontakte zu anderen Kindern aufzubauen. Die Mutter berichtet, daß Kind 4 ihr gegenüber etwas verschlossener geworden ist. Sie erkennt, daß sich ihr psychischer Zustand (einen Monat nach der Nachkontrollsitzung unternimmt sie einen Selbstmordversuch) auf die Kinder auswirkt. Die Mutter besucht weiterhin die Beratungsstelle. Zur Nachkontrolle wurde zudem ein Lehrergespräch geführt, in dem die Lehrerin das positive und kooperative Sozialverhalten von Kind 4 unterstreicht.

Kind 5

Kind 5 kann sich im Kontakt mit anderen Kindern behaupten, wobei der Kontakt erheblich zugenommen hat; zudem besucht Kind 5 regelmäßig einen Sportverein (Judo). Bei Konflikten mit anderen Kindern zeigt sich Kind 5 kompromißbereit. In der Schule und hinsichtlich schulischer Anforderungen verhält sich Kind 5 "stur" (dies geht aus einem Gespräch mit der Lehrerin hervor). Kind 5 erzählt von der Schule zu Hause nichts. Bis auf die Tatsache, daß Leistungsanforderungen gemieden werden, hat sich das Sozialverhalten im schulischen Bereich (nach Auskunft der Lehrerin) stabilisiert. Das nicht stabilisierte Verhalten hinsichtlich Gesichts- und Körperausdruck kann auf die Vorbildwirkung der Mutter zurückgeführt werden.

Kind 6

Der Sozialkontakt zu anderen Kindern hat sich verbessert (regelmäßiges Schwimmen, andere Kinder ansprechen, auf den jüngeren Bruder eingehen). Die Hilfsbereitschaft gegenüber dem jüngeren Bruder und den Eltern hat zugenommen. Das nervöse Spiel mit den Händen trat wieder häufiger auf, was mit dem mütterlichen Vorbild als Modellwirkung erklärt werden kann; Probleme bereitet auch noch, mit Enttäuschungen (zum Beispiel eingeladenes Kind kommt nicht) fertig zu werden. Die auf den Aufbau von Sozialkontakten orientierte Entwicklung wird durch das konsequente Verhalten der Eltern auch zukünftig unterstützt werden.

5.6 Ansprechbarkeit auf das Training

Wie die Ausführungen in Kapitel 5.3 gezeigt haben, konnte die Wirksamkeit der Intervention in der gewünschten Richtung nachgewiesen werden. Entsprechend den theoretischen Annahmen hat das Einzeltraining vorbereitende (kognitive) und das Gruppentraining stabilisierende Effekte, die auf dem Hintergrund der sozial-kognitiven Lerntheorie von Bandura (1979) erklärt werden können. Sicherlich ist der Stellenwert von rein kognitiven Verfahren, wie es das Einzeltraining verkörpert, aufgrund der kurzfristigen Wirksamkeit kritisch zu diskutieren (vgl. Hammen et al., 1980). Kognitive Verfahren scheinen eine notwendige Voraussetzung für weitere soziale Interventionen zu sein, jedoch stellen sie keine ausreichende Voraussetzung für einen Trainingserfolg dar. Die verhaltenseinübenden Verfahren im Gruppentraining ermöglichen längerfristige Verhaltensänderungen, was die globalen Hypothesen bestätigt.

Fallvergleichend sind die unterschiedlich stark ausgeprägten Trainingseffekte und verschieden langen Lernzeiten zu berücksichtigen. Die individuellen Unterschiede in der Zielerreichung zeigen, daß differentielle Behandlungspläne entworfen werden müssen, die den Lernvoraussetzungen der Kinder (und unter Umständen der Familien) entsprechen. Zumindest muß auf die beiden differenzierten Kindtypen (wie in Kapitel 3.7 vermutet) bei der Therapieplanung Rücksicht genommen werden. Es zeigt sich, daß sich die passiven "deprivierten" Kinder zwar schnell dem Training anpassen; sie sind jedoch durch ihre Passivität und ihr negatives Selbstbild sowie durch mangelndes Selbstvertrauen lernbeeinträchtigt. Dies sollte bei der Entwicklung differenzierter Therapiepläne hinsichtlich variabler Trainingsstundenanzahlen berücksichtigt werden. Das bedeutet konkret, daß die "deprivierten" Kinder zur Stützung ihrer Person unter Umständen die doppelte Stundenanzahl, vor allen Dingen bezüglich des

Einzeltrainings, aber auch des Gruppentrainings, und eine intensivere Elternberatung benötigen. Die sogenannten "Sonntagskinder" kommen mit der veranschlagten Trainingsstundenanzahl aus; bei ihnen muß mehr auf die anfängliche Verweigerung der Mitarbeit im Training geachtet und mit entsprechendem Nachdruck von seiten des Therapeuten gearbeitet werden.

Die Zusammensetzung der Kindergruppen für das Gruppentraining sollte in Abhängigkeit von den Lernvoraussetzungen und den beiden Kindtypen erfolgen. Dies heißt jedoch nicht, daß die Kindergruppen hinsichtlich der Kindtypen ("Sonntagskinder"/"deprivierte" Kinder) homogen sein müssen. Es kann sich im Gegenteil als äußerst nutzbringend erweisen, die Gruppen gemischt zusammenzusetzen; allerdings unter der Bedingung, daß die Lernvoraussetzungen der Kinder nicht zu stark differieren. Der Vorteil dieser gemischten Gruppen liegt offensichtlich in der unterschiedlichen Verteilung von Verhaltenskompetenzen. Wie im Einzelfall zu verfahren ist, muß jedoch nach situationalen Bedingungen entschieden werden.

Die Nachkontrolle zeigt, daß nach 2 Monaten noch überwiegend stabile Interventionseffekte vorliegen, und zwar besonders im Sozialverhaltensbereich: Aktiv sein, Sozialkontakte knüpfen und angemessen sich selbstbehaupten*. Diese guten Langzeiteffekte und die Generalisierung der Interventionseffekte in den Kinderalltag (zum Beispiel sich einer Schwimmgruppe anschließen, regelmäßig einen Freund/eine Freundin besuchen) sprechen nicht nur für die Intervention, sondern auch für die "feldnahe" Elternberatung. Diese sollte deshalb bei Interventionen mit Kindern unbedingt beibehalten werden.

---

*Mit Kind 3, 5 und 6 konnte nach knapp zwei Jahren nach Trainingsende noch einmal Kontakt aufgenommen werden. Ihre positive Sozialentwicklung hat weiter angehalten und zeigt sehr erfreuliche Ergebnisse.

6. Erweiterungen und neue Ergebnisse

Die Ausführungen beginnen mit einigen allgemeinen Bemerkungen zu Forschungsbefunden, die seit dem Erscheinen der ersten Auflage dieses Buches veröffentlicht wurden; diese Diskussion führt zu einem Vergleich zwischen Selbstsicherheitstrainings- und der Spieltherapie. Alle weiteren Abschnitte beziehen sich ausschließlich auf Fortentwicklungen meines Trainings mit sozial unsicheren Kindern, so auf Handlungsrichtlinien für den Umgang mit kritischen Therapiesituationen und einen Vorschlag für ein verändertes Training mit unsicheren Vorschulkindern. Neuere empirische Ergebnisse zu meinem Training und Perspektiven für die weitere Arbeit schließen dieses Kapitel ab.

6.1 Einleitung

Soziale Unsicherheit ist die "heimliche" Verhaltensstörung des Kindesalters, die nach neueren Zahlen gar nicht so selten vorkommt wie man vielleicht vermuten könnte. 15 % der Kinder, die eine schulpsychologische Beratung aufsuchen, weisen eine solche Problematik auf (Gresham, 1981; Lauth, 1983). Neuere Ergebnisse sprechen auch dafür, daß man Hilflosigkeitserfahrungen im Kindesalter als eine Ursache der Entwicklung von Unsicherheit ansehen kann (Balk, 1983; Seligman, 1986). Die Unterscheidung in "Sonntagskinder" und "deprivierte Kinder" konnte in neueren Studien unserer Bonner Arbeitsgruppe bestätigt werden (vgl. Overdieck, 1984; Röttgen, 1983; Walter, 1986). Im Gegensatz zu anderen, zwischenzeitlich entwickelten Selbstsicherheitstrainings für Kinder (vgl. Conger & Keane, 1981; Döpfner et al., 1981; Spence & Shephard, 1984) verfügt das vorliegende Programm über eine Klassifikation der Entstehungsfaktoren von sozial unsicherem Verhalten.

Sehr beeindruckend sind die Bemühungen der letzten Jahre, neue Erhebungsverfahren zur Erfassung von Selbstunsicherheit zu entwickeln. So liegen zusammenfassende Berichte von Gresham (1981) und Michelson et al. (1981) vor; Lee et al. (1985) empfehlen einen neuen Selbstsicherheitsfragebogen für Jugendliche. Bei den neuen Erhebungsverfahren zeichnet sich ein interessanter Trend ab: Immer mehr Autoren bevorzugen einen situationsbezogenen Ansatz, um unsicheres Verhalten bei Kindern und Jugendlichen zu erfassen (vgl. Dodge et al., 1985; Döpfner et al., 1981; Döpfner, 1986). Ohne solche situationsbezogenen und damit konkreten Verhaltenseinschätzungen sind Selbstsicherheitstrainings schwer zielorientiert durchführbar.

In der Diskussion des therapeutischen Vorgehens kann man zwei Schwerpunkte erkennen: Erstens den Einbezug von kognitiven Variablen (vgl. Rubin et al., 1984; Stefanek & Eisler, 1983) und zweitens die Mitarbeit von gleichaltrigen Therapiehelfern (vgl. Perrez et al., 1985; Spence & Shephard, 1984; Strain & Fox, 1981). Im Rahmen der Diskussion kognitiver Variablen wird vor allem der Problemlöse-Ansatz behandelt, dessen Erfolg jedoch bei sozial unsicheren Kindern bezweifelt werden muß (vgl. Kendall & Fischler, 1984; Shure & Spivack, 1981; Urbain & Kendall, 1980). Viele sozial unsichere Kinder verfügen im Vergleich zu ihren gleichaltrigen Kameraden über weniger Möglichkeiten der Konfliktbewältigung, können die Folgen eigenen Handelns nicht so gut vorhersehen und haben mehr Probleme, einzelne Handlungsschritte zu planen (Döpfner, 1986). Der Einfluß von Gleichaltrigen als "Helfer" ist dann problematisch, wenn zu befürchten ist, daß sozial unsichere Kinder wegen ihrer Schüchternheit "gehänselt" werden.

Die sicherlich interessanteste Frage, die vor allem von Praktikern immer wieder aufgeworfen wird, bezieht sich auf den Nutzen von stark gelenkten Programmen bei sozial unsicheren

Kindern. Auch wenn man im Rahmen der Arbeit mit aggressiven Kindern diesen Ansatz noch akzeptiert (vgl. Petermann & Petermann, 1984), wählt man bei unsicheren Kindern die klientzentrierte Spieltherapie als angemessenes Vorgehen. Man handelt damit nach dem Prinzip: "Sozial unsichere Kinder sollen behutsam einen Weg aus der Angst finden!" Die neueren psychologischen Forschungsbefunde sprechen jedoch alle gegen diese gutgemeinte Intuition. Ich möchte diese Diskussion mit den Befunden einer Mannheimer Arbeitsgruppe einleiten und diesen zeitgleich, jedoch unabhängig von meinen Bemühungen entstandenen Ansatz damit würdigen.

Döpfner et al. (1981) wollen durch ihren Ansatz, der am Zentralinstitut für seelische Gesundheit in Mannheim entstand, die soziale Kompetenz bei neun- bis zwölfjährigen Kindern allein durch ein Gruppentraining erhöhen. Dieses Training umfaßt zehn Einheiten:

(1) Kennenlernen und Aufbau eines Gruppenzusammenhaltes
(2) Nonverbale Kommunikation 1: Die Sprache der Augen und die Sprache des Gesichts
(3) Nonverbale Kommunikation 2: Die Sprache des Körpers und die Sprache der Stimme
(4) Soziale Angst und irrationale Gedanken
(5) Freude zeigen
(6) Sich gemeinsam freuen
(7) Bitten stellen, erfüllen und ablehnen
(8) Forderungen stellen
(9) Ärger ausdrücken
(10) Kontakte aufnehmen, aufrechterhalten und beenden

(Döpfner et al., 1981, S. 242 f.)

In einer Therapiestudie zeigten diese Autoren, daß die klientzentrierte Gruppen-Spieltherapie - auch wenn man konzeptnahe Erfolgskriterien heranzieht (wie etwa die Marburger Verhaltensliste von Ehlers et al., 1978) - soziale Unsicherheit bei Kindern nicht abbauen kann. So betrachteten Döpfner et al. (1981) zwölf neun- bis zwölfjährige Kinder in einem Therapievergleich. Die Gruppen-Spieltherapie wurde dem zehn Einheiten umfassenden Selbstsicherheitstraining gegenübergestellt. Beide Gruppen unterscheiden sich von ihren Ausgangsbedingungen nicht oder nur unwesentlich. Der Vergleich erbrachte die folgenden fünf Befunde:

- Sowohl durch die Spieltherapie als auch durch das Selbstsicherheitstraining konnte die soziale Ängstlichkeit der Kinder abgebaut werden.
- Nur durch das Selbstsicherheitstraining konnte das negative Selbstwertgefühl der unsicheren Kinder nachhaltig verändert werden (erfaßt durch Selbsteinschätzungen der Kinder und Elternurteile). Es ließen sich kurz- und langfristige Effekte feststellen. Die Spieltherapie zeigte keinen Effekt.
- Die Interaktionsfähigkeit der Kinder (erfaßt durch Selbst- und Elternurteil) wurde nicht durch die Spieltherapie beeinflußt; auch traten nur bei dem Selbstsicherheitstraining kurz- und langfristige Effekte auf.
- Die Verhaltenseffektivität (erfaßt durch zwölf Einschätzungen der Kinder anhand eines Verhaltenstests) wies ebenfalls das Selbstsicherheitstraining gegenüber der klientzentrierten Spieltherapie als überlegen aus; ebenso blieben die Effekte über die Zeit stabil. Die Spieltherapie zeigte überhaupt keine Effekte.
- Die "Gesamtgestörtheit" verringerte sich lediglich durch das Selbstsicherheitstraining; unter "Gesamtgestörtheit" verstehen Döpfner et al. (1981) einen Summenwert aus der Marburger Verhaltensliste von Ehlers et al. (1978), der die Dimensionen "Kontrollangst", "unrealistisches Selbstkonzept", "emotionale Labilität", "unangepaßtes Sozialverhalten" und "instabiles Leistungsverhalten" beinhaltet. Auch hinsichtlich dieser globalen Erfolgsgrößen konnte lediglich das Selbstsicherheitstraining Veränderungen erzielen, die sogar über die Zeit stabil blieben.

Zu denselben Ergebnissen kamen auch angloamerikanische Studien von Berler et al. (1982) und Bierman & Furman (1984). Immer erwies sich die klientzentrierte Gruppen-Spieltherapie dem Selbstsicherheitstraining als unterlegen.

Vielfach konnten mit Hilfe der Spieltherapie überhaupt keine Effekte erzielt werden.

Ich stimme Döpfner et al. (1981) in der Bewertung der klientzentrierten Spieltherapie zu. Zudem spricht gegen die Spieltherapie ein weiterreichendes Argument: Offensichtlich wird durch diesen Ansatz eine für den Alltag des Kindes so untypische Interaktionsstruktur verwirklicht (vgl. Döpfner et al., 1981, S. 238), daß eine Übertragung von möglicherweise erzielten Therapiefortschritten auf den Alltag nicht gelingt.

6.2 Kritische Therapiesituationen

Der Einsatz des Trainings mit sozial unsicheren Kindern kann eine Reihe von Schwierigkeiten ergeben, die im nachfolgenden benannt, nach Ursachen geordnet und gelöst werden sollen.

6.2.1 Ursachen

Nachdem wir im letzten Abschnitt den klientzentrierten Ansatz als unzureichend zurückgewiesen haben, werden sich jetzt klientzentrierte Therapeuten wieder bestätigt sehen, wenn sie erfahren, daß vornehmlich durch eine mangelhafte Gestaltung der Beziehung zum Kind mein Vorgehen scheitern kann. Strukturiertes Handeln des Therapeuten kann auf ein Kind bedrohlich wirken, jedoch ebensogut dem Kind Sicherheit geben, da es sich einem durchschaubaren und dadurch zuverlässigen Therapeuten gegenüber sieht. Therapeutenverhalten kann zumindest in dreifacher Weise im Training mit sozial unsicheren Kindern zum Problem werden (vgl. Tabelle 4), und zwar beim:

- Setzen von Anforderungen (Regeln setzen, Verpflichtungen dem Kind abverlangen);
- Umgang mit dem Material: es können Schwierigkeiten dabei auftreten, das speziell für eine verhaltenstherapeutisch orientierte Kindertherapie entwickelte Material einzusetzen (vgl. Therapievertrag, Verstärkungslisten, Rollenspielvorlagen, Bilder, Geschichten, Comics etc.);
- Lenken von Kommunikationsabläufen: hierunter sind ungeübte lenkende Strategien des Therapeuten zu verstehen, die das Kind unnötig verängstigen, passiv oder hilflos machen.

Diese Schwierigkeiten treten in unterschiedlicher Form im Einzel- und Gruppenkontakt auf, da die Komplexität der sozialen Situation auch die Qualität des Kind-Therapeut-Kontaktes festlegt. Ebenso wird sich dieser Kontakt im Therapieverlauf verändern. In Tabelle 4, die eine Übersicht über kritische Therapiesituationen gibt, werden häufig auftretende Schwierigkeiten benannt.

6.2.2 Lösungsvorschläge

In Tabelle 4 wurde bereits verdeutlicht, daß die Konflikte bzw. Schwierigkeiten von verschiedenen Situationen im Therapieverlauf abhängen. Beim Erstkontakt mit sozial unsicheren Kindern muß der Therapeut die Funktion der Sitzungen, die inhaltliche wie zeitliche Ausgestaltung erläutern. Um die Passivität dieser Kinder zu vermeiden, sollte attraktives Material eingesetzt werden, mit dem sich das Kind, auch ohne umfassende verbale Äußerungen auseinandersetzen kann. Solche Materialien sind die von mir empfohlenen des Einzeltrainings, die oft noch kindspezifisch ausgestaltet werden müssen (vgl. Walter, 1986). Der Therapeut sollte ausdrücken, daß er es wertvoll findet, die Meinung des Kindes zu kennen. Im Umgang mit den attraktiven Materialien ergeben sich bei dieser Gruppe von Kindern in der Regel keine weiteren Probleme.

Die häufig zu beobachtende angstvolle, angespannte Haltung dieser Kinder könnte Schwierigkeiten bedingen. Sie drückt sich darin aus, daß die Kinder sich nicht im Raum bewegen oder anfangs nicht die Jacke ausziehen wollen. Eine gute Möglichkeit, sozial unsicheren Kindern zur Entspannung zu verhelfen, besteht darin, eine bildgetragene Kurzentspannung zu Beginn jeder Trainingsstunde anzubieten. Ich

Tabelle 4: Übersicht über kritische Therapiesituationen.

Kindverhalten \ Therapeutenverhalten		Anforderungen setzen	Umgang mit dem Material	Lenken von Kommunikationsabläufen
Verhalten des Kindes im Einzeltraining	Erstkontakt	Situation 1: Kind trennt sich nicht von der Mutter	Situation 5: Passives Verhalten gegenüber dem Material	Situation 9: Angstvolle, gespannte Haltung (sich nicht bewegen, Jacke nicht ausziehen)
	Folgekontakt	Situation 2: Kind zeigt Funkstille	Situation 6: Verspannt-ängstliche Haltung	Situation 10: Dem Therapeuten nach dem Munde reden
Verhalten des Kindes im Gruppentraining	Erstkontakt	Situation 3: Beziehungsloses Nebeneinandersitzen und Einwortsätze	Situation 7: Verspannt-ängstliche Haltung	Situation 11: Beziehungsloses Nebeneinandersitzen und Einwortsätze
	Folgekontakt	Situation 4: -	Situation 8: -	Situation 12: Zu harmonisches Eingestimmtsein der Gruppenmitglieder

empfehle hierzu die im "Training mit aggressiven Kindern" vorgestellte Kapitän-Nemo-Geschichte (vgl. Petermann & Petermann, 1984, S. 77 - 79 und S. 83 - 85). Die Geschichte kann unverändert übernommen werden und sollte vor jeder Stunde im Einzel- und Gruppentraining ca. fünf Minuten durchgeführt werden.

Oft tritt bei sozial unsicheren Kindern auch der Effekt auf, daß sie dem Therapeuten nach dem Munde reden. In diesen Fällen und bei gezielter Problemvermeidung muß der Therapeut nachdrücklicher das Kind mit den Therapieinhalten konfrontieren.

In der Gruppensituation haben unsichere Kinder starke Befürchtungen, ihren Gruppenstatus zu verlieren. Das Benennen von Ängsten wird als Schwäche angesehen und in Gesprächen tabuisiert. Nur durch die schrittweise Heranführung an solche bedrohlichen Situationen und durch gelenkte, vorstrukturierte Rollenspiele lassen sich diese sozialen Ängste vermeiden oder reduzieren.

Das Lenken von Kommunikationsabläufen durch den Therapeuten kann jedoch auch zur Folge haben, daß die Gruppenkontakte in eine zu harmonische Eingestimmtheit der Mitglieder münden. Diese vom Alltag abgeschirmte Lernerfahrung wird nur unzureichende Therapiewirkungen im Sinne einer Generalisierung haben können. Auch an diesem Punkt muß der Therapeut die Kinder mit neuen und schwierigeren Aufgaben konfrontieren und eventuell die Zusammensetzung der Gruppe durch ein neu hinzu kommendes Kind ändern.

Tabelle 5 stellt weitere Möglichkeiten des Therapeuten zusammen. Insgesamt kann der Therapeut durch folgende Verhaltensweisen unsichere Kinder beeinflussen:

Tabelle 5: Möglichkeiten des Therapeuten in kritischen Therapiesituationen. (Es wird Bezug genommen auf die Situationen der Tabelle 4.)

Möglichkeiten des Therapeuten	Anforderungen setzen	Umgang mit dem Material	Lenken von Kommunikationsabläufen
Einzeltraining: Erstkontakt	Zu 1: a) Der Therapeut zeigt im Beisein der Mutter das Zimmer b) In Abwesenheit der Mutter wird dem Kind genau erzählt, was es im Training erwartet; das Kind darf sich nach 10 oder 15 Minuten vergewissern, daß die Mutter vor der Tür wartet c) Dem Kind werden Kompetenzen und damit Sicherheiten übertragen	Zu 5: a) Humorvoll reagieren, z.B.: "Der Superman beißt nicht!" b) Positive Aufforderungen generell und zum Regeleinhalten c) Nonverbaler Umgang mit dem Material, z.B. malen	Zu 9: a) Positive Aufforderung b) Nachfragen, ob das Kind friert; Gefühle des Kindes ausdrücken c) Abmachen, daß das Kind z.B. in der zweiten Hälfte der Stunde die Jacke auszieht (Regel, Tokenprogramm) d) Evtl. Bewegungsspiele im Raum (z.B. einem Flötenton mit geschlossenen Augen folgen)
Einzeltraining: Folgekontakt	Zu 2: a) Geduld zeigen b) Gefühle des Kindes ausdrücken c) Auf ausgehandelte Regeln verweisen d) Hilfestellung geben e) Regelverweis und Hilfestellung mit dem Tokenprogramm koppeln	Zu 6: siehe Situation 5	Zu 10: a) Im Rollenspiel sozial kompetentes Verhalten vom Kind fordern; auftretende Defizite im wiederholten Rollenspiel bearbeiten b) Über geschickten Materialeinsatz das Kind aus der Reserve locken
Gruppentraining: Erstkontakt	Zu 3: a) Der Therapeut verhält sich modellhaft b) Konkretes Besprechen von Verhalten im Rollenspiel c) Der Therapeut hilft dem Kind in seiner Rolle d) Therapeut und Kind spielen im Rollenspiel zusammen	Zu 7: siehe Situation 5	Zu 11: siehe Situation 3
Gruppentraining: Folgekontakt	Zu 4: -	Zu 8: -	Zu 12: Konfrontation und Provokation des Kindes mit unerwartetem Verhalten des Therapeuten im Rollenspiel

(a) Reizdiskrimination
- Signale bzw. Symbole absprechen und einsetzen, so daß das Kind durch Blicke, Nennen des Namens, Körperkontakt, das Erinnern einer Instruktionskarte oder den Verweis auf eine Regelkarte beeinflußt wird

(b) Verstärkung
- Token-Gabe bzw. -Entzug

(c) Reaktionsunterbrechung und mit dem Kind

unvereinbartes Verhalten praktizieren
- humorvolles Reagieren
- Ablenken mit anderen Aktivitäten und Aufträgen

(d) Rückmeldungsverhalten
- Ausdrücken von Gefühlen des Kindes
- Feedback über sozial unsichere oder kompetente Verhaltensweisen

(e) Helferverhalten
- beruhigendes Einwirken, das nicht gleichbedeutend ist mit Einreden
- verständnisvolle, akzeptierende Haltung (verbal und nonverbal)
- positive Aufforderung zu einem Regelverhalten

(f) Problemklärendes und -lösendes Verhalten
- Alternativverhalten
- Aufklärung über Folgen

(g) Gruppenbeeinflussung
- Wechseln der gesamten Gruppenaktivität (z.B. motorischer Ausgleich, Rollenspiel)

6.3 Training mit sozial unsicheren Vorschulkindern

Im folgenden wird ausschnitthaft auf eine Arbeit von Iommelli (1982) eingegangen, in der das vorliegende Training mit fünf- und sechsjährigen Vorschulkindern durchgeführt wurde. Da die Ziele und die theoretischen Begründungen bei Iommelli meinem Training entsprechen, braucht darauf nicht ausführlich eingegangen zu werden. Interessant ist jedoch, wie Iommelli das stark sprachgeleitete Training des vorliegenden Buches auf Kinder übertragen hat, die weder lesen noch schreiben können. Um dies zu verdeutlichen, werden einige altersgemäße Fotogeschichten, Regel- und Instruktionskarten abgedruckt. Diese Materialien eignen sich für die Arbeit mit dem Einzelkind und der Kindergruppe.

6.3.1 Ziele und praktisches Vorgehen

Grundsätzlich äußert sich sozial unsicheres Verhalten bei Vorschulkindern genauso wie bei Acht- bis Zwölfjährigen. Einige Unterschiede treten jedoch auf: Vorschulkinder besitzen oft sehr große Mängel in der Sprache und im Sprechen; sie sprechen undeutlich, unruhig und häufig sehr wenig, da sie die Erfahrung gemacht haben, daß sie auch ohne Sprechen verstanden werden. Regeln zum Sprachverhalten sind für sozial unsichere Kinder deshalb sehr wichtig (vgl. Abschnitt 6.3.2). Oft beherrschen diese Kinder auch andere, altersgemäße Fertigkeiten nicht und wirken in alltäglichen Dingen sehr unselbständig. In Extremfällen müßte man gegebenenfalls Trainingsmaßnahmen vorschalten, die die mangelnde Selbständigkeit verringern (vgl. U. Petermann, 1986).

Wichtige Ziele des Einzeltrainings mit sozial unsicheren Vorschulkindern sind:

(1) Überwinden von Sprechängsten
(2) Selbstberuhigen durch Selbstinstruktionen
(3) Sich in bedrohliche Situationen eindenken und verschiedene Lösungen und deren Konsequenzen erkennen
(4) Aktives Suchen und Erproben von unterschiedlichen Lösungen im Rollenspiel
(5) Genau aussprechen, was man will, damit der andere sich vorstellen kann, um was es geht
(6) Erzählen von eigenen Erlebnissen und dabei auch angstbesetzte und bedrohliche Situationen aushalten und meistern können

Diese sechs Ziele sind nach steigendem Schwierigkeitsgrad wiedergegeben; sie sind entsprechend schwierig erreichbar für das Kind. Daher kann schon dann von einem Teilerfolg gesprochen werden, wenn einige dieser Ziele umgesetzt werden können. Alle Ziele können anhand von bild- und symbolgetragenen Materialien bearbeitet werden (vgl. Abschnitt 6.3.2). Beim praktischen Vorgehen wird dabei immer wieder auf Modellernen, Selbstinstruktionen und das Rollenspiel zurückgegriffen. Die Kinder sollen sich durch die zeichnerische Darstellung der verschiedenen Lösungen eines Konfliktes ihren eigenen Problemen nähern. Selbstgemalte Bilder bewirken, daß sich Vorschulkinder intensiv mit den Problemen auseinandersetzen, vorzeigbare Ergebnisse ihrer Bemühungen besitzen und zugleich eine bleibende Gedächtnisstütze für mögliche Lösungen eines Konfliktes in Händen halten. Vom Kind gezeichnete und entsprechend als positiv hervorgehobene Lösungen können einen hohen Selbstverpflichtungscharakter besitzen, der darin besteht, aktives Sozialverhalten im Alltag zu erproben.

Im Gruppentraining sollen die Kinder stabile Strategien darüber entwickeln, in welcher Form sie mit anderen Kontakt aufnehmen und aufrechterhalten. Die Ziele des Einzeltrainings werden vertieft und gegenüber den eigenen Fähigkeiten wird eine positive Einstellung aufgebaut. Iommelli (1982) zeigte, daß die Ziele des vorliegenden Gruppentrainings weitgehend auch für Vorschulkinder übernommen werden können. Neu ist jedoch die Empfehlung für diese Kindergruppe, durch Rollenspiele das Einfühlungsvermögen zu verbessern. Iommelli führte dazu das "Igelspiel" aus unserem Aggressionstraining durch (vgl. hierzu Petermann & Petermann, 1984, S. 141 - 143). Auch im Gruppentraining besitzen Instruktionskarten mit ermutigenden Aufforderungen eine große Bedeutung.

Die Ziele und das praktische Vorgehen der Elternberatung sind von der Altersgruppe der Kinder weitgehend unabhängig. Jedoch sollte die von mir empfohlene minimale Anzahl von Beratungssitzungen nicht unterschritten werden. Für das Einzeltraining sind mindestens sechs, das Gruppentraining acht bis zehn Sitzungen mit dem Kind bzw. der Kindergruppe erforderlich.

6.3.2 Materialien

Iommelli (1982) unternahm den Versuch, alle Materialien meines Trainings sprachfrei umzugestalten. Man kann dabei sehr optimistisch an diese Aufgabe herangehen, da jede in Worte gefaßte Aussage durch ein oder mehrere Symbole ausdrückbar ist. Bei einer solchen symbol- oder bildgetragenen Darstellung ist darauf zu achten, daß das Material attraktiv, altersgemäß und vor allem gut einprägsam gestaltet ist. So kann ein Therapievertrag durch ein Bild ersetzt werden, das das Kind oder der Therapeut und das Kind gemeinsam von dem Beratungszimmer oder der Beratungsstelle malen und das beide signieren. Dieses Bild sollte entsprechende Symbole für die Anzahl und Form der Trainingssitzungen aufweisen. Bei all diesen Übertragungen in eine sprachunabhängige Form muß dem Kind klar sein, was mit diesen Übungen bezweckt werden soll. Genaue Anweisungen durch den Therapeuten sind notwendig.

Im weiteren sollen zwei Materialien vorgestellt werden: (a) Fotogeschichten für sozial unsichere Vorschulkinder und (b) Regel- und Instruktionskarten für diese Altersgruppe. Beide Materialien werden sowohl im Einzel- als auch im Gruppentraining eingesetzt. Selbstverständlich sind auch einige Materialien aus diesem Buch wie die Videoaufnahmen von Seite 79 ff. zu verwenden; die bereits in diesem Kapitel angesprochene Kapitän-Nemo-Geschichte aus dem Aggressionstraining kann bei dieser Altersgruppe ebenfalls erfolgreich Entspannung bewirken. Andere Materialien dieses Trainings können - teilweise einfacher formuliert - dem Kind vorgelesen werden.

● Fotogeschichten für sozial unsichere Vorschulkinder

Die Fotogeschichten sind genauso aufgebaut wie die Rollenspielvorlagen des Gruppentrainings in diesem Buch. Ein kurzer Text, der den Kindern vorgelesen oder in einfachen Worten erzählt wird, beschreibt eine soziale Situation mit Gleichaltrigen. Für jedes Bild werden zwei Lösungen angeboten: Bei der einen reagiert das Kind sicher und kompetent, bei der anderen mit Vermeidungsverhalten. Es liegen sechs Fotogeschichten vor, wobei einmal ein Junge und einmal ein Mädchen Ansprechpartner sind. Es ist aber nicht unbedingt vonnöten, diese Geschichten geschlechtsbezogen einzusetzen. Ergänzend können auch die Videogeschichten aus diesem Buch angewandt werden, wobei diese nach dem Muster der folgenden Fotogeschichten aufbereitet werden müssen. Besonders hierfür geeignet sind z.B. die Videogeschichten Nr. 3 ("Die Beleidigung") und Nr. 6 ("Eine Verabredung"). Die neuen Fotogeschichten lauten:

- "Das kann ich nicht!"
- "Soll ich mitspielen?"
- "Soll ich mit ihr telefonieren?"
- "Wie komme ich zu meinen Sachen?"
- "Alle Schaukeln sind besetzt!"
- "Sie lassen mich nicht mitspielen!"

Die Inhalte der Fotogeschichten dienen dem Diskriminationslernen, indem die Geschichten und ihre Lösungen nacherzählt, gemalt und ihre Konsequenzen unterschieden werden. Daran anschließend werden die Inhalte der Fotogeschichten mit Hand- oder Fingerpuppen gespielt. Im Gruppentraining werden die Rollenspiele nach der bekannten Form - also ohne Puppen - durchgeführt.

Das kann ich nicht!

- Ich sehe wie meine Freundin Carola sehr schnell ein Puzzle lösen kann; ich versuche auch mal mein Glück, aber es gelingt mir nicht sofort.

① Meine Freundin Carola ist einfach besser, da brauche ich mich gar nicht anzustrengen. Ich gebe auf.

② Auch wenn ich nicht gleich weiß, wie das Puzzle geht, werde ich es gut schaffen. Ich probiere einfach weiter.

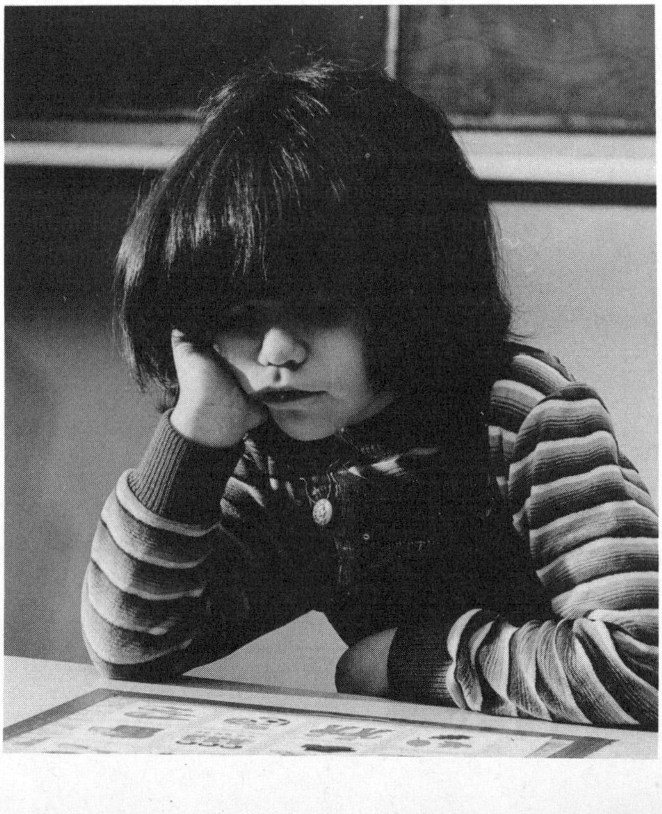

Soll ich mitspielen?

● Sybille geht mit mir in den Kindergarten. Sie spielt oft schön und zeigt mir auch, was sie so macht. Gestern hat sie mich gefragt, ob ich mitspielen will.

① Ich traue mich nicht, da ich es doch nicht kann und dann alle über mich lachen.

② Wenn ich mich anstrenge, dann schaffe ich das schon. Also spiele ich mit.

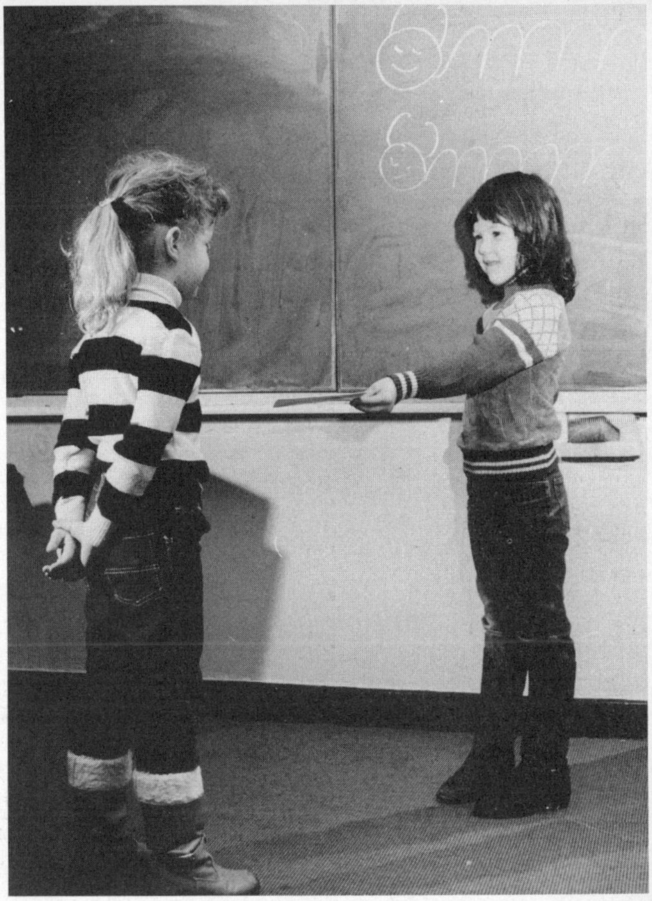

Soll ich mit ihr telefonieren?

● Mutti ruft mich und sagt mir, daß meine Freundin am Telefon ist. Was wird meine Freundin von mir nur wollen - ich habe sie doch nicht verärgert?

① Ich gehe ans Telefon und frage meine Freundin, was sie möchte.

② Ich bleibe stehen und weiß nicht so recht; ich glaube, daß es etwas Unangenehmes ist. Am liebsten würde ich mich verstecken.

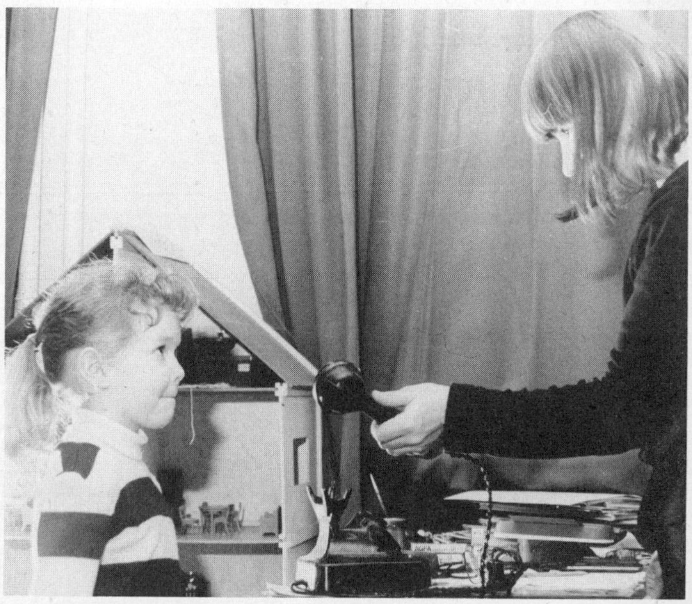

Wie komme ich zu meinen Sachen?

● Ich habe Michael, Sybille und Carola meinen Arztkoffer geliehen; sie spielen schon lange damit, obwohl sie versprochen haben, mir die Sachen bald wieder zurückzugeben. Ich will jetzt auch mit meinen Sachen spielen.

① Ich denke mir: "Abgemacht ist abgemacht!" und bitte Michael, Sybille und Carola um meinen Arztkoffer.

② Ich sehe Michael, Sybille und Carola aus der Ferne zu, wie sie mit meinem Arztkoffer spielen; dann spiele ich mit Legos, die in einer anderen Ecke liegen.

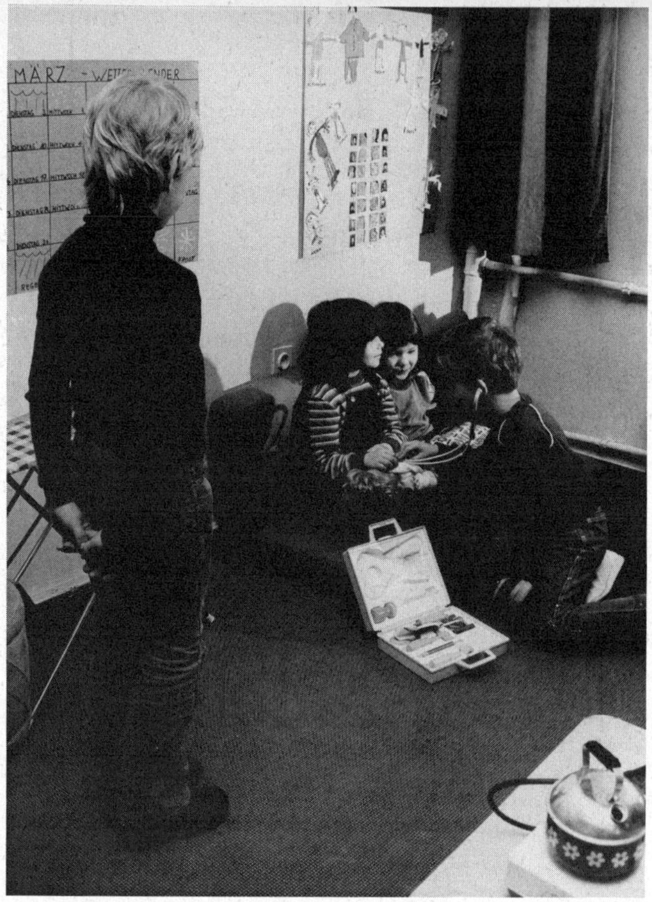

Alle schaukeln sind besetzt!

● Da ich gerne schaukele, gehe ich zum Spielplatz. Dort sind alle Schaukeln aber von anderen Kindern besetzt. Ich kenne diese Kinder nicht und schaue ihnen lange beim Schaukeln zu.

① Ich traue mich nicht, die fremden Kinder zu fragen, ob sie mich mal schaukeln lassen. Ich schaue noch eine Zeitlang zu und gehe traurig nach Hause.

② Ich sage den fremden Kindern, daß sie schon lange schaukeln, und ich auch mal schaukeln will.

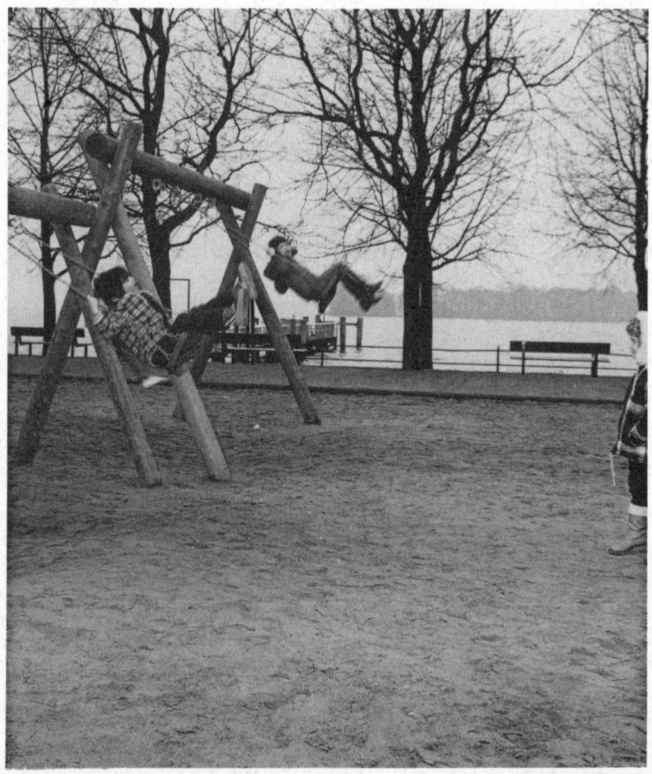

Sie lassen mich nicht mitspielen!

● Meine Freunde basteln im Kindergarten schöne Sachen aus Holz. Da mir so etwas auch viel Spaß macht, möchte ich gerne mitspielen. Aber sie lassen mich nicht.

① Ich gehe ganz traurig weg und setze mich in die Spielecke; dort fange ich leise an zu weinen.

② Ich ärgere mich darüber und suche mir andere Kinder, mit denen ich mir ein schönes Spiel überlege.

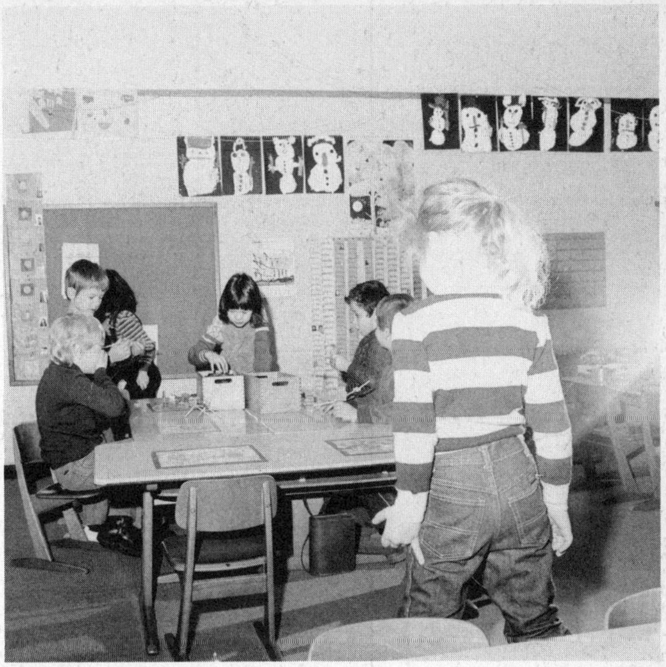

● **Regel- und Instruktionskarten**

Die Regelkarten können sowohl im Einzel- als auch im Gruppentraining eingesetzt werden; sie sollten jedoch zunehmend auf schwierigere Situationen bezogen werden. Die Inhalte der Karten werden auf bunten Karton geschrieben und gut sichtbar vor dem Kind aufgestellt. Einige dieser durch gut einprägsame Symbole dargestellten Regeln können ebenso als Selbstinstruktionen dienen. Solche Selbstinstruktionen geben gezielte Hilfen zur Aufgabenbewältigung und Strategiebildung. Unter dem Begriff "Strategiebildung" wird eine Ordnung von allgemein gültigen Lösungsschritten verstanden. Die für eine allgemeine Strategie notwendigen Schritte werden durch lustige Figuren verdeutlicht. Die nachfolgenden Regeln beziehen sich auf fünf Bereiche:

1. das Sprachverhalten,
2. das Rückzugsverhalten,
3. das Erbitten von Hilfe,
4. die Aufgabenbewältigung und
5. allgemeine Schritte der Strategiebildung.

1. Regeln zum Sprachverhalten

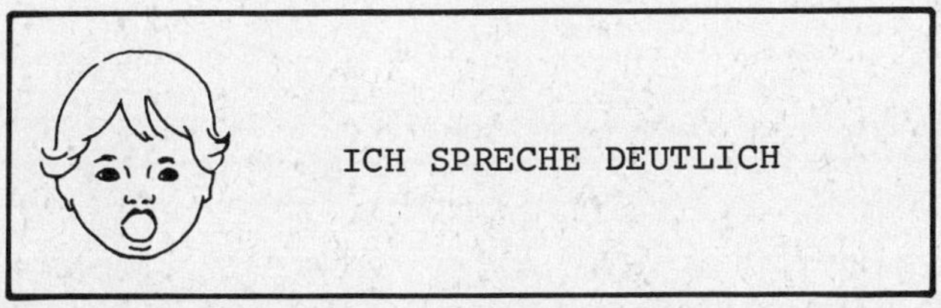

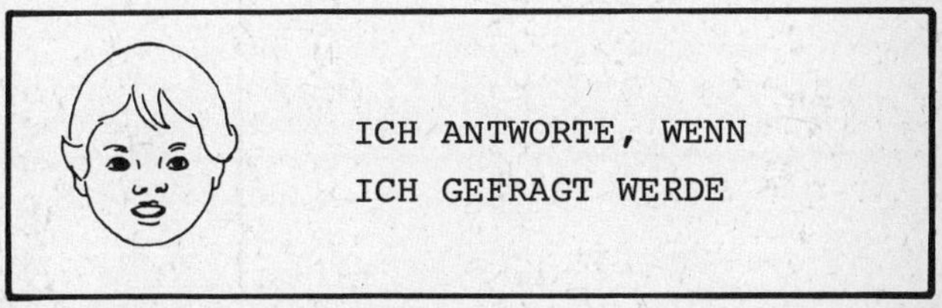

2. Regeln, die das Rückzugsverhalten ansprechen

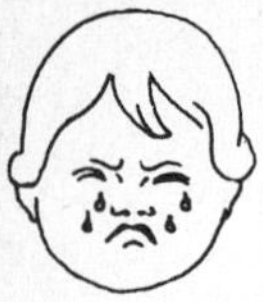

ICH WEINE NICHT GLEICH,
WENN ICH ETWAS NICHT KANN

sondern

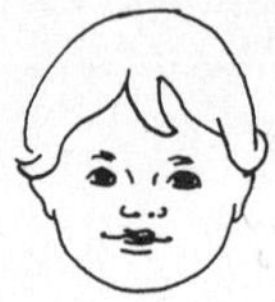

ICH PROBIERE ES,
WIE ICH ES KANN

3. Regeln, die Hilfe bringen

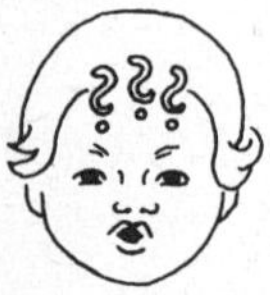

ICH FRAGE, WENN ICH ETWAS
NICHT VERSTANDEN HABE

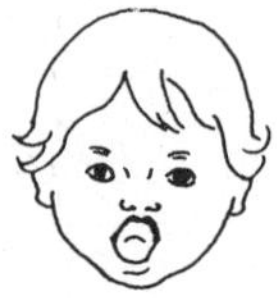

WENN ICH HILFE BRAUCHE,
BITTE ICH DARUM

4. Regeln zur Aufgabenbewältigung

ERST SEHEN!

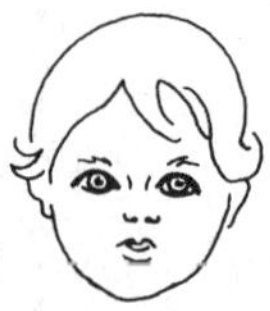

ERST HÖREN!

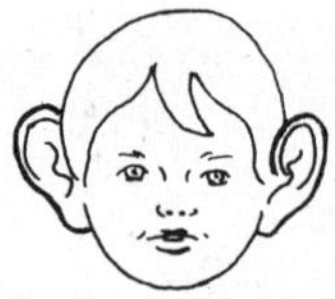

ERST ÜBERLEGEN!

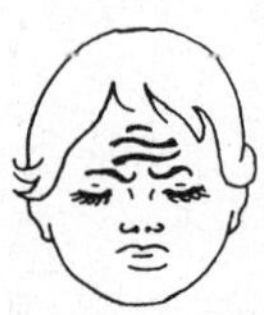

5. Regeln für Strategiebildung

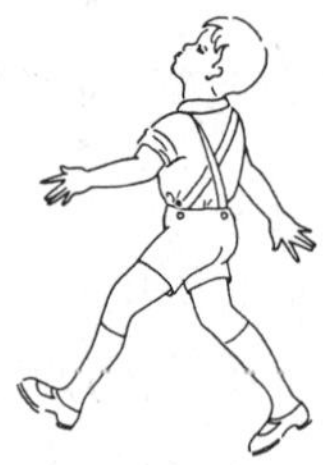

ICH LAUFE NICHT EINFACH WEG.

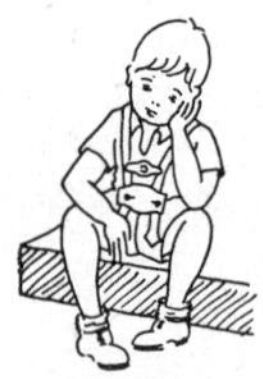

ICH DENKE NACH,
WAS ICH TUN KÖNNTE.

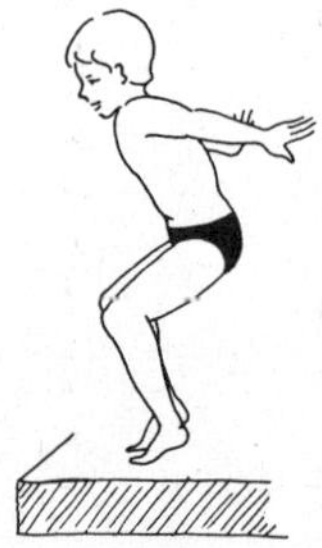

ICH PROBIERE ES!

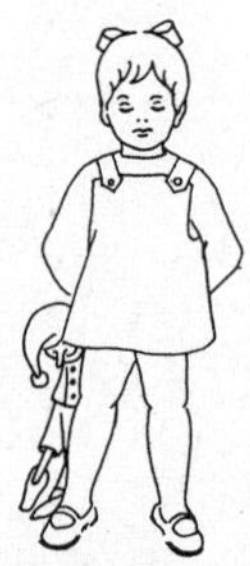

WENN ICH NICHT SAGE, WAS ICH
WILL, KANN ES NIEMAND WISSEN!

6.4 Neuere empirische Ergebnisse

Bisher liegen von unserer Arbeitsgruppe Erfahrungen bei der Anwendung des Vorgehens mit ungefähr 40 sozial unsicheren Kindern vor; davon wurden über 20 Trainingsverläufe einzelfallanalytisch ausgewertet und in verschiedenen wissenschaftlichen Zeitschriften veröffentlicht (vgl. etwa U. Petermann, 1984; Petermann & Röttgen, 1986). Im Vergleich der Ergebnisse zeigt es sich, daß man vor allem durch fünf Verhaltensweisen soziale Unsicherheit bei Acht- bis Zwölfjährigen erkennen kann; es handelt sich dabei um die folgenden Verhaltensweisen aus dem BSU (vgl. S. 28 f dieses Buches):

- Still sein (für 70 % der Fälle typisch);
- Gesichtsausdruck (bei 60 % der Kinder kennzeichnend);
- Sprechen, Tätigkeiten und Körperausdruck (in jeweils 50 % der Fälle typisch).

Diesen Verhaltensweisen sollte man im Rahmen der Indikationsstellung besondere Aufmerksamkeit schenken.

Kyas (1983) analysierte das Interaktionsverhalten von Therapeuten im Umgang mit sozial unsicheren Kindern. Es stellte sich dabei heraus, daß durch das Training ein sozial unsicheres Kind - trotz starker Lenkung durch den Therapeuten - sehr schnell in die Lage versetzt wird, eigene Bedürfnisse und Interessen zu formulieren. Diese Studie belegte anhand der Analyse des Sprachverhaltens von Kind und Therapeut, in welchen Schritten unsichere Kinder ihre defensive Haltung aufgeben und mehr Zutrauen in ihre eigene Kompetenz gewinnen.

Die Effektivitätsbelege aller Studien zu diesem Training lassen sich in sieben Punkten kurz zusammenfassen:

(1) Das Vorgehen besitzt durchgängig kurz- und längerfristige Effekte; der Ausdruck "längerfristig" bezieht sich dabei auf einen Zeitraum von zwei bis drei Monaten nach Abschluß des Trainings.

(2) Treten Motivationsprobleme bei den Eltern zu Beginn der Beratung auf, dann sind verzögerte Trainingseffekte auch beim Kind zu beobachten.

(3) Jüngere und lernbehinderte Kinder weisen häufig verzögerte Trainingseffekte auf; das Ausmaß der Effekte unterscheidet sich jedoch nicht grundlegend von denen älterer, normal-entwickelter Kinder.

(4) Eher passive, sozial zurückgezogene ("deprivierte") Kinder benötigen zum Abbau von Verhaltensdefiziten viel mehr Zeit als sich verweigernde "Sonntagskinder".

(5) Das Einzeltraining bewirkt kurzfristige Effekte, die jedoch durch die kontinuierliche Elternarbeit erheblich gestützt werden; die nachhaltigsten Effekte zeigt eindeutig das Verhalten einübende Gruppentraining.

(6) Durch das Gruppentraining erfolgt ein guter Transfer der Inhalte des Trainings auf den Alltag - dies belegen zumindest Elternurteile und Verhaltensbeobachtungen der Kinder im schulischen Bereich.

(7) In Einzelfällen konnte über Befragung der Eltern ein Beleg dafür gefunden werden, daß die Effekte des Trainings auch über einen Zeitraum von zwei bis fünf Jahren stabil waren.

Die empirischen Belege unterstreichen die Notwendigkeit, die Inhalte des Trainings für jüngere und lernbehinderte Kinder auf eine größere Anzahl von Sitzungen zu verteilen. Ebenso ist eine Ausweitung des Vorgehens bei passiven, sozial stark zurückgezogenen ("deprivierten") Kindern erforderlich. Insgesamt kann eine Verdoppelung der Anzahl der Sitzungen angemessen sein, ohne daß neue Inhalte dazugefügt werden müssen. Das vorliegende Training ist dafür offen und verfügt über eine entsprechende Anzahl von Materialien.

6.5 Perspektiven

Die Perspektiven des Trainings mit sozial unsicheren Kindern liegen auf unterschiedlichen Ebenen. Zunächst wird angestrebt, den Anwendungsbereich auf die Arbeit mit Jugendlichen zu erweitern; hierfür sind seit 1984 verschiedene praxisorientierte Projekte von uns realisiert worden, deren Ergebnisse wir Ende 1986 erwarten. Es stellte sich bei der Arbeit mit Jugendlichen heraus, daß man stärker die soziale Einbettung in Schule und Beruf beachten muß (vgl. U. Petermann, 1985; Perrez et al., 1985).

Das Vorgehen muß außerdem zukünftig verstärkt auf die Arbeitsbedingungen spezieller Einsatzfelder abgestimmt werden (wie der Schulpsychologische Dienst oder die Heimerziehung). Von diesen Arbeitsbedingungen hängt es nämlich entscheidend ab, in welcher Form sich Komponenten des Vorgehens verwirklichen lassen (vgl. z.B. die Elternberatung; siehe Overdieck, 1984).

Ein wichtiger Aspekt zeichnet sich in der jüngsten Anwendung meines Trainings immer deutlicher ab: Fast alle älteren Kinder (ab ca. zehn Jahre) wurden von Ärzten, Psychologen oder Heilpädagogen vorbehandelt und weisen eine Reihe von psychischen Beeinträchtigungen auf. Wir beobachten eine Verknüpfung von sozial unsicherem Verhalten mit Sprachbehinderung oder -verzögerung, Lese- oder Rechtschreib-Schwäche, Tics oder mit körperlichen Behinderungen (z.B. Seh- oder Hörfehler bzw. allgemein chronische Krankheiten; vgl. Walter, 1986). Auch bei diesen "Mehrfachbeeinträchtigungen" erwies sich das vorliegende Training als erfolgreich, wobei hierüber ein gesonderter Bericht erfolgen wird. Bislang haben wir eine Symptomverkettung jedoch schon genauer untersucht: die angstmotivierte Aggression. Bei einer solchen Problematik, die in Petermann & Petermann (1984) ausführlich beschrieben wird, empfehlen wir eine Kombination von Aggressions- und Selbstsicherheitstraining. Konkret sollte man die Inhalte der Einzelsitzungen aus dem Training mit sozial unsicheren Kindern mit den Inhalten der Gruppensitzungen aus dem Aggressionstraining verbinden.

Eine weitere Ebene weist interessante Perspektiven auf, die ich jedoch noch nicht endgültig bewerten kann: die konzeptorientierte Materialentwicklung. So wurden nicht nur neue Materialien entwickelt und erprobt, sondern Walter (1986) zeigt auch auf, in welcher Form man einige Materialien aus dem Einzeltraining dieses Buches zu attraktiven Interaktionsspielen mit einem Mikrocomputer umarbeiten kann. Über die empirischen Effekte dieser Neuentwicklung ist zur Zeit noch nichts bekannt. Wir wissen lediglich, daß selbst sehr unsichere Kinder hochmotiviert diese Inhalte am Mikrocomputer bearbeiten und diese aktive Haltung sich sogar auf Alltagsaufgaben überträgt. Offensichtlich erleben unsichere Kinder bei diesen aufforderungsreichen Aufgaben sehr deutlich und nachhaltig die Wirksamkeit ihres Handelns.

Literatur

Abramson, L.Y., M.E.P. Seligman & J.D. Teasdale: Learned helplessness in humans: Critique and reformulation. Journal of Abnormal Psychology 87 (1978), 49 - 74.

Argyle, M.: Soziale Interaktion. Köln: Kiepenheuer & Witsch, 1972.

Balk, D.: Learned helplessness: A model to understand and overcome a child's extreme reaction to failure. Journal of School Health 53 (1983), 365 - 370.

Bandura, A.: Die Analyse von Modellierungsprozessen. In: Bandura, A. (Hg.): Lernen am Modell. Stuttgart: Klett, 1976 a, 9 - 67.

Bandura, A.: Verhaltenstheorie und die Modelle des Menschen. In: Bandura, A. (Hg.): Lernen am Modell. Stuttgart: Klett, 1976 b, 205 - 229.

Bandura, A.: Psychotherapie auf der Grundlage von Prinzipien des Modellernens. In: Petermann, F. & C. Schmook (Hg.): Grundlagentexte der Klinischen Psychologie, Bd. 2. Bern: Huber, 1977 a, 155 - 214.

Bandura, A.: Self efficacy: Toward a unifying theory of behavioral change. Psychological Review 84 (1977 b), 191 - 215.

Bandura, A.: Sozial-kognitive Lerntheorie. Stuttgart: Klett-Cotta, 1979.

Barlow, D.H. & M. Hersen: Designs für Einzelfallexperimente. In: Petermann, F. (Hg.): Methodische Grundlagen Klinischer Psychologie. Weinheim: Beltz, 1977, 64 - 83.

Bartling, G., W. Fiegenbaum & R. Krause: Reizüberflutung. Theorie und Praxis. Stuttgart: Kohlhammer, 1980.

Bauer, M.: Verhaltensmodifikation durch Modelllernen. Stuttgart: Kohlhammer, 1979.

Becker, P.: Angsttheorie und Angsttherapie. Trierer Psychologische Berichte, 6 (1979), Heft 5.

Bergold, J.B.: Verhaltensindikatoren der Angst. In: Kraiker, C. (Hg.): Handbuch der Verhaltenstherapie. München: Kindler, 1974 a, 175 - 194.

Bergold, J.B.: Subjektiv-verbale Indikatoren der Angst. In: Kraiker. C. (Hg.): Handbuch der Verhaltenstherapie. München: Kindler, 1974 b, 195 - 223.

Berler, E., A.M. Gross & R.S. Drabman: Social skills training with children: Proceed with caution. Journal of Applied Behavior Analysis 15 (1982), 41 - 53.

Bierman, K.L. & W. Furman: The effects of social skills training and peer involvement on the social adjustment of preadolescents. Child Development 55 (1984), 151 - 162.

Billman, J. & S.C. McDevitt: Convergence of parent and observer ratings of temperament with observations in peer interaction in nursery school. Child Development 51 (1980), 395 - 400.

Booraem, C., J. Flowers & B. Schwartz: Mein Kind weiß sich zu helfen: Selbstsicherheitstraining für Kinder. München: Pfeiffer, 1979.

Borchert, J., F. Horn & M. Schmidt: Angstreduktion durch Modellernen bei lernbehinderten Sonderschülern. Psychologie in Erziehung und Unterricht 26 (1979), 193 - 198.

Born, C., G. Lazarus-Mainka & E. Stölting: Die paradoxen Reaktionen nichtängstlicher Personen. Zeitschrift für Experimentelle und Angewandte Psychologie 27 (1980), 369 - 383.

Bornstein, M.R., A.S. Bellack & M. Hersen: Social-skills training for unassertive children: a multiple-baseline analysis. Journal of Applied Behavior Analysis 10 (1977), 183 - 195.

Buss, A.H.: Self-consciousness and social anxiety. San Francisco: Freeman, 1980.

Butler, C., J.T. Doster & B.B. Lahey: Parent- and Teacher-Mediated Social Skills Training in a Very Withdrawn Disadvantaged Girl. Correct. Soc. Psychiat. Journal of Behavioral Technology, Methodology and Therapy 23 (1977), 85 - 87.

Butollo, W.: Chronische Angst. Theorie und Praxis der Konfrontationstherapie. München: Urban & Schwarzenberg, 1979.

Caesar, S.-G.: Experimentierverhalten in sozialen Situationen. - Eine experimentelle Untersuchung zur Überprüfung eines Zusammenhanges zwischen dem Verhaltensbereich der "sozialen Hemmung" und den Motivdispositionen der "Erfolgszuversicht" und der "Mißerfolgsangst" bei Kindern im Vorschulalter. München: Phil. Diss., 1976.

Cartledge, G. & J.S. Milburn (eds.): Teaching social skills to children. New York: Pergamon Press, 1980.

Conger, J.C. & S.P. Kaene: Social skills intervention in the treatment of isolated or withdrawn children. Psychological Bulletin 90 (1981), 478 - 495.

D'Zurilla, T.J. & M.R. Goldfried: Problem solving and behavior modification. Journal of Abnormal Psychology 78 (1971), 107 - 126.

Dahlmann, J. & G. Lazarus-Mainka: Ängstlichkeit und Selbstwertgefühl im Kontext sozialer Situationen. Psychologische Beiträge 23 (1981), 86 - 96.

Dehmelt, P., W. Kuhnert & A. Zinn: Diagnostischer Elternfragebogen (DEF). Weinheim: Beltz, 1974.

Diener, C.I., & C.S. Dweck: Eine Analyse gelernter Hilflosigkeit: Kontinuierliche Verhaltensänderungen, Strategie und leistungsbezogene Kognitionen nach Mißerfolg. In: Herkner, W. (Hg.): Attribution - Psychologie der Kausalität. Bern: Huber, 1980, 315 - 334.

Dodge, K.A., C.L. McClaskey & E. Feldman: Situational approach to the assessment of social competence in children. Journal of Clinical and Counseling Psychology 53 (1985), 344 - 353.

Döpfner, M.: Soziale Kompetenztrainings bei selbstunsicheren Kindern. In: Speck, O., F.

Peterander & P. Innerhofer (Hg.): Kindertherapie. Interdisziplinäre Beiträge aus Forschung und Praxis. München: Reinhardt, 1986 (im Druck).

Döpfner, M., S. Schlüter & E.-R. Rey: Evaluation eines sozialen Kompetenztrainings für selbstunsichere Kinder im Alter von neun bis zwölf Jahren - Ein Therapievergleich. Zeitschrift für Kinder- und Jugendpsychiatrie 9 (1981), 233 - 252.

Dreesen, H. & P. Fischer: Ein Training zur Erweiterung des berufsbezogenen Verhaltensrepertoires im Rahmen einer Facharbeiterausbildung (Güteprüfer). In: Verhaltenstherapie in der psychosozialen Versorgung. Tübingen: Deutsche Gesellschaft für Verhaltenstherapie, 1978, 134 - 154.

Ehlers, B., T. Ehlers & H. Markus: Die Marburger Verhaltensliste (MVL). Ein Elternfragebogen zur Abklärung des Problemverhaltens und zur Kontrolle des Therapieverlaufs bei sechs- bis zwölfjährigen Kindern. Göttingen: Hogrefe, 1978.

Eisler, R.M., M. Hersen & P.M. Miller: Effects of modeling on components of assertive behavior. Journal of Behavior Therapy and experimental Psychiatry 4 (1973), 1 - 6.

Filipp, S.-H.: Entwurf eines heuristischen Bezugsrahmens für Selbstkonzept-Forschung: Menschliche Informationsverarbeitung und naive Handlungstheorie. In: Filipp, S.-H. (Hg.): Selbstkonzept-Forschung. Probleme, Befunde, Perspektiven. Stuttgart: Klett Cotta, 1979, 129 - 152.

Fischer, P., R. Ludwig & F. Petermann: Kurzfragebogen zur Erfassung selbstunsicheren Verhaltens. Heidelberg: Unveröffentlichtes Manuskript, 1980.

Flowers, J.V.: Simulation und Rollenspiel. In: Kanfer, F.H. & A.P. Goldstein (Hg.): Möglichkeiten der Verhaltensänderung. München: Urban & Schwarzenberg, 1977, 178 - 219.

Friedman, P.H.: The effects of modeling and role playing on assertive behavior. In: Rubin, R.D., H. Fensterheim, A.A. Lazarus & C.M. Franks (eds.): Advances in Behavior Therapy. New York: Academic Press, 1971, 149 - 169.

Galassi, M.D. & J.P. Galassi: The effects of role playing variations on the assessment of assertive behavior. Behavior Therapy 7 (1976), 343 - 347.

Goldstein, A.D.: Methoden zur Verbesserung von Beziehungen: In: Kanfer, F.H. & A.D. Goldstein (Hg.): Möglichkeiten der Verhaltensänderung. München: Urban & Schwarzenberg, 1977, 17 - 55.

Green, K.D., R. Forehand, S.J. Beck & B. Vosk: An Assessment of the Relationship among Measures of Children's Social Competence and Children's Academic Achievement. Child Development 51 (1980), 1149 - 1156.

Gresham, F.M.: Assessment of children's social skills. Journal of School Psychology 19 (1981), 120 - 133.

Hammen, C.L., M. Jacobs, A. Mayol & S.D. Cochran: Dysfunctional cognitions and the effectiveness of skills and cognitive-behavioral assertion training. Journal of Consulting and Clinical Psychology 48 (1980), 685 - 695.

Hauck, P.A.: Irrationale Erziehungsstile. In: Ellis, A. & R. Grieger (Hg.): Praxis der rational-emotiven Therapie. München: Urban & Schwarzenberg, 1979, 301 - 311.

Heckhausen, H.: Motivation und Handeln. Lehrbuch der Motivationspsychologie. Berlin: Springer, 1980.

Herkner, W. (Hg.): Attribution. Psychologie der Kausalität. Bern: Huber, 1980.

Hersen, M., R.M. Eisler & P.M. Miller: Entwicklung von selbstsicheren Verhaltensweisen: Betrachtung der klinischen Praxis, der Meßtechniken und experimenteller Untersuchungen. In: Petermann, F. & C. Schmook (Hg.): Grundlagentexte der Klinischen Psychologie, Bd. 2. Bern: Huber, 1977, 215 - 244.

Holland, C.J.: An interview guide for behavioral counseling with parents. Behavior Therapy 1 (1970), 70 - 79.

Innerhofer, P. & A. Warnke: Eltern als Co-Therapeuten. Berlin: Springer, 1978.

Iommelli, I.: Training mit sozial-ängstlichen Kindern im Vorschulalter. TU Berlin: Unveröffentlichte Diplomarbeit, 1982.

Jakibchuk, J. & V.L. Smeriglio: The influence of symbolic modeling on the social behavior of preschool children with low levels of social responsiveness. Child Development 47 (1976), 838 - 841.

Jeger, A.M. & M.R. Goldfried: A comparison of situation tests of speech anxiety. Behavior Therapy 7 (1976), 252 - 255.

Jüttemann, G.: Komparative Kasuistik als Strategie psychologischer Forschung. Zeitschrift für Klinische Psychologie und Psychotherapie 29 (1981), 101 - 118.

Kanfer, F.H. & G. Saslow: Verhaltenstheoretische Diagnostik. In: Schulte, D. (Hg.): Diagnostik in der Verhaltenstherapie. München: Urban & Schwarzenberg, 1974, 24 - 59.

Keller, M.F. & P.M. Carlson: The use of symbolic modeling to promote social skills in preschool children with low levels of social responsiveness. Child Development 45 (1974), 912 - 919.

Kendall, P.C. & G.L. Fischler: Behavioral and adjustment correlates of problem solving: Validational analyses of interpersonal cognitive problem-solving measures. Child Development 55 (1984), 879 - 892.

Keßler, B.H. & B. Hoellen: Rational-emotive Therapie in der Klinischen Praxis. Weinheim: Beltz, 1982.

Krohne, H.W.: Angst und Angstverarbeitung. Stuttgart: Kohlhammer, 1975 a.

Krohne, H.W.: Schulangst - empirische Befunde, Erklärungsansätze, therapeutische Möglichkeiten. In: Krohne, H.W. (Hg.): Fortschritte der Pädagogischen Psychologie. München: Reinhardt, 1975 b.

Kutter, P.: Empathische Kompetenz - Begriff, Training, Forschung. Psychotherapie und medizinische Psychologie 31 (1981), 37 - 41.

Kyas, C.: Analyse des Interaktionsverhaltens in der Verhaltenstherapie bei ängstlichen Kindern. TU Berlin: Unveröffentlichte Diplomarbeit, 1983.

Lauth, G.: Verhaltensstörungen im Kindesalter. Stuttgart: Kohlhammer, 1983.

Lazarus, R.S., J.R. Averill & E.M. Option: Ansatz zu einer kognitiven Gefühlstheorie. In: Birbaumer, N. (Hg.): Psychophysiologie der Angst. München: Urban & Schwarzenberg, 1977, 182 - 207.

Lee, D.Y., E.T. Hallberg, A.G. Slemon & R.F. Haase: An assertiveness scale for adolescents. Journal of Clinical Psychology 41 (1985), 51 - 57.

Leichner, R.: Zum Einfluß induzierter Angst auf die Verarbeitung sozialer Information. Zeitschrift für Experimentelle und Angewandte Psychologie 27 (1980), 468 - 481.

Leichner, R.: Die Verarbeitung visueller sozialer Information unter sozialer Angst. Zeitschrift für Experimentelle und Angewandte Psychologie 29 (1982), 290 - 314.

Leitenberg, H.: Einzelfallmethodologie in der Psychotherapieforschung. In: Petermann, F. & C. Schmook (Hg.): Grundlagentexte der Klinischen Psychologie, Bd. 1. Bern: Huber, 1977, 167 - 190.

Levitt, E.E.: Die Psychologie der Angst. Stuttgart: Kohlhammer, 1971.

Lewinsohn, P.M.: Clinical and theoretical aspects of depression. Paper presented at the 1972 Georgia Symposium in experimental Psychology, 1972.

Mahoney, M.J.: Cognitive Therapy and Research: A Question of Questions. Cognitive Therapy Research 1 (1977), 5 - 16.

Marks, J.M.: Fears and Phobias. London: Heinemann, 1969.

McGuire, W.J.: Resistenzinduktion gegenüber Überredungsversuchen. In: Hormuth, S.E. (Hg.): Sozialpsychologie der Einstellungsänderung. Königstein: Hain, 1979, 90 - 132.

Mees, U. & H. Selg (Hg.): Verhaltensbeobachtung und Verhaltensmodifikation. Stuttgart: Klett, 1977.

Meichenbaum, D.M.: Methoden der Selbstinstruktion. In: Kanfer, F.H. & A.P. Goldstein (Hg.): Möglichkeiten der Verhaltensänderung. München: Urban & Schwarzenberg, 1977, 407 - 450.

Meichenbaum, D.M.: Kognitive Verhaltensmodifikation. München: Urban & Schwarzenberg, 1979.

Meijers, J.J.: Problem-solving therapy with socially anxious children. Amsterdam: Swets & Zeitlinger, 1978.

Michelson, L., S.L. Foster & W.L. Ritchey: Social skills assessment of children. In: Lahey, A.B. & A.E. Kazdin (eds.): Advances in clinical child psychology. Vol. 4. New York: Plenum Press, 1981.

Morris, R.J.: Methoden der Angstreduktion. In: Kanfer, F.H. & A.D. Goldstein (Hg.): Möglichkeiten der Verhaltensänderung. München: Urban & Schwarzenberg, 1977, 261 - 308.

Müller, G. & G. Moskau: Elterntraining: Familienleben als Lernprozeß. Köln: Kiepenheuer & Witsch, 1978.

Nickel, H.: Entwicklungspsychologie des Kindes- und Jugendalters. Bern: Huber, 1973.

O'Connor, R.D.: Relative efficacy of modeling, shaping, and the combined procedures for modification of social withdrawal. Journal of Abnormal and Social Psychology 79 (1972), 327 - 334.

Overdieck, E.: Sozial unsicheres Verhalten bei Kindern: Trainingsbegleitende Eltern- und Familienarbeit. Bonn: Unveröffentlichte Diplomarbeit, 1984.

Perrez, M.: Soziale Kontrolle versus Hilflosigkeit des Kindes als bedeutsame Verhaltensparameter seiner sozialen Interaktion. Universität Fribourg: Unveröffentlichtes Manuskript, 1981.

Perrez, M., F. Büchel, N. Ischi, J.-L. Patry & B. Thommen: Erziehungspsychologische Beratung und Intervention als Hilfe zur Selbsthilfe in Familie und Schule. Bern: Huber, 1985.

Petermann, F.: Veränderungsmessung. Stuttgart: Kohlhammer, 1978.

Petermann, F.: Eltern- und Erziehertraining für den Umgang mit aggressiven Kindern. Praxis der Kinderpsychologie und Kinderpsychiatrie 30 (1981), 217 - 222.

Petermann, F.: Einzelfalldiagnose und klinische Praxis. Stuttgart: Kohlhammer, 1982.

Petermann, F.: Psychologie des Vertrauens. Salburg: Müller, 1985.

Petermann, F. & U. Petermann: Erfassungsbogen für aggressives Verhalten in konkreten Situationen (EAS-J; EAS-M). Braunschweig: Westermann, 1980.

Petermann, F. & U. Petermann: Gruppenkonflikte in der Schulklasse. In: Wöhler, K. (Hg.): Gruppenunterricht. Idee, Wirklichkeit, Perspektive. Hannover: Schroedel, 1981.

Petermann, F. & U. Petermann: Training mit aggressiven Kindern. München: Urban & Schwarzenberg, 2. völlig veränd. Aufl., 1984.

Petermann, U.: Diskriminationstraining. In: Linden, M. & M. Hautzinger (Hg.): Psychotherapie-Manual. Berlin: Springer, 1981.

Petermann, U.: Einzelfallanalytische Effektprüfung bei einem Training mit sozial unsicheren Kindern. Zeitschrift für personenzentrierte Psychologie und Psychotherapie 3 (1984), 357 - 374.

Petermann, U.: Pädagogische Konzepte der Jugendberatung. Erziehungswissenschaft - Erziehungspraxis 1 (1985), 34 - 36.

Petermann, U.: Leitsymptom: mangelnde Selbständigkeit. In: Brack U. (Hg.): Frühdiagnostik und Frühtherapie. München: Urban & Schwarzenberg, 1986.

Petermann, U. & B. Röttgen: Sozial unsichere Kinder - Konzeption und Evaluation eines Behandlungspaketes. Heilpädagogische Forschung 13 (1986; im Druck).

Rachman, S.: Verhaltenstherapie bei Phobien. München: Urban & Schwarzenberg, 1970.

Rathjen, D.P. & J.B. Foreyt (eds.): Social competence. Interventions for children and adults. New York: Pergamon Press, 1980.

Redlin, W.: Explorationsschema für die Darstellung kindlicher Verhaltensstörungen im funktionalen Modell. Der Kinderarzt 6 (1975), 853 - 854.

Reinhard, H.G.: Erziehungseinstellung bei Müttern verhaltensauffälliger Kinder. Zeitschrift für Kinder- und Jugendpsychiatrie 8 (1980), 170 - 183.

Revenstorf, D. & W. Keeser: Zeitreihenanalyse von Therapieverläufen - ein Überblick. In: Petermann, F. & F.-J. Hehl (Hg.): Einzelfallanalyse. München: Urban & Schwarzenberg, 1979, 183 - 228.

Rholes, W.S., J. Blackwell, C. Jordan & C. Walters: A developmental study of learned helplessness. Developmental Psychology 16 (1980), 616 - 624.

Röttgen, B.: Soziale Unsicherheit bei Kindern. Replikationsstudie zum "Training mit sozial unsicheren Kindern". Bonn: Unveröffentlichte Diplomarbeit, 1983.

Rotter, J.B.: Social learning and clinical psychology. Englewood-Cliffs: Prentice Hall, 1954.

Rotter, J.B.: Generalized expectancies for internal versus external control of reinforcement. In: Rotter, J.B., J.E. Chance & E.J. Phares (eds.): Social learning theory of personality. New York: Holt, Rinehart & Winston, 1972.

Rubin, K.H., T. Daniels-Beirness & L. Bream: Social isolation and social problem solving: A longitudinal study. Journal of Clinical and Counseling Psychology 52 (1984), 17 - 25.

Rutter, D.R. & P. O'Brien: Social interaction in withdrawn and aggressive maladjusted girls: A study of gaze. Journal of Child Psychiatry 21 (1980), 59 - 66.

Schröder, G.: Theorie und Praxis der Verhaltenstherapie bei Kindern mit Ängsten. In: Kraiker, C. (Hg.): Handbuch der Verhaltenstherapie. München: Kindler, 1974, 401 - 424.

Schröder, G.: Verhaltenstherapie mit Kindern und Jugendlichen. München: Pfeiffer, 1977.

Schulte, D.: Der diagnostisch-therapeutische Prozeß in der Verhaltenstherapie. In: Schulte, D. (Hg.): Diagnostik in der Verhaltenstherapie. München: Urban & Schwarzenberg, 1974 a, 60 - 73.

Schulte, D.: Ein Schema für Diagnose und Therapieplanung in der Verhaltenstherapie. In: Schulte, D. (Hg.): Diagnostik in der Verhaltenstherapie. München: Urban & Schwarzenberg, 1974 b, 75 - 104.

Schwarzer, R.: Angst. In: Schwarzer, R. (Hg.): Beraterlexikon. München: Kösel, 1977, 13 - 16.

Schwarzer, R.: Schüler ohne Selbstvertrauen. Zeitschrift für Pädagogik 25 (1979 a), 181 - 189.

Schwarzer, R.: Was wird aus ängstlichen Grundschülern? Zeitschrift für Entwicklungspsychologie und Pädagogische Psychologie 11 (1979 b), 261 - 271.

Schwarzer, R.: Schulangst in Beziehung zur Klassenstufe und Schulart. Psychologie in Erziehung und Unterricht 28 (1981 a), 1 - 6.

Schwarzer, R.: Streß, Angst und Hilflosigkeit. Stuttgart: Kohlhammer, 1981 b.

Secord, P.F. & C.W. Backman: Sozialpsychologie. Frankfurt: Fachbuchhandlung für Psychologie, 1976.

Seligman, M.E.P.: Comment and integration. Journal of Abnormal Psychology 87 (1978), 165 - 179.

Seligman, M.E.P.: Erlernte Hilflosigkeit. München: Urban & Schwarzenberg, 1979.

Seligman, M.E.P.: Erlernte Hilflosigkeit. Mit einem Nachwort von F. Petermann. München: Urban & Schwarzenberg, 3. Aufl., 1986.

Shure, M.B. & G.A. Spivack: Probleme lösen im Gespräch. Stuttgart: Klett-Cotta, 1981.

Spence, S.H. & G. Shephard (Eds.): Development in social skills training. London: Academic Press, 1984.

Stefanek, M.E. & R.M. Eisler: The current status of cognitive variables in assertiveness training. In: Hersen M., R.M. Eisler & P.M. Miller (Eds.): Progress in behavior modification. New York: Academic Press, 1983.

Strain, P.S. & J.J. Fox: Peer social initiations and the modification of social withdrawal: A review and a future perspective. Journal of Pediatrics and Psychology 6 (1981), 417 - 433.

Sundberg, N.D., L.R. Snowden & W.M. Reynolds: Toward assessment of personal competence and incompetence in life situations. Annual Review of Psychology 29 (1978), 209 - 221.

Tack, W.H.: Testtheoretische Grundlagen der Einzelfallanalyse. In: Petermann, F. & F.-J. Hehl (Hg.): Einzelfallanalyse. München: Urban & Schwarzenberg, 1979, 49 - 69.

Trolldenier, H.-P.: Verhaltensbeobachtung in Erziehung und Unterricht mit der Interaktionsprozeßanalyse. Frankfurt: Fachbuchhandlung für Psychologie, 1985.

Tyler, R.W.: Curriculum und Unterricht. Düsseldorf: Schwann, 1973.

Ulich, D.: Angstbewältigung und kognitive Kontrolle: Neue Perspektiven der Forschung und ihre praktische Bedeutung. Psychologie in Erziehung und Unterricht 27 (1980), 349 - 356.

Ullrich de Muynck, R. & T. Forster: Selbstsicherheitstraining. In: Kraiker, C. (Hg.): Handbuch der Verhaltenstherapie. München: Kindler, 1974, 351 - 368.

Ullrich de Muynck, R. & R. Ullrich: Einübung von Selbstvertrauen und sozialer Kompetenz, Bd. I-III. München: Pfeiffer, 1976 a-c.

Ullrich de Muynck, R. & R. Ullrich: Zum Beziehungsnetz von Selbstsicherheit, sozialer Angst und sozialer Kompetenz: Methodologische Probleme zur Begriffsoperationalisierung und Einführung in die empirischen Beiträge. In: Ullrich, R. & R. Ullrich de Muynck (Hg.): Soziale Kompetenz. Experimentelle Ergebnisse zum Assertiveness-Training-Programm ATP, Bd. I. Meßmittel und Grundlagen. München: Pfeiffer, 1978, 375 - 391.

Urbain, E.S. & P.C: Kendall: Review of social-cognitive problem-solving intervention with children. Psychological Bulletin 88 (1980), 109 - 143.

Walter, H.-J.: Prozeßanalyse des Trainings mit sozial unsicheren Kindern. Bonn: Unveröffentlichte Diplomarbeit, 1986.

Weidenmann, B.: Lehrerangst. Ein Versuch, Emotionen aus der Tätigkeit zu begreifen. München: Ehrenwirth, 1978.

Westmeyer, H.: Wissenschaftstheoretische Grundlagen der Einzelfallanalyse. In: Petermann, F. & F.-J. Hehl (Hg.): Einzelfallanalyse. München: Urban & Schwarzenberg, 1979, 17 - 34.

Westmeyer, H. & M. Manns: Beobachtungsverfahren in der Verhaltensdiagnostik. In: Westmeyer, H. & N. Hoffmann (Hg.): Verhaltenstherapie. Grundlegende Texte. Hamburg: Hoffmann & Campe, 1977, 248 - 262.

White, R.W.: Motivation reconsidered: The concept of competence. Psychological Review 66 (1959), 297 - 333.

Wieczerkowski, W., H. Nickel, A. Janowski, B. Fittkau & W. Rauer: Angstfragebogen für Kinder (AFS). Braunschweig: Westermann, 1974.

Wolpe, J.: Psychotherapy by reciprocated inhibition. Stanford: Stanford University Press, 1958.

Wolpe, J.: The systematic desensitization treatment of neuroses. Journal of Nervous and Mental Disease 132 (1961), 189 - 203.

Wolpe, J. & A.A. Lazarus: Behavior therapy techniques. Oxford: Pergamon Press, 1966.

Yarrow, L.J.: Emotional Development. American Psychologist 34 (1979), 951 - 957.

Zimmer, D.: Die Entwicklung des Begriffes der Selbstsicherheit und sozialen Kompetenz in der Verhaltenstherapie. In: Ullrich, R. & R. Ullrich de Muynck (Hg.): Soziale Kompetenz, Bd. I. Experimentelle Ergebnisse zum Assertiveness-Training-Programm ATP. München: Pfeiffer, 1978 a, 469 - 482.

Zimmer, D.: Der Begriff der "sozialen Kompetenz" und seine Bedeutung für die klinische Verhaltensmodifikation: Soziologische und klinische Aspekte. In: Ullrich, R. & R. Ullrich de Muynck (Hg.): Soziale Kompetenz, Bd. I. Experimentelle Ergebnisse zum Assertiveness-Training-Programm ATP. München: Pfeiffer, 1978 b, 483 - 503.

Zimmer, D.: Empirische Studien zur Effektivität des Selbstsicherheitstrainings und zur Bedeutung einzelner therapeutischer Elemente. Eine Übersicht. In: Ullrich, R., R. Ullrich de Muynck, K. Grawe & D. Zimmer (Hg.): Soziale Kompetenz, Bd. II. Experimentelle Ergebnisse zum Assertiveness-Training-Programm ATP. München: Pfeiffer, 1980, 127 - 160.

Lehrfilme

Petermann F. & U. Petermann: Unsichere Kinder: Ursachen und Interventionen. C 1505, Göttingen: IWF.

Petermann, F. & U. Petermann: Kritische Situationen in der Kinderpsychotherapie. C 1538, Göttingen: IWF.

Petermann, F. & U. Petermann: Autogenes Training mit Kindern. C 1539. Göttingen: IWF.

(Alle Filme sind für Schulen, Hochschulen und Kliniken kostenlos vom Institut für den wissenschaftlichen Film, Nonnenstieg 72, 3400 Göttingen (Tel. 0551/202202) zu beziehen.)

Therapiefilm

Petermann, U. & F. Petermann: Verhaltensgestörte Kinder. Essen: ELVIKOM.

(Dieser Film beinhaltet die Videosituationen für das Einzeltraining mit sozial unsicheren und aggressiven Kindern. Er kann käuflich bei ELVIKOM, Kronprinzenstr. 13, 4300 Essen erworben werden.)

Zur Konzeption der „Materialien für die psychosoziale Praxis"

Ausgangspunkt für diese neue Buchreihe ist die Überzeugung, daß die Psychologie der 80er und 90er Jahre ohne theoretisch und empirisch abgesicherte Dokumentationen von psychologischer Praxis und ohne praktisch einsetzbare Materialien nicht auskommen kann.

Bei den meisten Publikationen im Fachgebiet Psychologie wird praktisch umsetzbares Wissen nicht mitgeteilt. Die Transformation von Theorien in Handlungsstrategien bzw. die Darstellung von Evaluation von praktischem psychologischem Handeln bleibt meist ausgeklammert. Wenn Materialien publiziert werden, so fehlt häufig die wissenschaftliche Effizienzprüfung.

Zur Vorbereitung auf praktisch-psychologische Tätigkeit und zur Weiterbildung von praktisch arbeitenden Psychologen sind aber Publikationen zu psychologischen Handlungswissen unbedingt erforderlich. Bedingung dabei muß sein, daß sie dem aktuellen wissenschaftlichen Stand entsprechen und empirisch erprobt sind.

Ziel der „Materialien für die psychosoziale Praxis" ist es, theoretisch hergeleitete und eingeordnete, empirisch geprüfte und abgesicherte praktische Handlungsanweisungen und Materialien zugänglich zu machen. Sie sollen kontrollierte Anwendung ermöglichen und zur weiteren Prüfung anregen.

Durch solch eine Dokumentation von praktischen Materialien (Arbeits-, Demonstrations-, Kontrollmaterialien) soll die Konkretheit im wissenschaftlichen Erfahrungstausch erhöht werden. Dokumentation ist ein wesentliches Kriterium für die Nachvollziehbarkeit und Umsetzbarkeit von Psychologie in Praxis.

Die Bände dieser Reihe sollen unter anderem enthalten: a) Diagnostische, therapeutische, technische und methodische Informationen und Anleitungen; b) eine knappe, aber hinreichende theoretische Einordnung; c) Informationen über Entwicklung und Herleitung des Vorgehens; d) Hinweise für die Einsatzmöglichkeiten, zur Indikation und Kontraindikation; e) Ergebnisse der empirischen Überprüfung bzw. Dokumentation bisheriger Erfahrungen; f) konkrete Hinweise für Anlage und Durchführung empirischer Kontrollen; g) statistische Auswertungshilfen.

Die Bände sollen dem Prinzip der „Kontrollierten Praxis" verpflichtet sein und den psychologischen Praktiker zur vermehrten Kontrolle seines Handelns anregen. Entsprechend den Bedingungen psychologischer Berufstätigkeit wird dabei der Einzelfall im Vordergrund stehen. Zu kontrollierter Praxis gehören deshalb u. a. Dokumentationen von Alltagsrealität, Erfassung von subjektiv bedeutsamen Indikatoren, empirische Kontrolle der Materialien durch quantitative und qualitative Auswertungen von Einzelfällen. Auch der theoretische Bezug der Bände muß sich daran orientieren, indem bei der Theoriewahl der idiographische Gehalt ein wichtiges Kriterium ist, d. h. der Erklärungs- und Vorhersagewert der theoretischen Formulierungen für den Einzelfall.

Orientierung und Inhalte der „Materialien"-Bände sind auf das Gesamtgebiet der Angewandten Psychologie ausgerichtet.

Die Bände richten sich an Psychologen, Psychotherapeuten, Ärzte, Sozialarbeiter, Sozialpädagogen und andere Berufsgruppen im psychosozialen Bereich.

Martin Hautzinger
Franz Petermann